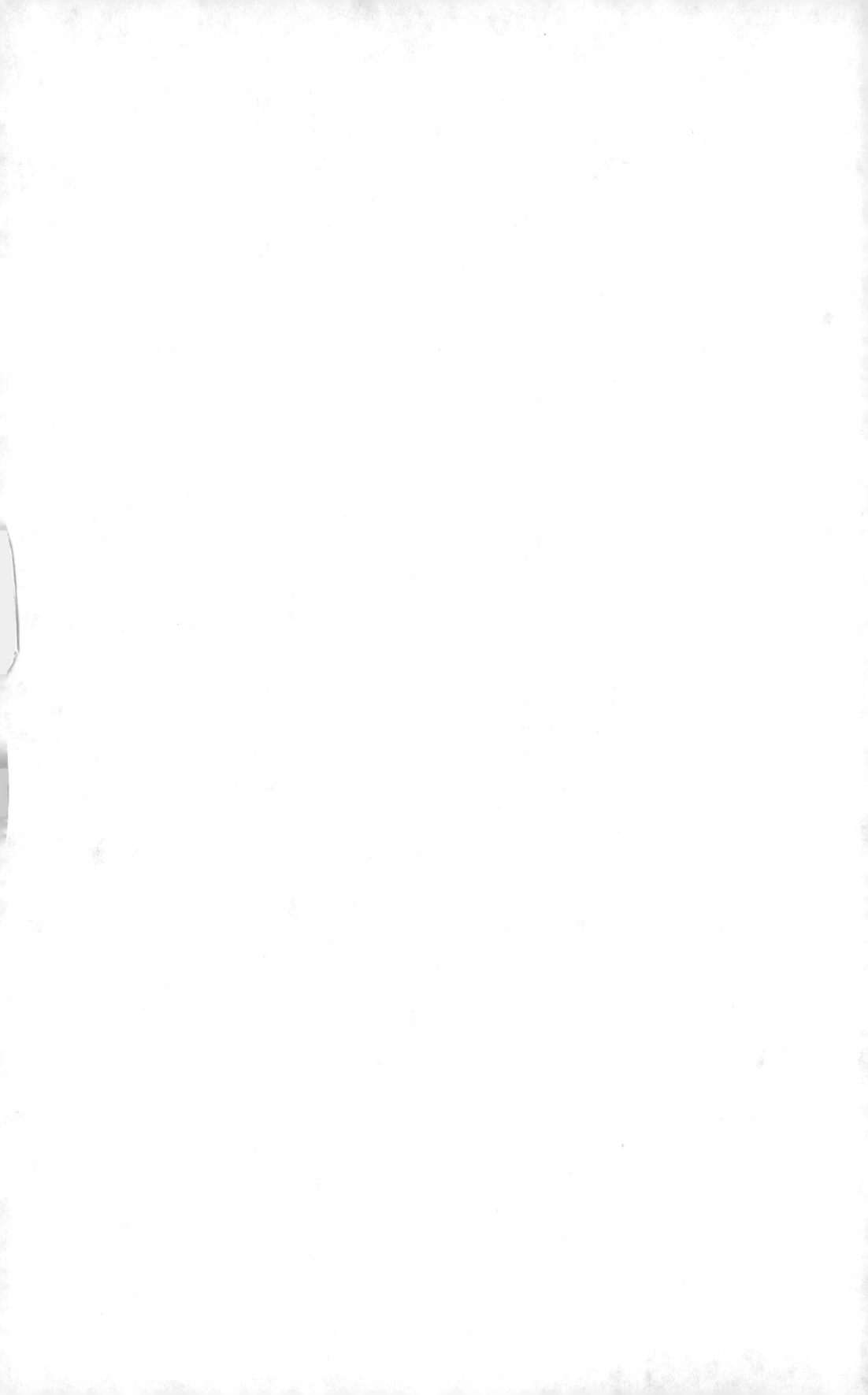

LE
LIVRE DES ÉPOUX

GUIDE
POUR LA GUÉRISON DE L'IMPUISSANCE, DE LA STÉRILITÉ ET DE
TOUTES LES MALADIES DES ORGANES GÉNITAUX

PAR

LE DOCTEUR RAULAND

Docteur en médecine de la Faculté de Paris, Médecin consultant,
Membre de plusieurs sociétés savantes

PARIS
CHEZ TOUS LES PRINCIPAUX LIBRAIRES

—

1859

LE LIVRE DES ÉPOUX

4777

Paris. — Imprimerie A. Bourdilliat, 15, rue Bréda.

LE

LIVRE DES ÉPOUX

GUIDE

POUR LA GUÉRISON DE L'IMPUISSANCE,

DE LA STÉRILITÉ,

ET DE TOUTES LES MALADIES DES ORGANES GÉNITAUX

PAR

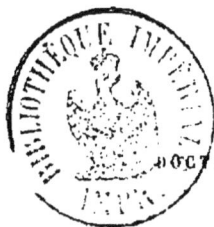

LE DOCTEUR RAULAND

DOCTEUR EN MÉDECINE DE LA FACULTÉ DE PARIS

médecin consultant

MEMBRE DE PLUSIEURS SOCIÉTÉ SAVANTES

PARIS

CHEZ TOUS LES PRINCIPAUX LIBRAIRES

1859

L'impuissance et la stérilité m'ont paru avoir sur le bonheur conjugal, comme sur celui des individus, une influence si grande, que j'ai cru devoir leur consacrer toutes mes études, et faire de ces deux terribles maladies le sujet constant de mes méditations.

Le livre que j'offre au public est donc le résultat de travaux soutenus et d'expériences nombreuses.

Dans la recherche des causes et des moyens de traitement de ces deux affections, je ne me suis pas renfermé dans les limites de la médecine européenne. L'Asie, et principalement la Chine, où les plaisirs de l'amour et la fécondité sont en honneur, devaient me fournir, bien plus que l'Occident, des matériaux utiles ; les moyens de traitement surtout ne pouvaient qu'abonder dans des pays où les excès vénériens sont entrés dans les habitudes de la vie, et y rendent si communes l'impuissance et la stérilité. On verra dans le courant de l'ouvrage, et principalement à la partie consacrée aux remèdes et formules, les emprunts nombreux que j'ai faits à la médecine chinoise.

Le travail que j'ai entrepris manquait, non-seulement dans la science, mais encore aux gens du monde ; il était nécessaire que ceux-ci eussent entre les mains, un ouvrage qui les guidât dans la connaissance et la guérison de deux maladies trop fréquentes et qui brisent trop souvent, hélas! l'harmonie des ménages.

Je crois avoir complétement rempli ma tâche et avoir envisagé mon sujet sous tous les points de vue.

Cependant, si quelque partie restait obscure, ou si les malades avaient besoin de quelques conseils, comme il est impossible de prévoir tous les cas et de descendre dans des détails quelquefois scabreux, on pourra s'adresser à moi en toute sécurité. Le cabinet du médecin est une tombe qui ne laisse percer aucune indiscrétion.

On me trouve tous les jours chez moi, 26, *rue de Trévise,* de 2 heures à 5 heures, et, de plus, le mardi et le vendredi, de 8 à 10 heures du soir.

Les personnes étrangères à Paris pourront me consulter par correspondance ; leurs lettres, lues par moi seul, auront une réponse dans les vingt-quatre heures.

Le prix de la consultation est fixé à 10 francs.

Dᵣ RAULAND.

Les préparations pharmaceutiques contenues dans cet ouvrage et les formules que je prescris sont exécutées avec le plus grand soin, et sous ma surveillance, à la pharmacie de M. Dromery, rue Geoffroi-Marie, 10 bis, à Paris.

CONSIDÉRATIONS GÉNÉRALES.

A quelque point de vue que l'on se place, il est impossible de concevoir un état social dont la base fondamentale ne serait pas le mariage. Le monde a vu des types divers de civilisation; il a vu des institutions bizarres, atroces même, l'esclavage, le communisme; mais jamais, on peut le dire à l'honneur de l'humanité, jamais il n'a vu la promiscuité des femmes.

Le mariage est la loi trois fois sainte de toute société, et il n'est pas un législateur qui ne l'ait entouré d'honneurs et de protections : à Sparte, les célibataires étaient fouettés par des femmes un certain jour de l'année, comme indignes de servir la république; Lycurgue les excluait des emplois civils et militaires; à Rome, César défendit aux femmes de quarante ans qui n'avaient ni enfants ni mari, de porter des pierreries et de se servir de litière; Auguste augmenta les peines que les anciennes lois romaines infligeaient aux célibataires et les récompenses qu'elles accordaient à ceux qui avaient beaucoup d'enfants. Oui, sans mariage, aucune société n'est possible; la famille est un mot vide de sens et la propriété une chose aléatoire qui ne se fixe nulle part. « Partout, dit Montesquieu, où il se trouve une place où deux personnes peuvent vivre commodément, il se fait un mariage. » Et cela est vrai, car le mariage satisfait tous les instincts légitimes de la nature humaine.

Aussi la civilisation ne peut faire un pas sans qu'une amélioration ne s'introduise dans les conditions morales ou physiques du mariage. L'affranchissement de la femme

1

par le christianisme donne à l'homme une compagne fidèle et non plus une esclave tremblante; plus tard l'éducation morale réunit les époux par de nouveaux liens, de telle sorte que l'union conjugale n'est plus le brutal rapprochement des sexes, mais constitue une véritable communauté de pensées, d'intérêts, de joies et de douleurs.

Les sciences physiques et médicales, dont l'influence est si grande sur la marche de la civilisation, ont, plus que les sciences morales, une portée immédiate sur le bonheur du mariage. La santé, ce trésor inestimable, sans lequel richesses, honneurs, dignités ne sont rien, la santé est l'élément fondamental de toute félicité humaine. Médecins, administrateurs, savants, tous concourent, dans les limites de leur sphère, à assurer les conditions de la vie et à les rendre meilleures. Tant d'efforts ne restent pas stériles; les populations s'accroissent dans des proportions énormes; les générations se succèdent plus vigoureuses, plus intelligentes; partout on reconnaît le passage de la civilisation : dans les villes, les rues sans air et sans lumière disparaissent; dans les campagnes, l'aisance remplace la hideuse misère; en un mot, l'homme se fortifie, se régénère, et au milieu de ces nouvelles conditions de salubrité et de bien-être il procrée des enfants plus robustes et plus vigoureux.

Cependant à côté des améliorations réelles et nombreuses que la civilisation a introduites dans l'état physique et moral du mariage, il est un mal profond, difficile à prévenir, parce qu'il est inhérent à la liberté individuelle; indispensable à guérir, parce qu'il détruit le but final du mariage : nous voulons parler des maladies qu'engendrent la débauche et les excès de toutes sortes. Hélas! la nature humaine est ainsi faite que nous nous laissons entraîner par nos passions sans songer à l'avenir! De combien de larmes, de combien de regrets, de combien de remords n'avons-nous pas été témoin! Quels cris de rage et de malédiction s'échappent d'une couche conjugale où le mari, brisé par d'inutiles efforts, tente de ressaisir un reste de force qui le fuit! « Qu'on se représente, dit Virey, les misères et la honte qui accompagnent l'impuissant dans la couche nuptiale! quel dépit le doit enflammer après de trop vains efforts! quel chagrin cuisant le doit tourmenter la première fois qu'il approche son épouse, et qu'un organe capricieux dément obstinément ses plus magnifiques promesses! Sans doute piqué de se voir trompé dans son attente, portant la rage dans le cœur, redoutant le dédain et la vue de sa femme, se méprisant lui-même, le malheureux époux attend avec impatience le retour de l'aurore pour échapper au lit conjugal; il fuit, et souvent de cette époque datent des antipathies invincibles, un mépris réciproque, source éternelle de disputes, qui font un enfer du ménage et le désespoir de la vie. »

Malheureusement les couleurs de ce tableau ne sont pas assombries à plaisir; il y manque même quelques teintes. Voyez ces mariages où l'oubli de toutes les convenances physiques est poussé à l'extrème, où, pendant que la jeune fille apporte jeunesse, beauté, amour et vigueur, l'homme ne fait entrer dans la couche nuptiale que la satiété, le dégoût et l'impuissance. Que voulez-vous que devienne cette jeune femme avec ses espérances déçues, sa vitalité exubérante, ses ardeurs comprimées, mais non anéanties? Longtemps sa vertu et sa pudeur luttent contre les tentations; longtemps elle recule devant une pensée de honte et de déshonneur; mais un jour la nature commande d'autant plus impérieusement qu'elle a été plus longtemps comprimée, et alors, égarée par les désirs, folle d'amour, vaincue par les besoins, la jeune femme oublie dans l'adultère l'impuissant qui laissait flétrir dans le silence des voluptés sa jeunesse, ses ardeurs et sa beauté.

Dès ce moment le mariage n'existe plus que de nom, la civilisation est outragée et la société attaquée dans sa base. C'est en de pareilles circonstances que le rôle de la médecine est sublime; c'est alors qu'il faut raffermir le fondement de la civilisation et de la société que sa mission est grande et divine.

La magnificence de ce rôle nous avait depuis longtemps séduit; et si aujourd'hui, après de longues années d'études, d'observations et d'expériences, consultant moins nos forces que notre courage, nous essayons d'apporter notre tribut à la cause de la civilisation, nous avons espéré que la grandeur du but nous ferait pardonner la faiblesse de nos moyens.

CIRCONSTANCES QUI INFLUENT SUR LES PLAISIRS DE L'AMOUR.

De toutes les fonctions dévolues aux êtres organisés, celle de reproduire son semblable est, sans contredit, la plus noble, la plus grave et en même temps la plus douce. La conservation de l'espèce paraît être la loi finale assignée à tous les êtres vivants, car nous voyons non-seulement des végétaux, mais encore des animaux s'affaisser et mourir après l'accomplissement de cette loi.

Les conditions attachées à l'acte de la reproduction sont variables et en harmonie avec les conditions si différentes d'organisation des espèces vivantes. Autant ces conditions sont disparates entre les végétaux et les animaux, autant elles sont opposées entre ces derniers et l'homme.

L'homme en effet, doué, en dehors de ses organes, de facultés intellectuelles et morales qui manquent plus ou moins aux animaux, et qui, plus que l'instinct, sont les mobiles de ses actions, trouve tout à la fois dans son esprit, son cœur et ses sens des excitants énergiques à l'acte important de la génération. Dans la crainte que l'homme ne s'affranchît du devoir qui lui était imposé, la nature en a caché l'austérité sous des séductions et des jouissances de toutes sortes. L'amour, ce rêve de l'intelligence, cet ineffable désir de l'âme et cette volupté des sens, l'amour est comme le dernier terme des félicités humaines, comme le lien invisible qui nous rattache à la divinité.

Mais pour que l'homme fût en même temps capable d'accomplir l'acte de la génération et de goûter les délices qui l'accompagnent, la nature, sage et prévoyante, lui a imposé des règles qu'il ne peut enfreindre sans danger. Nous allons rapidement les exposer, afin que dans la suite de cet ouvrage on comprenne mieux les maux qu'entraîne leur violation.

Age.

La vie de l'homme, depuis la naissance jusqu'à la mort, a été partagée en diverses périodes, basées sur l'état des organes. La division la plus simple est celle qui admet 1° une période ascendante, 2° une période stationnaire, 3° une période décroissante. La première est marquée par l'accroissement successif des organes et le développement de toutes les fonctions; la seconde par la persistance de cet état complet d'organisation; et la troisième enfin par l'affaiblissement progressif des organes et des fonctions.

Cependant il a été nécessaire, au point de vue de l'hygiène, de la médecine et de la société, de limiter plus exactement les phases diverses que parcourt notre organisme, et de fixer plus rigoureusement les époques d'évolution, de maturité et de décroissance.

La première période, celle que caractérise l'accroissement successif de nos organes, et qui s'étend depuis le moment de la naissance jusqu'à l'âge de vingt-cinq ans, a été distinguée 1° en enfance, 2° en adolescence, 3° en puberté.

L'enfance, que l'on a encore partagée en première et en deuxième enfance, d'après les phénomènes de la double dentition, commence à la naissance et finit à la quinzième année. C'est à la fin de cette période que se montre un fait nouveau, le seul qui doive trouver place ici ; nous voulons parler du premier éveil des organes génitaux. Les deux sexes, jusqu'alors réunis sous le nom commun d'enfants, commencent à se distinguer l'un de l'autre et à revêtir les caractères qui les séparent dans les âges suivants. L'adolescence, qui est comprise entre la quinzième et la vingt et unième année, est marquée par l'apparition du sperme chez l'homme et des règles chez la femme. En même temps que se montrent ces signes d'une puissance nouvelle, tous les autres organes acquièrent un développement rapide : le son de la voix change, il devient plein, assuré, grave ; des poils naissent sur la figure de l'homme, à ses parties génitales, ainsi qu'à celles de la femme ; les facultés intellectuelles se développent à leur tour, et leur énergie paraît être en rapport avec celle des organes sexuels. A tous ces signes l'homme se reconnaît capable d'accomplir l'acte de la génération.

La puberté, qui finit à vingt-cinq ans, marque le terme de notre évolution et le plus haut degré de notre puissance, si bien que « la jeunesse bouillante, dit Montaigne, s'échauffe si avant en son harnois toute endormie qu'elle assouvit en songe ses amoureux désirs. »

Cependant il ne faudrait pas admettre comme règle générale que l'adolescence, c'est-à-dire l'époque à laquelle l'homme est apte à reproduire son semblable, commence exactement à quinze ans. Il y a sous ce rapport des différences nombreuses qui tiennent aux climats, aux mœurs, aux tempéraments, à l'état de santé ou de maladie de chaque individu. On sait que dans les pays chauds la puberté commence bien plus tôt que dans les régions froides ou tempérées; il en est de même dans les villes par rapport aux campagnes; le libertinage, la vue de tableaux obscènes, en surexcitant les désirs, avancent aussi l'époque de la puberté; le tempérament bilieux dispose aux plaisirs de l'amour, tandis que le lymphatique en éloigne; les maladies longues, affaiblissantes, en débilitant l'économie, enlèvent aux organes génitaux, comme à tous les autres, la force nécessaire pour remplir leurs fonctions.

Les exemples de puberté précoce sont aussi fréquents que ceux d'une puberté retardée. Sous ce rapport chacun jouit d'une prédisposition particulière qu'une foule de circonstances modifient; mais on peut dire en règle générale que sous nos climats tempérés les hommes sont pubères de quatorze à dix-huit ans, et les femmes réglées de douze à seize.

La seconde période, celle de la virilité, qui s'étend pour l'homme de la vingt-cinquième à la soixante-troisième année de la vie, et pour la femme de la vingt et unième à la cinquantième, a été subdivisée en trois époques : la virilité croissante, la virilité confirmée et la virilité décroissante.

Pendant la première époque l'homme achève son accroissement en hauteur et arrive à la stature qui lui est propre. C'est alors qu'il est le plus enclin à l'acte de la génération, et qu'il peut le plus s'y livrer sans danger; de même encore c'est alors qu'il imprime une plus grande force aux enfants qui naissent de lui.

La seconde époque voit diminuer chez l'homme l'ardeur aux plaisirs de l'amour : les désirs qui, dans l'âge précédent, le portaient comme malgré lui aux jouissances sexuelles, sont remplacés par l'ambition, par la soif de la fortune, par des soins de famille, etc.

Dans la virilité décroissante les désirs vénériens diminuent de plus en plus, et avec eux s'affaiblit la puissance de les satisfaire. L'homme jouit de la position qu'il s'est faite, mais ne jette pas encore un regard d'envie sur les forces génératrices de la jeunesse, car les siennes, quoique considérablement diminuées, ne sont cependant pas anéanties.

Les premiers symptômes de cet anéantissement commencent à se montrer dans l'âge suivant, que l'on appelle la vieillesse. Cette période de la vie part pour l'homme de la soixantième à la soixante-dixième année, et pour la femme de la cinquantième à la soixantième, et finit à la tombe.

Comme l'anéantissement des forces ne se produit que progressivement, on a cru devoir subdiviser encore cette période en trois époques : la vieillesse commençante, la vieillesse confirmée et la décrépitude.

La puissance des organes génitaux n'est pas quelquefois entièrement éteinte chez les vieillards de soixante-dix ans, et quelques désirs, à peine secondés par des organes flétris, sont comme une dernière et pâle lueur de la vie qui s'éteint. Malheur au vieillard qui s'abandonne à ces tardives et fatales excitations! il laisse dans chaque embrassement une partie de cette vitalité qui le soutient encore, et l'on peut dire que pour lui chaque baiser est un pas vers la tombe.

D'après le rapide tableau que nous venons de faire de la vie humaine, il ressort que l'homme peut, à des degrés divers, goûter les plaisirs de l'amour pendant au moins les trois quarts de son existence. Ses aptitudes amoureuses, différentes selon les âges, sont également influencées par d'autres conditions dont il faut tenir grand compte. Nous ne parlerons ici que des plus importantes, et parmi elles nous signalerons les tempéraments, les passions, les habitudes sociales, le régime, le climat, etc., etc.

Tempérament, état de maladie.

On appelle tempérament un état de santé dans lequel une partie de l'organisme prédomine et influe sur tout le reste de l'économie. Ainsi, par exemple, un individu dont l'irritabilité subit l'empire des moindres impressions, de ces mille riens qui passent inaperçus pour tous autres, entre en action au cri .d'un enfant, au sifflement du vent, au bruit que fait dans sa chute la feuille d'un arbre ; cet individu a évidemment un tempérament nerveux.

Les autres tempéraments ont également leur façon d'être assez bien déterminée. Cependant on ne trouve pas fréquemment des tempéraments aussi tranchés que celui que nous venons d'esquisser : d'ordinaire la prédominance d'activité porte sur deux systèmes différents, quelquefois sur trois, et ces combinaisons diverses rendent compte de la multiplicité des tempéraments que l'on rencontre dans le monde.

Le type des tempéraments, celui dans lequel la santé serait la plus parfaite, les fonctions les plus régulières et la longévité la plus assurée, résiderait sans contredit dans l'harmonie la mieux calculée entre tous les organes et leur degré d'activité. Malheureusement ce tempérament idéal n'existe pas, et s'il a jamais existé, il n'a pu être que l'apanage de notre premier père, dont l'organisation n'avait pas encore subi l'influence des excitations intérieures et extérieures auxquelles nous sommes aujourd'hui condamnés.

L'analyse des tempéraments est difficile à faire ; les anciens, ces grands observateurs, en avaient admis quatre : le *bilieux* ou *colérique*, le *sanguin*, le *mélancolique* ou *atrabilaire*, le *pituiteux* ou *phlegmatique*. Une habitude extérieure particulière, un état spécial des fonctions physiques et morales et un genre propre de maladies caractérisaient chacun de ces tempéraments.

Ainsi que nous venons de le dire, les tempéraments se présentent rarement avec un caractère aussi tranché que le tempérament nerveux ; mais la division des anciens doit être conservée comme offrant les quatre types principaux autour desquels viennent se grouper tous les autres. C'est à ce titre que nous dirons rapidement un mot sur chacun d'eux.

Le *tempérament bilieux* se dénote chez l'homme qui le possède par le teint jaune, les cheveux noirs, le visage sec, la physionomie expressive, les yeux étincelants, le corps maigre mais vigoureux, l'activité de toutes les fonctions, et au moral par l'impétuosité des passions.

L'homme *sanguin* a la peau rosée, souple et molle, les cheveux châtains, la physionomie expansive, l'embonpoint médiocre ; toutes ses fonctions s'exécutent avec facilité, ses facultés morales sont promptement mises en jeu, et sont remarquables par leur mobilité.

L'homme *mélancolique* ou *atrabilaire* a le teint pâle, les cheveux noirs et plats, la physionomie triste et sombre, des mouvements lents, des passions profondes et plus tenaces que déréglées.

Enfin, le *pituiteux* ou *phlegmatique* a un teint blanchâtre, des cheveux plats et sans couleur, une complexion lâche et molle, une physionomie sans expression, des yeux ternes, le corps chargé d'embonpoint, les fonctions sans forces et l'âme sans passions.

Pour compléter les idées que les anciens, dont nous ne pouvons assez admirer la justesse d'appréciation, nous ont laissées sur les tempéraments, nous devons dire qu'à chacun de ces états de l'organisme étaient encore rattachés un des âges de la vie, une des saisons de l'année et un des

climats du globe. Ainsi, le tempérament bilieux corres-
pondait à l'âge adulte, et se développait en été et dans les
climats chauds ; le tempérament sanguin était celui de la
jeunesse, du printemps et des pays tempérés ; le tempérament atrabilaire était celui de l'âge mur, de l'automne et
des pays équatoriaux ; enfin, le tempérament pituiteux
était celui des vieillards, de l'hiver et des pays humides et
froids.

Ces rapprochements ne sont pas seulement ingénieux,
ils sont encore de la plus grande exactitude. La mollesse
des organes et l'inertie des fonctions qui caractérisent le
tempérament phlegmatique sont peu compatibles avec les
ardeurs de l'amour ; aussi les anciens l'avaient-ils fait l'apanage des vieillards, dont la puissance génératrice est presque nulle ; de l'hiver, dont les frimats glacent jusqu'aux
désirs, et des pays froids et humides dont l'action est tout
aussi débilitante que celle de l'hiver. Au contraire l'âge
adulte, l'été, les climats chauds, toutes conditions favorables aux plaisirs sexuels, sont le propre de l'homme
bilieux, « de l'homme bilieux, comme dit Venette, dont
le tempérament est si chaud et si amoureux qu'il aurait
beau avoir la vertu des personnes les plus saintes, sa nature lui donnera toujours une pente à l'amour des femmes.
On aurait plutôt éteint un grand feu avec une goutte d'eau,
et l'on obligerait plutôt un fleuve rapide à remonter vers
sa source que de corriger l'inclination de cet homme...
Les rois et le vin sont bien puissants ; mais, à dire le vrai,
la femme l'est encore plus, et il faudrait que Dieu fît un
miracle si on voulait que cet homme-là corrigeât son
humeur amoureuse [1]. »

D'après ce qui précède, on peut facilement établir la
gradation des tempéraments qui prédisposent à l'amour et

[1] *Tableau de l'amour conjugal*, 2e partie, chap. IV, art. i.

de ceux qui éloignent de ses voluptés. Cette connaissance est nécessaire, car il n'y a pas moins de dangers à contenir les passions du bilieux qu'à surexciter par des moyens factices la paresse du pituiteux ou phlegmatique. La parole du sage, appliquée au sujet qui nous occupe, est ici de rigueur : tout homme, dirons-nous avec raison, doit régler ses désirs sur son tempérament.

Cependant si l'organisme se trouvait dans un état de maladie ou de convalescence qui repoussât toute cause d'excitation ou d'affaiblissement, il faudrait fermer l'oreille à la voix du tempérament et ne prendre pour guide que le degré de forces que nous laisse le mal. C'est pour avoir manqué à cette règle de la plus simple prudence que M. X., fils d'un ancien pair de France, à qui nous donnions des soins, succomba pendant la convalescence d'une fièvre typhoïde.

Constitution.

La *constitution*, c'est-à-dire le degré de développement et d'activité des organes, n'est pas moins nécessaire à noter que l'état de maladie et de santé. Il est évident qu'un homme de 25 ans pourra se livrer bien plus impunément aux plaisirs de l'amour que le jeune homme de 15, parce que les organes du premier, dont le développement est complet, pourront résister à des fatigues qui épuiseraient ceux du second, dont l'âge exige les plus grands ménagements. De même, une constitution dans laquelle le sang appauvri circule à peine, où des humeurs lymphatiques abondantes portent à des organes sans vigueur une vie languissante, tentera en vain de cueillir les lauriers dont se couronne l'homme doué d'une constitution robuste, de cette constitution où la vitalité exubérante semble suinter par tous les pores.

Une constitution délicate, faible ou cacochyme, n'est pas

toujours le fruit de nos fautes, et nous sommes souvent la victime de l'imprévoyance ou des vices de nos pères : la vieillesse engendre des avortons; la détérioration de l'organisme par suite d'excès et d'abus de toutes sortes produit des cacochymes, et la syphilis procrée des scrofuleux. Maudits soient les parents égoïstes qui s'écrient comme Louis XV : *Après moi la fin du monde!*

Cependant, tous les malheureux qui traînent une existence maladive, à charge à chacun et à eux-mêmes, ne peuvent faire remonter à leurs parents la cause de leurs maux; souvent ils ne doivent récriminer que contre leur conduite et leurs excès. Voyez ce jeune homme, vieillard avant l'âge, qui a puisé sa précoce caducité dans le vice honteux de la masturbation! Cet autre, s'élançant vers des voluptés encore éloignées, a remplacé les forces vitales par une excitation factice, qui s'est éteinte avec les bougies de sa dernière débauche! Cet autre enfin, cueillant le plaisir sur des lèvres empoisonnées, a mêlé à son sang un venin tellement funeste, que ses baisers en sont devenus ou impuissants, ou stériles!

Nous dirons ailleurs dans cet ouvrage, et plus longuement qu'ici, les dangers auxquels exposent les abus, les excès et les *malheurs* de l'amour. En cette place, il nous faut continuer à noter les conditions d'influence dont on doit tenir compte pour l'exercice régulier de la fonction génératrice.

Habitudes, régime, travaux.

Les habitudes, le régime alimentaire et le genre des travaux modifient singulièrement nos aptitudes aux plaisirs de l'amour. Les habitants des villes, surtout ceux des grands centres de population, se livrent plus facilement aux jouissances sexuelles que les hommes de la campagne.

Les premiers y sont poussés par les conditions mêmes de leur existence : les occasions, les commodités de la débauche que secondent admirablement des excitants de toutes sortes, tels que les bals, les spectacles, la lecture des romans, la vue de tableaux et de sculptures licencieux, les relations avec les femmes du monde, chez lesquelles l'art vient constamment au secours de la beauté et des grâces naturelles, trouvent presque toujours les hommes désarmés en face de ces tentations. De plus, les aliments où sont prodigués les épices et les condiments de toutes espèces, soit pour cacher une sophistication, soit pour réveiller la sensibilité des palais blasés, portent dans l'estomac une agitation et une chaleur qui se répercutent sur les organes générateurs; enfin, l'oisiveté des uns et la fébrile ambition des autres complètent cette liste déjà bien longue d'excitants à l'amour.

L'homme des champs, au contraire, vit au milieu de conditions plus propres à éteindre les désirs vénériens qu'à les surexciter : des habitudes simples, une nourriture naturelle et frugale, et surtout des travaux corporels fatigants condamnent au repos des organes qui ne s'éveillent jamais qu'à la voix impérieuse de la nature.

Les excès des plaisirs sexuels ne sont pas moins funestes à l'homme des grandes villes qu'à l'homme des champs : le premier, en s'abandonnant trop à ces plaisirs, augmente le nombre des excitations qui usent si vite son corps, et le second s'impose des fatigues qui n'usent pas moins rapidement son organisme, et qu'aggravent sans cesse son régime alimentaire et les durs travaux que sa condition lui impose.

L'homme qui, toutes choses égales d'ailleurs, peut le mieux braver sous ce rapport les dangers de trop nombreuses jouissances est l'habitant aisé des petites villes, car il participe tout à la fois aux avantages de l'excitation du citadin et de la sobriété du paysan, sans être trop exposé aux causes débilitantes qui les frappent tous deux ; mais, nous le répétons, les excès sont dommageables à tous, et l'habitant des petites villes, pour en sentir moins immédiatement les atteintes, en subirait également plus tard les terribles conséquences.

Passions.

L'état de l'âme, c'est-à-dire les passions, n'a pas moins d'influence sur l'amour que le tempérament, l'âge et les autres conditions physiques dont nous venons de parler. Les passions tendres, amoureuses surtout, donnent aux plaisirs vénériens un attrait énergique ; mais l'homme sage devra commander à ses passions, qui lui rendraient promptement funestes les rapprochements sexuels. C'est alors que la modération est commandée par la prudence la plus vulgaire. Les passions amoureuses de l'âme, en ajoutant une excitation générale à celle que produit le plaisir vénérien lui-même, peuvent déterminer au moment même de l'acte les accidents les plus graves. On cite des exemples de personnes devenues épileptiques, maniaques, et Tabourot nous a conservé dans ses *Bigarrures* des épitaphes latines, françaises et italiennes d'individus morts en goûtant la volupté ; nous ne rappellerons que la suivante, bien connue :

> Cy gist le seigneur de Manas,
> Lequel de sa propre allumette
> Se tua prenant ses ébats
> Sur. . . . . . ., etc.

Influence des plaisirs de l'amour sur la femme.

Les considérations que nous venons d'exposer s'appliquent plus généralement à l'homme qu'à la femme, car celle-ci supporte mieux les excès de l'amour et est moins sujette aux maladies qu'entraîne la débauche. L'histoire nous a conservé le souvenir de deux femmes célèbres dont la santé résista à des assauts qui nous paraissent aujour-d'hui fabuleux : « Cléopâtre, dit Venette, ayant pris le nom d'une célèbre courtisane de Rome, se rendit dans un lieu de débauche ; elle surpassa, dans moins de vingt-quatre heures, de vingt-cinq coups, la courtisane que l'on esti-mait la plus brave en amour, et après cela elle avoua qu'elle n'était pas encore tout à fait assouvie. L'impudi-que Messaline, poursuit le même auteur, souffrit pen-dant une nuit les efforts amoureux de cent six hommes, sans témoigner d'en être fatiguée. » Ces faits excep-tionnels et presque fabuleux, comme nous le disions, ne doivent pas faire penser que la femme jouit d'une espèce d'immunité à l'égard des plaisirs vénériens. Sans parler des désordres que la masturbation produit chez les jeunes filles, nous rappellerons que l'illustre Tissot rapporte dans son ouvrage sur l'*onanisme* le fait d'une courtisane de Montpellier, âgée de 23 ans, qui, ayant défié six dragons espagnols, et ayant soutenu pendant toute une nuit leurs assauts, expira le soir même dans le plus triste état.

Une des conséquences les plus immédiates des excès vé-nériens chez les femmes est la stérilité : on voit rarement les filles publiques devenir enceintes. Ce fruit amer de la débauche, en dépouillant la femme de la plus sublime pré-rogative que possèdent les êtres organisés, devrait l'ar-rêter au bord de l'abîme et lui rappeler qu'en dehors des voluptés de l'amour, il est des joies ineffables et pures, celles de la maternité.

Sur quoi doit se régler l'amour.

Et maintenant, envisageant dans un coup d'œil d'en-semble toutes les conditions dont il faut tenir compte pour goûter longtemps et sans dangers les plaisirs de l'amour, pouvons-nous établir d'une manière précise le point où finit l'exercice normal de la fonction génératrice et celui où commencent les excès? En d'autres termes, pouvons-nous déterminer exactement le nombre de fois qu'un homme ou une femme, dans un âge donné, peut se livrer, dans un laps de temps connu, aux rapprochements sexuels? Évidemment non, d'une manière générale. Si toutes les conditions du plaisir que nous avons énumérées plus haut étaient constantes et régulières chez chaque individu, comme celles de l'âge, du tempérament et de la constitution, il serait possible de dresser un tableau où les droits de chacun seraient exactement limités; mais il s'en faut de beaucoup que toutes les conditions présentent une semblable stabilité : le régime, les passions, les habitudes, le genre de travaux sont infinis et constamment variables, non-seulement pour l'ensemble des hommes, mais encore pour un très-grand nombre d'individus en particulier. Un tarif général, si l'on peut ainsi parler, est donc impossible à dresser, et il n'est même pas toujours facile d'en établir un pour chaque personne individuellement.

L'amour réglé par les lois.

Venette a longuement traité cette question, mais il s'est trop placé au point de vue du plaisir, pour que nous le suivions dans ses arguments prolixes; cependant, nous dirons qu'en définitive il borne les exploits des hommes en une nuit au nombre de cinq. Solon, ce grand législateur d'Athènes, avait moins bien auguré de la force génitale de ses concitoyens, car il leur prescrivit de n'approcher leurs femmes que trois fois par mois; les rabbins, prenant pour bases de leurs appréciations les fatigues inhérentes aux professions, taxaient le devoir qu'un paysan devait rendre à sa femme à une nuit par semaine; celui d'un marchand ou voiturier à une par mois; celui d'un matelot à deux nuits par an, et celui d'un homme de cabinet à une nuit en deux ans. —Nous ne savons si les juifs, pour lesquels ce tarif a été fait, s'y sont jamais conformés; nous ne le pensons guère, si nous avons égard au chiffre de leur population.

Les aptitudes à l'amour varient d'intensité avec chaque individu; elles présentent parfois une énergie incroyable. L'empereur Proculus, ayant pris en guerre cent vierges sarmates, les métamorphosa toutes en femmes en moins de quinze jours! Hercule, ayant couché douze ou quatorze heures avec cinquante filles athéniennes, leur fit à chacune un garçon, qu'on appela ensuite les *Thespiades*. Montaigne nous a laissé l'histoire d'un homme dont le nombre des exploits conjugaux fut réglé par ordonnance d'une reine d'Aragon. « Après que nous avons lu encore, dit l'auteur des *Essais*, le différend advenu en Catalogne entre une femme se plaignant des efforts trop assidus de son mari, à laquelle plainte le mari répondait, homme vraiment brutal et dénaturé, qu'aux jours même de jeûne il ne s'en saurait passer à moins de dix; sur quoi intervint ce notable arrêt de la reine d'Aragon, par lequel, après mûre délibération du conseil, cette bonne reine, pour donner règle et exemple à tout temps de la modération et modestie requises en un juste mariage, ordonna, pour bornes légitimes et nécessaires, le nombre de six par jour; relâchant et quittant beaucoup du besoin de son sexe, *pour établir*, disait-elle, *une forme aisée, et par conséquent permanente et immuable.* En quoi, s'écrient les docteurs, quel doit être l'appétit et la concupiscence féminins, puisque leur raison, leur réformation et leur vertu se taillent à ce prix? » Si l'appétit de toutes les femmes se réglait sur celui de la *bonne reine d'Aragon*, comme dit Montaigne, il est probable qu'elles trouveraient peu d'hommes capables de le satisfaire, à moins qu'ils ne fussent des Hercule, ou ce Catalan qui, *aux jours même de jeûne, ne s'en savait passer à moins de dix.*

En cette affaire, nous le répétons sous une autre forme, parce qu'on ne saurait trop le redire aux débauchés, il ne faut jamais prendre exemple sur son voisin ; il faut consulter ses propres forces, constamment modifiées par les circonstances que nous avons analysées plus haut.

Conclusion.

C'est pour manquer à cette loi immuable de notre constitution, c'est pour ne pas régler leurs plaisirs sur ses forces, que tant de malheureux tarissent avant l'âge la source de toutes les voluptés, de toutes les joies de la famille. Un poëte a dit avec un grand sens :

> Le plaisir est fils de l'amour,
> Mais c'est un fils ingrat qui fait mourir son père.

Oui, le plaisir, quand il n'est point limité, quand il n'est point sagement pris, quand il n'est point en rapport avec l'état de nos organes, le plaisir est un poison funeste qui, s'il ne nous conduit pas à la tombe, nous frappe d'une caducité précoce, et nous laisse, comme des vieillards, en face de nouvelles voluptés, pleins de souvenirs poignants, agités quelquefois de désirs ardents, mais frappés d'impuissance et de stérilité.

Ce sont ces tortures, dignes de l'enfer du Dante, ce sont ces maux affreux qu'il nous a été donné d'étudier sous toutes leurs faces, que nous avons entrepris ici de décrire, ainsi que les moyens qui nous ont le mieux réussi pour les combattre.

En livrant ce livre au public, nous croyons remplir tout

à la fois un devoir d'humanité et un devoir de médecin ;
un devoir d'humanité par les conseils, fruits d'une longue
expérience, que nous donnerons aux débauchés impré-
voyants ; un devoir de médecin par la divulgation d'une
pratique où le nombre des succès dépasse de beaucoup
celui des revers.

Puissions-nous arrêter quelques malheureux au bord de
l'abîme ! puissions-nous rendre à la société et à la famille
quelques-uns de ces infortunés dont l'existence décolorée
se traîne péniblement sans plaisirs et sans but, et nos
vœux les plus ardents seront comblés, et nos veilles seront
à jamais bénies !

LIVRE PREMIER
DE L'IMPUISSANCE.

CHAPITRE PREMIER.

DISTINCTION DE L'IMPUISSANCE ET DE LA STÉRILITÉ.

Nous traiterons dans cet ouvrage de *l'impuissance* et de la *stérilité ;* un livre spécial sera consacré à chacune de ces deux infirmités.

On confond souvent dans le langage ordinaire ces deux états maladifs de l'organisme ; cependant une différence immense les sépare, et nous allons essayer d'établir brièvement ce qui appartient à l'un et ce qui caractérise l'autre.

L'acte de la génération, c'est-à-dire l'acte par lequel l'homme reproduit son semblable, se compose d'une double opération : 1° rapprochement des sexes : 2° éjaculation de la part de l'homme, dans les organes génitaux de la femme, d'une liqueur prolifique, séminale, qu'on appelle *sperme*.

Pour que la première opération s'accomplisse, il est indispensable que la verge de l'homme entre dans un certain état de longueur, d'épaisseur et de roideur qu'on appelle *érection*.

Pour que la seconde porte ses fruits, il faut que l'éjaculation du sperme se fasse avec une certaine force et que le sperme lui-même n'ait perdu aucune de ses propriétés fécondantes.

Si une ou plusieurs de ces conditions viennent à manquer, la génération n'a plus lieu.

Si les conditions relatives à l'érection font défaut, il y a impuissance.

Si les conditions relatives au sperme font défaut, il y a stérilité.

Ces deux états maladifs peuvent exister séparément ou réunis.

Il n'est pas rare de voir un homme impuissant rendre du sperme parfaitement constitué.

Il est encore moins rare de rencontrer des hommes dont les plaisirs ne sont jamais suivis de fécondation.

Enfin l'état le plus grave est celui où la stérilité accompagne l'impuissance, comme chez les vieillards décrépits.

La femme est rarement impuissante : en dehors de quelques vices de conformation et de quelques maladies de ses organes génitaux, elle peut toujours, au moins passivement, recevoir les embrassements de l'homme.

La stérilité la frappe aussi souvent que l'homme, mais chez elle le mal est inhérent aux parties solides de ses organes, car elle ne sécrète aucune humeur fécondante; nous dirons en temps et lieu ce que l'on sait aujourd'hui sur la stérilité de la femme.

L'impuissance et la stérilité ne sont pas toujours les résultats des excès vénériens; elles peuvent tenir à des causes entièrement étrangères à l'amour.

Notre intention n'étant pas de considérer ces deux maladies sous un seul point de vue, nous avons partagé notre travail en autant de chapitres qu'il y a de causes d'impuissance et de stérilité. L'énoncé de chacune de ces causes sert de texte à un de nos chapitres; de cette façon le lecteur trouvera facilement l'objet de ses recherches, le sujet pour lequel il consulte notre ouvrage.

HISTOIRE ET DESCRIPTION DES ORGANES GÉNITAUX DE L'HOMME ET DE LA FEMME.

A. — *Organes génitaux de l'homme.*

La partie qui, extérieurement et à première vue, distingue l'homme de la femme, est une espèce de fourreau membraneux que l'on appelle *membre viril* ou *verge*. Toutes les nations se sont plu à lui donner des noms divers : nos anciens romanciers lui appliquaient des dénominations dont quelques-unes sont encore usitées dans certaines provinces, comme celles-ci, par exemple : la *lance virile*, le *pistolet d'amour*, le *gaudisseur de la maison*, le *médiateur de la paix*, le *cultivateur du champ de la nature*, etc. Rabelais, Leroux, dans son *Dictionnaire comique et satirique*, se servent de beaucoup d'autres expressions que nous croyons inutile de rapporter ici.

Certains peuples rendaient des hommages aux parties externes de la génération de l'homme : les anciens avaient déifié la verge sous le nom de *Priape;* les femmes d'Égypte la portaient en forme de relique aux fêtes de Bacchus; en Grèce on en avait taillé une d'une dimension énorme que l'on promenait en cérémonie et que la plus honorable matrone de la fête couronnait de fleurs, au dire de saint Augustin; chez les Phéniciens, pendant la procession en l'honneur de leur idole *Belphegor*, le grand prêtre tenait dans sa main son membre viril et l'élevait et l'abaissait sans cesse, en signe d'hommage, devant le dieu qu'il désservait; les Hébreux, selon les rabbins, juraient en portant leurs mains sur leurs organes sexuels; dans la Cafrerie les guerriers tiennent à honneur de couper la verge à leurs ennemis et de l'apporter à leurs femmes, qui s'en font des colliers, objets de vanité; enfin et pour en finir, les moines de *Gameron*, dépendant de la Perse, sont soumis à une épreuve singulière, pour prouver leur dévotion : ils mettent à nu leurs organes sexuels, les femmes les baisent et les touchent, et s'ils se montrent sensibles, ils tombent dans le mépris le plus profond.

Cette rapide histoire morale, pour ainsi dire, des organes générateurs de l'homme, montre de quelle considération ils ont joui chez certains peuples, et nous doit être un avertissement afin de veiller à leur conservation.

Passant maintenant à la description de ces organes, nous la partagerons en deux parties correspondantes à l'impuissance et à la stérilité : 1° la description des organes qui servent à porter le sperme dans les organes de la femme, c'est-à-dire la verge; 2° la description des organes qui sécrètent la liqueur fécondante, c'est-à-dire les testicules.

1° *La verge.*

La verge est un corps rond et long, située à la partie inférieure du bas-ventre, à la jonction de deux os que l'on nomme *pubis*. Ayant tout à l'heure comparé la verge à une espèce de fourreau, nous dirons d'abord en quoi consiste ce fourreau, et puis les parties qui sont contenues en lui.

Le fourreau est essentiellement formé par le prolongement de la peau du ventre qui, arrivée à l'extrémité de la verge, se replie sur elle-même intérieurement pour venir se perdre dans la racine du gland. Ce repli de la peau est appelé *prépuce*, et acquiert quelquefois, comme nous le verrons plus loin, une longueur qui empêche l'acte de la copulation. Le prépuce, dans l'état naturel, est rattaché à la partie inférieure du gland par un ligament appelé le *frein* ou le *filet* de la verge. Il arrive presque toujours que dans les premiers embrassements ce filet se rompt; le dommage est peu considérable, et cette rupture est quelquefois un bien.

Les parties contenues dans le fourreau sont 1° le *gland,* 2° les *corps caverneux,* 3° le *canal de l'urètre.*

Le gland, de la forme qu'indique son nom, termine la verge; il est charnu, poli et doux; afin de ne pas blesser la femme pendant la consommation de l'acte; s'il n'est pas exclusivement le siége du plaisir, il est sans contredit la plus sensible de toutes les parties qui dans l'homme servent à la génération.

Les corps caverneux, constitués par une substance spongieuse, cellulaire, et parcourus par de nombreux vaisseaux artériels et veineux, s'étendent des pubis à la racine du gland. Chacun de ces organes est traversé d'arrière en avant par une gouttière; lorsqu'elles sont réunies par la juxtaposition des deux corps caverneux, ces deux gouttières forment un canal complet qui, se continuant avec un canal analogue dont le gland est pourvu, prend le nom de *canal de l'urètre.*

Le canal de l'urètre commence au col de la vessie et finit à l'extrémité du gland. L'intérieur en est lisse et poli et laisse voir plusieurs petits orifices dont nous parlerons tout à l'heure. A son départ du col de la vessie, le canal de l'urètre est embrassé par une glande, que l'on nomme *prostate,* et qui joue un grand rôle dans les maladies qui nous occupent par l'inflammation chronique ou aiguë dont elle est le siége, soit après des excès vénériens, soit à la suite de syphilis.

La verge est maintenue au pubis par l'expansion d'un ligament qu'on appelle *suspenseur de la verge;* des muscles entrent aussi dans la composition de cet organe et ont pour usage de seconder soit l'érection, soit le retour au calme.

La longueur et le volume de la verge sont variables; cependant on peut dire qu'en moyenne elle est longue de huit à neuf travers de doigt et grosse de trois, lorsqu'elle est, ainsi que dit complaisamment Dionis, dans l'état où les femmes la demandent. D'ailleurs le plus ou moins de longueur et de volume de la verge ne doit rien faire préjuger de la force amoureuse. Nous dirons ailleurs les résultats que peuvent avoir sur la génération les proportions trop petites ou trop fortes de cet organe.

2° *Les testicules.*

Les testicules, ainsi nommés d'un mot latin qui signifie témoin, parce qu'ils le sont en effet de la vigueur et de la puissance de l'homme, sont des corps glanduleux, renfermés dans une espèce de sac nommé *scrotum* ou *bourses*, et situés, à l'état normal, hors du bas-ventre. Il y a par conséquent encore une partie contenante, le scrotum, et une partie contenue, les testicules.

Le scrotum est une continuation de la peau, partagé par une ligne saillante en forme de couture qu'on appelle *raphé;* les deux poches qui en résultent contiennent chacune un testicule et sont pour cette raison appelées *bourses;* le *raphé* se continue en arrière jusqu'à l'anus, et en avant jusqu'au gland dans la direction du filet de la verge. La peau du scrotum prend dans certaines maladies des dimensions considérables; nous les ferons connaître à l'occasion de ces maladies.

Les testicules, ordinairement au nombre de deux, sont ovales, un peu aplatis des deux côtés; leur grosseur varie selon les âges, mais à l'époque de la puberté, elle égale le volume d'un petit œuf de poule ou d'un gros œuf de pigeon; le droit cependant est ordinairement un peu plus gros que le gauche. La substance des testicules est un tissu et un lassis d'une infinité de petits vaisseaux, contournés de mille manières et formant plusieurs paquets soutenus par des cloisons membraneuses. C'est dans ces vaisseaux que circule le sperme sécrété. Tous ces vaisseaux, qui, ajoutés les uns aux autres, pourraient fournir un fil de cent lieues de longueur, viennent aboutir à un corps, dont la figure est celle de la chenille, et dont une extrémité donne naissance à un conduit qu'on nomme *déférent*. Ce corps est appelé *épididyme*, parce qu'il se trouve situé à la partie supérieure des testicules, anciennement désignés sous le nom de *didymes*.

Les testicules ont pour usage de filtrer la liqueur séminale et de la séparer du sang ; les *épididymes* ont pour fonction de recevoir le sperme ainsi préparé et de le verser, au moyen des conduits déférents, dans des réservoirs destinés à le tenir en réserve, et que l'on appelle *vésicules séminales*.

Les vésicules séminales sont deux poches membraneuses, situées à la partie postérieure et inférieure de la vessie, longues de deux travers de doigt et larges d'un pouce. A la partie la plus étroite de ces vésicules commence un conduit nommé *éjaculateur* et qui va s'ouvrir dans le canal de l'urètre au milieu de la glande prostate, que nous avons dit se trouver au col de la vessie.

Cette glande sécrète un fluide huileux qui lubréfie le canal de l'urètre, le garantit de l'acrimonie des urines et sert en quelque sorte de véhicule au sperme.

Tel est l'appareil de la génération chez l'homme. Rappelons maintenant en quelques mots l'ensemble de ce mécanisme sublime dont nous venons d'énumérer les instruments.

3° *Mécanisme de tout l'appareil de la génération chez l'homme.*

Le sperme mélangé avec le sang est sécrété par les testicules, qui le séparent de ce liquide, le filtrent en quelque sorte et le rendent propre à la fécondation ; ainsi préparé, il est porté dans les épididymes, qui lui font subir une nouvelle purification et qui le jettent, à travers les canaux déférents, dans les vésicules séminales.

Là, le sperme séjourne plus ou moins longtemps; quelquefois, quand il y est contenu en trop grande quantité, il s'échappe par des pollutions involontaires à la seule excitation d'un rêve amoureux et même de la chaleur du lit.

Pendant le rapprochement sexuel, l'excitation déterminée par la vue de la femme, par les attouchements, les baisers, l'amour, etc., fait contracter les vésicules séminales ainsi que les canaux éjaculateurs qui lancent avec une certaine force le sperme dans le canal de l'urètre.

Celui-ci ne reste pas étranger à l'excitation générale, et, loin d'amortir l'impulsion qu'a reçue le sperme, il l'augmente de toute la force de son excitation propre.

C'est ainsi que le sperme arrive dans les organes de la femme.

4° *Importance des organes génitaux de l'homme.*

L'importance de l'appareil génital de l'homme est immense, non-seulement au point de vue du plaisir, mais encore sous le rapport de l'utilité. Ancillon, dans son *Traité des eunuques*, rapporte une histoire touchante où cette importance fut exposée avec toute la naïveté d'un cœur bien convaincu : qu'on nous permette de la rappeler ici, afin de jeter un peu de variété sur un sujet aussi aride.

Pendant la guerre des Grecs contre le duc de Bénévent, le marquis de Spolette, allié de ce dernier, ordonna de couper les parties sexuelles à tous les ennemis faits prisonniers. Cet ordre barbare s'exécutait avec rigueur, quand une femme, dont le mari venait d'être pris, se présenta au général, et se précipitant à ses genoux : « Seigneur, lui dit-elle, je m'étonne qu'un héros comme vous fasse la guerre aux femmes, lorsque les hommes sont hors d'état de lui résister... peut-on nous faire une guerre plus cruelle que de priver nos maris de ce qui nous donne de la santé, du plaisir et des enfants? Quand vous en faites des eunuques, ce n'est point eux, c'est nous que vous mutilez. Vous nous avez enlevé ces jours passés notre bétail et notre bagage, sans que je m'en sois plainte; mais, la perte du bien que vous avez ôté à plusieurs de mes compagnes étant irréparable, je n'ai pu m'empêcher de venir solliciter la compassion du vainqueur. » Tant de naïveté plut au marquis de Spolette, qui accéda à la prière de cette femme. Mais, au moment où elle s'en retournait toute joyeuse, le général lui fit demander ce qu'elle voulait qu'on fît à son mari s'il était encore pris les armes à la main : « Il a des yeux, répondit-elle, un nez, des mains, des pieds; c'est là son bien que vous pouvez lui ôter, s'il le mérite; mais laissez-lui, s'il vous plaît, ce qui m'appartient. »

Hélas! combien de femmes ne pourraient-elles pas dire à la débauche ce que celle-ci répondait au marquis de Spolette, et combien trop de jeunes gens oublient que leurs organes générateurs appartiennent plutôt à leur famille qu'à eux, et que les détruire, c'est commettre un véritable vol.

B. — *Organes génitaux de la femme.*

Les organes génitaux de la femme ont été, comme ceux de l'homme, l'objet d'hommages et d'honneurs divers. Les Syracusains les promenaient en grande pompe à l'époque des *Thesmophories*, et durant toute la fête qui se prolongeait plusieurs jours, ils s'adressaient mutuellement des gâteaux dont la forme était exactement celle des parties sexuelles de la femme. Les Romains, au dire de Juvénal, se servaient de vases taillés sur le même modèle, *vitreo bibit ille priapo*, dit-il dans la satire 2. Les Égyptiens, pensant que leur dieu Apis devait trouver quelque plaisir à voir les femmes à découvert, celles-ci se hâtaient de satisfaire ce goût, et pendant quarante jours elles

3.

se montraient à lui en relevant leurs robes. Les sibylles étaient inspirées par Apollon qui s'introduisait dans leurs organes sexuels. Sésostris avait l'habitude de rappeler ses triomphes guerriers en faisant peindre sur des colonnes les parties extérieures de la génération : celles de la femme quand il avait vaincu sans difficulté, et celles de l'homme quand il avait rencontré beaucoup de résistance. Chez les Abyssins, les femmes attachaient à ces parties de petites clochettes qui pendaient et sonnaient à volonté ; dans quelques pays de l'Afrique ces parties sont parées comme la figure et on y attache des bijoux, etc. A Paris même, à l'époque où écrivait Saint-Foix, les femmes entouraient leurs organes de la génération des soins les plus délicats de la toilette : « *Ce n'est pas seulement leurs cheveux qu'elles tressent avec de la nompareille de toutes les couleurs*, dit le spirituel auteur de l'*Histoire de Paris*.

Ces faits, que nous pourrions multiplier à l'infini, prouvent encore une fois de quel respect ont toujours été entourés les organes qui servent à la reproduction de notre espèce et par quels soins aujourd'hui, à défaut de vénération, nous les devons prémunir contre tous dangers.

Pour faciliter la description des parties génératrices de la femme, nous les diviserons en parties externes et en parties internes.

1° *Organes externes de la génération chez la femme.*

Les parties génitales externes de la femme comprennent le *mont de Vénus*, les *grandes et petites lèvres*, le *clitoris*, le *méat urinaire* et *l'orifice du vagin*.

Mont de Vénus. — Le mont de Vénus est une petite proéminence remplie de graisse qui se trouve au-dessus des parties naturelles et qui sert de coussinet dans l'acte de la copulation ; pour que cet usage fût encore mieux rempli, le mont de Vénus se couvre, à l'âge de puberté, de poils frisés, à l'abondance et à la couleur desquels on croit juger de la valeur amoureuse de la femme; sans ajouter une confiance trop entière dans de pareils signes, nous reconnaîtrons cependant qu'il est des observations de femmes qui n'ayant jamais eu de poils à cette partie, ou les ayant toujours eu blancs, ont été stériles. D'un autre côté, nous avons connu des femmes, une entre autres, Milanaise d'origine, dont les poils du mont de Vénus réunissaient les conditions les plus favorables de couleur, d'épaisseur et d'abondance et qui, non-seulement sont restées stériles, mais qui nous ont assuré n'avoir jamais ressenti les plaisirs de l'amour. On dit aussi que les poils de cette région sont beaucoup plus frisés chez la femme déflorée que chez la femme vierge; nous ajoutons peu de foi à cette preuve de virginité, et nous pensons que les maris feront bien de faire comme nous.

Grandes lèvres. — L'entrée du vagin est fermée extérieurement par deux replis de la peau que l'on appelle les *grandes lèvres*. Ces deux organes, dont la face externe, c'est-à-dire celle qui regarde les cuisses, est couverte de poils moins abondants que ceux du mont de Vénus, forment, à leur jonction inférieure, une espèce d'angle rentrant qu'on appelle la *fourchette*; cette partie, qui est très-exposée à se rompre pendant les accouchements lors du passage de la tête de l'enfant, garantit, dit-on, une membrane nommée *hymen*, qui se trouverait à l'entrée du vagin et qui se déchirerait à l'époque où la femme serait déflorée. Beaucoup de personnes estiment que l'existence ou l'absence de cette membrane est un signe certain de virginité ou de défloraison. On se trompe; ce signe est tout aussi illusoire que le plus ou moins de frisure des poils du mont de Vénus. Nous avons disséqué plus d'un enfant à la mamelle chez qui il était impossible de saisir les traces de l'hymen; il n'est pas un anatomiste qui ne soit fixé sur la valeur plus que douteuse de cet indice de virginité. Sa présence n'est pas non plus un signe irréfragable de non-défloraison. Nous nous rappelons avoir accouché une femme dont la membrane hymen ne fut brisée que par la tête de l'enfant; qu'on le sache bien, ce n'est pas dans un signe unique qu'il faut puiser, nous ne dirons pas la preuve, mais la présomption de la virginité d'une femme; c'est dans l'ensemble de plusieurs caractères que nous aurons soin d'indiquer à l'occasion.

Petites lèvres. — Immédiatement au-dessous des grandes lèvres et également de chaque côté de l'entrée du vagin, se trouvent deux excroissances charnues, molles, spongieuses, que l'on appelle *petites lèvres*, par opposition aux premières, ou *nymphes*, parce qu'elles président aux eaux, en conduisant l'urine au dehors. Ces excroissances triangulaires, rouges, surtout chez les jeunes filles, peuvent prendre des proportions telles qu'elles contrarient et empêchent même la copulation : on est alors obligé de les exciser; certains peuples considèrent cette opération comme une règle d'hygiène, et en Afrique, où les femmes ont ces organes fort longs, il est des hommes qui n'ont pas d'autre métier que celui de retrancher ce superflu et qui s'en vont criant dans les rues : *Qui est celle qui veut être coupée ?*

Clitoris. — Au point supérieur de jonction des petites lèvres naît un appendice vasculaire, érectile, que l'on appelle *clitoris*. C'est, à proprement parler, la verge de la femme. Doué d'une sensibilité exquise qui lui a valu le nom d'*œstrum Veneris (aiguillon de Vénus)*, il entre en érection par les excitants érotiques et se roidit comme la verge de l'homme. Cet organe prend quelquefois des proportions considérables, ce qui a peut-être donné l'idée à quelques femmes d'en abuser auprès des personnes de leur sexe; on sait que Sapho avait ce vice honteux; les femmes de Rome, à l'époque de la décadence, méritèrent sous ce rapport les épigrammes et les satires que leur adressèrent les poëtes. Cœlius Aurelianus nomme *tribades* les femmes qui cohabitent entre elles ; Plaute les désigne sous le nom de *subrigatrices ;* d'autres les appellent *frictices*, et les Français *ribaudes* ou *frotteuses*. Le clitoris est quelquefois amputé, soit que sa longueur empêche la copulation ou surexcite trop vivement la femme, soit que son excitabilité dégénère en cette maladie connue sous le nom de *nympho-manie.*

Le *méat urinaire* est l'ouverture extérieure du canal de l'urètre de la femme ; il est situé au-dessous du clitoris et ne joue aucun rôle dans l'acte de la génération.

Enfin, caché par toutes les parties que nous venons d'énumérer, se trouve l'orifice externe du vagin que l'on appelle *vulve*. Cet orifice est un ovale oblong, dont le grand diamètre est dirigé d'arrière en avant.

2° *Organes internes de la génération chez la femme.*

Vagin. — Le premier organe qui se présente et qui est encore accessible à la vue est le *vagin*, canal qui conduit directement à la matrice et qui, dans l'acte de copulation, est destiné à recevoir la verge de l'homme. Il n'est pas de noms que la débauche n'ait donnés à ce *conduit de la pudeur*, comme on le désignait encore naguère. Un certain Duval, médecin à Rouen, a publié, en 1612, un *Traité des hermaphrodites*, ouvrage fort rare aujourd'hui, dans lequel, après avoir énuméré toutes ces désignations, il ajoute : « Je l'ai ouï nommer *sépulcre* et *monument* au père Anne de Joyeuse, en un sermon qu'il fit dans l'église de Saint-Germain-de-l'Auxerrois au temps du carême, parce que, disait ce prédicateur, les membres s'y ramollissaient et y encouraient souvent carie et corruption. Le prédicateur Le Veneur, vivant évêque d'Évreux, l'appelait *vallée de Josaphat,* » etc. Le père Anne de Joyeuse avait parfaitement raison, car le vagin est bien souvent le tombeau des voluptés et de l'amour.

Matrice et ses annexes. — Si on introduit le doigt dans le vagin, on sent au fond un corps rond, lisse, percé au milieu d'une ouverture plus ou moins grande ; ce corps, appelé *museau de tanche,* proéminent dans le vagin, forme avec celui-ci un cul-de-sac circulaire, et se continue en arrière avec ce qu'on nomme le col de la matrice.

La matrice, l'organe le plus important de la femme pour l'acte de la génération, a la forme d'une poire renversée, aplatie dans ses parties antérieure et postérieure. Le volume de la matrice varie selon l'état de grossesse ou de vacuité. L'orifice inférieur, celui qui vient aboutir au museau de tanche, est plus ou moins dilaté selon le nombre d'enfants qu'a eus la femme. Chez les filles, cet orifice est si étroit qu'on a de la peine à y introduire un stylet.

Outre cette ouverture inférieure, qui fait communiquer le vagin avec la matrice, ce dernier organe est encore pourvu de deux autres orifices, situés à ses parties supérieure et latérales. Ces orifices, si étroits qu'on les peut à peine traverser avec une soie de porc, communiquent avec deux conduits nommés *trompes de Fallope,* lesquels s'élargissent peu à peu, et forment à leurs extrémités opposées une expansion membraneuse et musculaire nommée *pavillon de la trompe,* dont le bord se termine par de petites dents musculeuses et inégales.

De chaque côté de la matrice, et en partie unis au pavillon de la trompe, sont situés deux corps blanchâtres, ovales, un peu aplatis, désignés sous le nom d'*ovaires ;* on les a longtemps considérés comme les testicules de la femme. Les ovaires contiennent les *ovules* ou *œufs* destinés à subir la fécondation de l'homme.

Telles sont, chez la femme, toutes les parties nécessaires à la génération ; voici maintenant ce que l'on sait touchant le mécanisme de cette fonction.

3° *Mécanisme de tout l'appareil générateur chez la femme.*

Il est incontestable que le sperme de l'homme est directement lancé contre le museau de tanche.

Le vagin, outre la chaleur qu'il dégage et qui est nécessaire pour entretenir l'érection du membre viril, a surtout pour but d'assurer cette direction.

Le sperme pénètre dans la matrice, c'est encore incontestable. Mais comment y pénètre-t-il? Par le museau de tanche? mais son ouverture à l'état normal, surtout chez les filles, rend assez difficile cette explication ; les uns ont voulu que le sperme, aussitôt éjaculé, se changeât en vapeur et s'introduisît sous cette forme dans la matrice ; les autres, ayant découvert de petits animaux dans le sperme, ont supposé que ceux-ci se livraient à une véritable course au clocher, etc., etc. Ne serait-il pas plus raisonnable d'admettre que, sous l'influence de l'excitation produite par l'approche de l'homme, l'ouverture du museau de tanche se dilate par la retraction de ses bords? La stérilité des filles publiques que ne surexcite en rien l'attouchement du *chaland* serait ainsi expliquée.

Le sperme, une fois dans la matrice, doit, pour arriver aux ovaires, suivre nécessairement le chemin des trompes de Fallope. Oh ! ici toute explication est une utopie ; n'essayons pas de pénétrer ce mystère, et sachons respecter dans ce qu'ils ont de plus caché les secrets de la nature. D'ailleurs nous aurons occasion de revenir sur ce sujet lorsque nous parlerons des causes de la stérilité chez la femme.

CHAPITRE DEUXIÈME.

VICES DE CONFORMATION.

L'impuissance par vices de conformation peut également atteindre l'homme et la femme. Nous examinerons donc séparément ce qui a rapport à l'un et à l'autre.

A. — *Vices de conformation chez l'homme.*

1° *Absence des organes génitaux.*

D'après la distinction que nous avons établie plus haut entre l'impuissance et la stérilité, on comprend que nous ne voulons ici parler que de l'absence de la verge, puisque les eunuques, quoique stériles, nous fournissent souvent la preuve qu'ils ne sont pas impuissants.

L'absence naturelle de la verge, capable d'empêcher la copulation, est excessivement rare; la science en présente peu d'exemples. En voici un, cependant, rapporté par l'illustre Fodéré dans le tome I⁰ʳ de sa *Médecine légale :* « J'ai traité et guéri d'une incontinence d'urine un jeune soldat plein de courage et de vigueur, qui, avec des testicules bien conformés, n'avait à la place de la verge qu'un bouton comme un mamelon, par lequel se terminait l'urètre. Il m'assura avoir été toujours ainsi, et que ce bouton se renflait quelquefois en la présence des jeunes personnes du sexe, et qu'il en sortait par le frottement une humeur blanche. »

Cette difformité, comme nous le disions tout à l'heure, se rencontre fort rarement, et il est très-heureux qu'il en soit ainsi, car la médecine est complétement désarmée en pareil cas ; *là où il n'y a rien*, dit le proverbe, *le roi perd ses droits*, et jamais sentence ne fut mieux applicable à l'art de guérir.

2° *Vices de conformation de la verge.*

Sans manquer entièrement, la verge peut avoir des proportions tellement restreintes que la copulation paraisse très-difficile, sinon impossible.

A moins que la petitesse de la verge n'équivale à son absence, non-seulement la copulation mais encore la fécondation peuvent avoir lieu. Pour cette dernière, l'expérience a prouvé qu'il suffisait que le sperme pénétrât dans le vagin ; pour la première, c'est-à-dire pour le rapprochement des sexes, il est nécessaire d'avoir quelquefois recours à des expédients, comme la position. C'est le conseil que nous donnâmes un jour à un mari qui se désolait de ne pouvoir approcher sa femme : la position horizontale, lui dîmes-nous, n'est pas toujours commode ; mettez-vous à votre aise ; asseyez-vous, et laissez faire votre femme. — Ce brave homme s'est depuis loué d'avoir suivi notre avis.

Le défaut contraire de la verge, c'est-à-dire son excessive longueur, a été considéré par quelques auteurs comme une cause d'impuissance. Remarquons qu'ici l'infirmité n'est pas absolue, qu'elle n'est que relative. Dans ce cas, l'homme devra prendre quelques précautions, user de ménagements pour ne pas blesser sa femme. Nous avons souvent ordonné, en pareille occasion, de faire porter à la femme des pessaires dont nous augmentons graduellement la grandeur, afin de refouler la matrice autant que possible ; à ce moyen mécanique, et lorsque l'état du col de la matrice ne s'y oppose pas, comme s'il y avait une inflammation, par exemple, nous ajoutons des injections froides avec une décoction de quinquina, qui sert tout à la fois à laver les parties et à ratatiner, à fortifier les ligaments de la matrice.

Cette médication, simple et sans douleur, nous a souvent réussi dans des cas dont il est ici inutile de rapporter l'histoire, car nous aurons occasion d'y revenir quand nous parlerons des chutes de l'utérus comme cause d'impuissance chez la femme.

3° *Vices de conformation du prépuce.*

Le prépuce, avons-nous dit plus haut, est un repli de la peau de la verge destiné à recouvrir le gland et non à l'enfermer, car si l'on tire ce repli du côté du ventre, le gland se met entièrement à découvert; c'est ce qui a presque toujours lieu pendant la copulation, circonstance essentiellement favorable à l'éjaculation du sperme et à la volupté.

Cette fonction du prépuce peut être gênée par plusieurs vices de conformation.

Il peut arriver que le prépuce soit entièrement fermé, c'est-à-dire que le gland n'ait aucune communication avec l'extérieur. Quand ce vice est de naissance, il faut se hâter d'y remédier pour prévenir soit la mort de l'enfant, soit de graves désordres occasionnés par les urines. Celles-ci en effet peuvent s'ouvrir une issue soit dans le prépuce lui-même et surtout à sa partie inférieure, soit à travers le canal de l'urètre, comme nous le dirons tout à l'heure en parlant de l'imperforation du gland. Pour remédier à cet inconvénient, il n'y a que l'excision ou l'incision du prépuce au-dessus du gland. La première opération est préférable, parce qu'elle prévient les récidives.

Sans être complétement oblitéré, le prépuce peut former un rétrécissement assez notable pour empêcher la copulation. Ce rétrécissement, qui s'accompagne d'ordinaire d'une prolongation du prépuce en forme de canal, a quelquefois une ouverture tellement étroite que le passage de l'urine ne peut s'effectuer. Ce vice de conformation, qui est appelé *phimosis*, n'est pas rare. Nous en pourrions citer plusieurs cas tirés de nos propres observations, mais nous préférons rapporter le suivant, emprunté à M. Vidal (de Cassis), remarquable surtout par les circonstances qui l'accompagnent : « J'ai connu, dit ce savant auteur, un enfant de dix ans qui en offrait un exemple très-remarquable. Ce qu'il y avait de plus extraordinaire chez lui, c'était le rétrécissement de toutes les ouvertures naturelles du corps. Les narines, en particulier, semblaient percées avec une petite vrille ; la bouche était très-peu fendue ; il paraît aussi que la glotte était trop étroite, puisque, par la moindre irritation du larynx, il survenait une toux, une altération de la voix et une suffocation qui simulaient le croup ; dans l'état de santé sa voix était très-grêle. » Ici encore le seul remède est une opération qui a pour but ou d'agrandir l'ouverture, ou, et c'est ce que l'on doit préférer, d'enlever la partie du prépuce qui se prolonge en forme de canal.

Quelquefois le phimosis n'est pas aussi simple que nous venons de le décrire : le prépuce peut former des adhérences avec le gland, de manière à empêcher le découvrement de celui-ci. Nous avons observé un cas de cette complication, et nous ne sommes parvenu à la faire disparaître qu'en coupant fibre par fibre les adhérences du prépuce et du gland.

Le contraire du phimosis peut se présenter, c'est-à-dire que le prépuce serre fortement le gland à sa base et ne peut plus revenir sur lui-même. Cet accident, qui n'est jamais de naissance et qui, partant, ne peut être mis au nombre des vices de conformation, nous occupera au chapitre consacré aux maladies qui entraînent l'impuissance.

Enfin le prépuce peut être perforé de manière à laisser passer le gland et à produire deux espèces de mamelons qui terminent la verge; dans ce cas, la copulation, si elle n'est impossible, est tout au moins fort difficile. L'excision de la partie perforée du prépuce est alors le seul moyen qui triomphe de l'obstacle.

4° Vices de conformation du frein.

Le seul vice de conformation du frein capable d'emp cher la copulation est sa brièveté. Il n'y a pas longtemps, nous fûmes consulté par un jeune homme qui était au désespoir de ne pouvoir approcher sa femme, parce que, disait-il, pendant l'érection, le gland était fortement tiré en bas par une cause qu'il ne pouvait s'expliquer, et formait une espèce d'arc de cercle. L'éjaculation avait lieu, non avec l'impétuosité voulue, mais comme si le sperme eût été arrêté dans sa course. Il ne nous fut pas difficile de reconnaître la cause de cet empêchement à la copulation, et d'un coup de ciseaux nous rendîmes à ce jeune homme la joie et le plaisir. — Couper le frein est, dans de pareilles circonstances, le seul moyen efficace.

5° Vices de conformation du gland.

L'imperforation du gland entraîne les mêmes dangers que l'imperforation du prépuce, et exige également l'intervention de la chirurgie.

Quelquefois l'ouverture du méat urinaire ne se trouve pas au sommet du gland, comme dans l'état ordinaire, mais plus en arrière, et quelquefois même en dehors du gland. Cette infirmité, qui exerce une grande influence sur la fécondation, n'en a aucune sur la vigueur de l'homme et sur la copulation. Nous reviendrons sur ce sujet à l'occasion des causes de la stérilité chez l'homme.

Cependant, si cette ouverture anormale se trouvait sur

le dos de la verge, l'impuissance aurait lieu. « Ce vice de conformation, dit M. Vidal (de Cassis), marche ordinairement avec une diminution considérable des corps caverneux. *Les malades sont impuissants.* On l'observe chez les sujets qui sont considérés comme hermaphrodites ; il est inguérissable. » Heureusement ce vice de conformation est d'autant plus rare qu'on n'est pas même bien sûr qu'il existe de véritables hermaphrodites.

B. — *Vices de conformation chez la femme.*

1° *Absence des organes génitaux.*

Ce vice de conformation n'est pas moins rare que l'absence de la verge chez l'homme. Nous n'en connaissons qu'un seul exemple, mais tellement remarquable que nous croyons utile de le rapporter ici ; nous l'empruntons encore à la *Médecine légale* de Fodéré : « Le 6 août 1722, dit cet illustre auteur, dans la paroisse du Temple, à Paris, une fille âgée de vingt-cinq ans et demi, jouissant d'une bonne santé et d'un extérieur agréable, fut mariée à un jeune homme nommé Lahure. Il se passa six ans sans que le mariage pût être consommé ; à cette époque, la femme consentit à être visitée par une sage-femme, qui déclara qu'elle n'avait vu aucun des organes propres à la génération, et que ce qui constitue le sexe était occupé par un corps solide percé d'un petit trou ; la jeune femme avoua n'avoir jamais été réglée et s'être néanmoins toujours bien portée.

» Un chirurgien nommé Dejours fut ensuite appelé, et, après avoir observé la même chose, il crut pouvoir, par une incision dans les chairs qui interceptaient la communication extérieure des parties sexuelles, les développer et leur rendre l'usage dont cette barrière les privait. L'opération fut faite en 1734, mais en vain. Le chirurgien ayant enfoncé le scalpel à la profondeur d'environ deux travers de doigt, au lieu du vide qu'il pensait rencontrer, il ne trouva que des chairs très-résistantes. Il jugea alors qu'il n'y avait rien à espérer en allant plus avant, et qu'on courait risque au contraire d'intéresser le rectum et la vessie. Il se contenta donc d'entretenir l'ouverture qu'il avait faite en la tenant soigneusement dilatée par le moyen d'une grosse tente, et cette ouverture, qui n'était autre chose que celle de la plaie, subsista toujours, mais conserva toujours aussi la forme d'une cicatrice.

» La paix régna encore dans le ménage jusqu'en 1742, temps où le mari, dégoûté de sa femme, forma la demande en cassation de mariage. Levret et Saumet, consultés, rapportèrent après leur visite que l'orifice de la vulve était ouvert de manière qu'on y pouvait introduire deux à trois doigts jusqu'à la profondeur de deux à trois pouces, mais qu'ils ne pouvaient aller plus avant, en étant empêchés par une substance solide qui bouchait l'orifice de la matrice; que les vestiges de l'opération faite en 1734 annonçaient qu'elle n'avait pas réussi, parce qu'on n'avait pas suffisamment débridé les parties qui faisaient obstacle, ce qui pouvait être arrivé par la timidité de l'opérateur ou par la prudence qui lui avait fait craindre de blesser les viscères soustraits à sa vue et masqués par l'effusion du sang.

» Les célèbres Ferrin, Petit et Morand, consultés ensuite, décidèrent que l'opération avait été bien faite, et qu'elle aurait été le seul moyen de remédier à l'impuissance de cette femme; mais qu'il était naturel de penser, d'après les détails fournis par l'opérateur, que la malade n'avait jamais été, ni avant, ni depuis son mariage, pourvue des parties nécessaires à la génération. La mort de la femme en question, arrivée à Lyon environ dix ans après, confirma ce dernier jugement, car l'autopsie cadavérique fit voir le vagin et la matrice ne formant qu'une substance dure, compacte et sans cavité. »

Nous avons rapporté cette observation dans son entier pour prouver, par les développements qu'y donne Fodéré, combien est excessivement rare ce vice de conformation incurable, et de quels chagrins est remplie la vie de deux époux qui ne peuvent contenter les plaisirs du mariage.

2° *Vices de conformation des grandes lèvres.*

Les grandes lèvres peuvent, par leur vicieuse conformation, frapper la femme d'impuissance de deux manières ; mais, disons-le de suite, ces deux espèces d'impuissance sont facilement guérissables. Les grandes lèvres bouchent l'entrée du vagin quand elles sont unies entre elles soit médiatement, soit immédiatement. Dans le premier cas, une membrane, quelquefois semblable à l'hymen et avec laquelle il ne faudrait pas la confondre, si celle-ci existait, relie ensemble les deux grandes lèvres, et ferme *presque complétement* l'entrée de la vulve ; nous disons presque complétement, parce que dans ce vice de conformation, que quelques auteurs ne distinguent pas assez d'un vice à peu près semblable de l'entrée du vagin, et dont nous parlerons tout à l'heure, les deux grandes lèvres laissent inférieurement, tout près de la fourchette, une petite ouverture, capable tout au plus de recevoir une plume à écrire, et par laquelle s'échappent les urines et les règles. Cette ouverture inférieure est essentielle à noter, parce qu'elle permet au chirurgien de se guider dans l'incision qu'il faut faire sur cette membrane. C'est ce qui nous est arrivé il n'y a pas longtemps. Un homme, marié depuis quelques jours à une femme qui lui avait inspiré la plus vive passion, se fatiguait et se lamentait tout à la fois de ne pouvoir contenter son amour. Las et au désespoir, il nous pria de constater l'obstacle qui s'opposait à ses désirs, et cet examen nous fit découvrir le vice de conformation dont nous nous occupons. Craignant de blesser les nymphes, le clitoris et les organes situés au-dessous des grandes lèvres, si l'instrument tranchant n'avait pas une direction assurée, nous recherchâmes l'ouverture inférieure que nous savions exister dans ces cas, et, l'ayant trouvée, nous y introduisîmes une petite sonde qui nous servit à garantir les organes que nous ne voulions pas léser.

Dans le second cas d'impuissance que nous avons spécifié plus haut, les deux grandes lèvres sont adhérentes dans la plus grande partie de leur étendue. Ici encore un petit espace est laissé libre inférieurement pour l'émission des règles et des urines. La guérison de ce vice de conformation n'est pas plus difficile à obtenir que dans le premier cas, et une simple incision suffit encore pour atteindre ce but.

On a prétendu que la longueur des grandes lèvres pouvait empêcher la copulation, nous n'en croyons rien ; il est probable que ceux qui ont émis cette opinion ont confondu alors les grandes et les petites lèvres. Nous allons voir en effet que le volume excessif de celles-ci peut, dans certains cas, s'opposer au rapprochement des sexes.

3° *Vices de conformation des petites lèvres.*

L'adhérence des nymphes entre elles, soit médiatement, soit immédiatement, est beaucoup plus rare que celle des grandes lèvres. On la rencontre cependant quelquefois chez les enfants à la mamelle, du moins celle qui est constituée par une union immédiate, mais alors elle est presque toujours le résultat de l'inflammation qui se développe sur ces parties si facilement à cet âge, à la suite du séjour plus ou moins prolongé de l'urine et des matières fécales. Cette adhérence disparait quelquefois avec l'inflammation qui lui donne naissance, et, quand elle persiste, une simple incision et des soins de propreté suffisent.

Mais si les petites lèvres obstruent rarement l'entrée du vagin par leur adhérence, il n'en est pas de même de leur volume, qui a quelquefois de telles proportions que le passage de la verge entre elles est complétement impossible. En Afrique, où ce vice de conformation est très-commun, l'amputation de ces parties a cessé d'être du domaine de la médecine, et nous avons dit ailleurs l'industrie que s'en font certains individus. On observe rarement en Europe, et surtout dans les pays tempérés, des nymphes aussi fortement développées. Cependant, nous avons connu une femme de la Romagne, qui, sans les avoir d'un volume à empêcher la copulation, en était souvent fatiguée, et surtout ne pouvait supporter des embrassements répétés. L'excision nous parut inopportune, et nous lui conseillâmes de malaxer ces parties pour les ramollir, et de les laver plusieurs fois le jour soit avec de la glace, soit avec une décoction froide de ratanhia. Ces moyens assez longtemps prolongés lui permirent de goûter sans douleurs les plaisirs de l'amour.

4° *Vices de conformation du clitoris.*

Le clitoris peut acquérir des proportions tellement énormes, que non-seulement la copulation en est empêchée, mais encore les femmes qui le portent courent le risque, surtout si les petites lèvres sont un peu longues et pendantes, de passer pour hommes aux yeux de personnes peu attentives.

C'est par suite d'un examen trop superficiel que les anciens ont été amenés à admettre des *hermaphrodites*, dont nous devons parler ici, ainsi que des individus transformés tout à coup d'un sexe à l'autre, et que l'on appelle *gynandres*.

a. — *Hermaphrodites,*

Les observations d'hermaphrodisme sont assez communes dans les livres des anciens : Colombus, Varole, Morgagni, Montal en parlent, soit pour les contredire, soit pour les affirmer. Colombus rapporte l'histoire d'une femme qui avait le clitoris de la longueur et de la grosseur du petit doigt; sa vulve était si étroite qu'elle n'aurait pas laissé pénétrer une plume à écrire. Elle pria Colombus de faire l'amputation du clitoris, parce qu'il était un obstacle aux caresses de son mari, et de lui dilater l'ouverture du vagin, afin qu'elle jouît plus facilement des plaisirs du mariage. Cette femme, selon Colombus, passait pour hermaphrodite. Chambon de Monteaux raconte, dans son *Traité des maladies des filles,* le fait suivant assez curieux : « On a vu à Paris, en 1751, un hermaphrodite âgé de seize ans, qui avait été baptisé comme *garçon* et nommé Michel-Anne Drouart. Il était maigre, mince, sec; sa poitrine était plate et ne montrait rien qui annonçât une gorge de femme; il n'avait aucune des incommodités de ce sexe; il avait beaucoup de poil sur tout le corps, principalement au menton et aux parties naturelles; sa marche, ses gestes, le son de sa voix et ses inclinations étaient d'un garçon; mais l'examen qu'on en fit donna lieu de penser que ce prétendu hermaphrodite n'était qu'une fille pourvue d'un grand clitoris. » Aujourd'hui l'existence des hermaphrodites n'est admise qu'avec la plus grande circonspection; dans la plupart des cas rapportés par les anciens, ils ont été trompés, soit par la longueur excessive du clitoris chez la femme, soit par l'absence de la verge ou des testicules chez l'homme.

Cependant M. le docteur Follin a présenté dernièrement à l'Académie de médecine une curieuse observation d'hermaphrodisme, que la *Gazette des Hôpitaux* s'est hâtée de publier dans son numéro du 4 décembre 1851. Le sujet de cette observation présentait extérieurement à peu près tous les attributs de l'homme, bien qu'il eût porté jusqu'à vingt ans les habits de femme; mais intérieurement il offrit, quand on en pratiqua l'autopsie, une matrice située, comme chez la femme, entre la vessie et le dernier intestin. Aucune trace de vagin n'existait et le col de la matrice s'ouvrait dans le canal de l'urètre, percé dans la verge, de telle sorte que, si les règles avaient paru, on aurait pu croire à une hémorrhagie de la vessie.

Les faits de cette nature sont rares, et, pour en admettre l'authenticité, il faut, comme dans le cas rapporté par M. Follin, que la dissection en confirme la réalité et les détails.

b. — *Gynandres*.

L'histoire des gynandres est encore plus fabuleuse que celle des hermaphrodites. Pline cite plusieurs exemples de cette métamorphose singulière. «Une fille de *Cursula*, près *Spoletto*, dit ce naturaliste, étant encore en puissance de père et de mère, devint garçon, et fut confinée dans une île déserte par arrêt des aruspices.» Antoine du Pinet, commentateur de Pline, rapporte à son tour plusieurs faits de la même espèce. Saint Augustin assure que du temps de Constantin on amena à Rome une jeune fille vierge de la Champagne, qui avait été changée en homme. Duval, que nous avons déjà cité pour son *Traité des hermaphrodites*, a rassemblé vingt-quatre observations tirées de divers auteurs et relatives à ces changements de sexe : «En un enfant de notre temps, dit-il au chapitre 55, une forme de testicules se manifestait en la partie supérieure du *sein de pudicité* : quand on eut coupé une peau, sans la fracture de laquelle cet enfant, que l'on croyait fille, n'aurait pu être habile au coït, les testicules et le membre viril apparurent; ainsi, de fille devint homme, et prit peu de temps après femme, dont il eut plusieurs enfants.» Enfin, le grand Ambroise Paré, le restaurateur de la chirurgie moderne, parmi d'autres exemples cite celui de *Marie Germain*, qu'il avait vu à Vitry-le-Français, et dont Montaigne raconte ainsi l'histoire dans le chapitre xx du livre 1ᵉʳ de ses *Essais* : «Passant à Vitry-le-Français, dit-il, je pus voir un homme que l'évêque de Soissons avait nommé Germain en confirmation, lequel tous les habitants de là ont connu et vu fille jusqu'à l'âge de vingt-deux ans, nommée Marie. Il était à cette heure-là fort barbu et vieux, et point marié. Faisant, dit-il, quelque effort en sautant, ses membres virils se produisirent ; et est encore en usage entre les filles de là une chanson par laquelle elles s'entr'avertissent de ne faire point de grandes enjambées de peur de devenir garçons, comme Marie Germain.» Et comme explication du phénomène, Montaigne ajoute : « Ce n'est pas tant de merveille que cette sorte d'accident se rencontre fréquent, car si l'imagination peut en telles choses, elle est si continuellement et si vigoureusement attachée à ce sujet, que pour n'avoir si souvent à rechoir en même pensée et âpreté de désir, elle a meilleur compte d'incorporer une fois pour toutes cette virile partie aux filles. » Cet argument de Montaigne est d'un homme d'esprit, mais ne satisfait aucunement la science. Sans recourir au merveilleux dans toutes ces histoires, il est probable que ce que l'on a pris pour des gynandres n'était autre chose que des enfants mâles chez lesquels les testicules n'étaient pas encore descendus dans les bourses. Dans ce cas, le scrotum retracté sur lui-même simulait de chaque côté les grandes lèvres, et la verge, peu développée chez les enfants, était prise pour le clitoris. Par cette explication fort simple, le surnaturel de tous ces faits se dissipe, et la gynandrie est ramenée aux cas de simples vices de conformation.

5° *Vices de conformation du vagin.*

L'entrée du vagin peut être entièrement oblitérée par une membrane assez forte pour résister aux efforts d'un homme. Ces cas sont moins rares qu'on ne pense. Les ouvrages de médecine sont remplis d'observations de cette nature. Nous-même avons eu occasion d'en voir un exemple chez une jeune fille de seize ans, qui fut tout à coup prise des symptômes les plus alarmants. Les règles n'avaient jamais paru, bien que la constitution de la malade dût faire croire à leur établissement. Après avoir cherché la cause des accidents dont nous étions témoin, et ne sachant à quel organe les attribuer, la pensée nous vint d'interroger la matrice, et par conséquent de palper le ventre vers cette région. Il nous sembla y reconnaître quelque chose d'anormal, et en mieux précisant notre examen, nous conçûmes la pensée que tout le désordre tenait au non-écoulement des règles. Avec toutes les précautions qu'exigeait l'état de virginité de la malade, nous essayâmes d'introduire notre doigt dans le vagin; un obstacle s'y opposa; nous crûmes à l'existence de l'hymen; mais en y regardant de plus près, nous acquîmes la conviction que la membrane qui bouchait le vagin était entièrement anormale. Ayant fait mettre debout la malade, nous sentîmes cette membrane s'abaisser comme sous le poids d'un liquide, et nous ne doutâmes plus alors que le sang des règles retenu par cette membrane s'était amoncelé dans le vagin et causait tous les accidents. L'indication était précise, il fallait donner une issue au liquide : à peine le bistouri eut-il pénétré dans cette espèce de tumeur, qu'un flot de sang noir et à demi putréfié s'échappa avec force et soulagea instantanément la jeune fille. Nous achevâmes cette petite opération en coupant la membrane dans toute sa longueur et en tenant une mèche enduite de cérat entre ses bords, afin de les empêcher de se recoller pendant le travail de la cicatrisation.

Le vagin lui-même, dans quelques points de son parcours, ou dans toute sa longueur, peut être assez rétréci pour ne pas permettre l'introduction de la verge. Dans ce cas, on a heureusement recours aux corps dilatants : on taille, par exemple, une éponge en forme de cylindre de la longueur du conduit, et d'un diamètre plus grand que celui de la partie rétrécie ; on la plonge dans un corps gras pour faciliter sa marche, et on l'introduit dans le vagin en rapetissant son volume avec les doigts. Quand tout le cylindre a ainsi pénétré, l'éponge se dilate peu à peu et fait porter son action sur les parties rétrécies. C'est un moyen qui demande quelquefois assez de temps et de patience, mais il nous a toujours réussi quand nous l'avons employé. M. Vidal (de Cassis) rapporte, d'après Benevoli, un fait remarquable d'étroitesse du vagin, où le moyen que nous préconisons a été couronné d'un plein succès : « C'était une femme, dit-il, dont le vagin était rétréci dans toute son étendue; il pouvait à peine admettre une plume à écrire de moyenne grosseur. Les parois de ce vagin étaient dures, calleuses. Le mariage avait été béni depuis trois mois et n'avait pu être consommé. Benevoli employa la racine de gentiane, comme s'il s'agissait d'agrandir une fistule; il augmenta progressivement le volume de cette racine; puis il put introduire la moelle d'une tige de blé de Turquie; on en vint ensuite à l'éponge préparée. Ces diverses substances, en s'imprégnant des mucosités vaginales, se gonflèrent, dilatèrent progressivement le canal et le rendirent enfin apte à remplir ses fonctions. La conduite de Benevoli devrait être imitée dans les cas analogues à celui qu'il a observé. »

Le vagin présente d'autres vices de conformation qui rendent la femme stérile et non impuissante. Nous en traiterons à l'article *Stérilité*.

La matrice est assez souvent dans des conditions qui empêchent le rapprochement des sexes; mais ces conditions sont toujours le résultat, non d'un vice de conformation, mais d'un accident ou d'une maladie. Nous en parlerons à l'article consacré aux maladies qui entraînent l'impuissance.

CHAPITRE TROISIÈME.

CONSTITUTION. — TEMPÉRAMENT.

A. — *Constitution.*

Erasme a fait l'éloge de la folie, Rousseau celui de l'ivrognerie, et un médecin fort illustre, ma foi! l'ex-médecin du roi Louis-Philippe, M. Fouquier, s'est trouvé un jour l'apologiste des mauvaises constitutions. Si l'on voyait dans le travail de M. Fouquier autre chose qu'un tour de force et qu'un amour exagéré du paradoxe, il faudrait désespérer de la raison humaine, car une mauvaise constitution est un des fléaux les plus redoutables qui puissent affliger un homme.

Qu'est la vie sans la santé, sans ce bien précieux que le sage préfère à tous les trésors du monde? Voyez cet être pâle, sans énergie, sans caractère dessiné, et dont la marche chancelante a constamment besoin d'un appui; suivez-le au foyer domestique : la tristesse l'accable, la souffrance l'assiége; rien n'arrive jusqu'à son âme : son

passé décoloré n'a que des souvenirs de douleur ; son avenir incertain est veuf d'espérances et l'heure présente est
marquée par le chagrin et l'affreuse certitude de sa faiblesse. Pour lui, le bonheur est un rêve et l'amour une
chimère ; vainement il fatigue de ses efforts impuissants la
couche maritale, il ne saisit pas même l'ombre de la volupté. Il fuit alors les témoins de ses luttes infructueuses,
il s'éloigne honteux de lui-même et maudit la société dans
ce qu'elle a de plus saint et de plus respectable, le mariage. Dès ce jour, le foyer domestique est un enfer ; les
douces joies de la famille sont remplacées par des querelles
sans fin. Hélas ! que de ménages désunis à jamais ! Que de
discordes introduites pour toujours dans les unions en apparence les mieux assorties, parce que l'homme frappé
d'impuissance ne peut réaliser les espérances que son âge
avait fait concevoir !

Mais, hâtons-nous de le dire pour l'honneur et la consolation de notre espèce, la honte qui accompagne l'impuissant dans la couche conjugale, l'infortune qui l'atteint au
milieu des caresses auxquelles il ne peut répondre, ne sont
pas toujours les résultats de ses vices et de ses déborde-
ments. Victime innocente de fautes qu'il n'a pas commises,
il expie dans d'affreuses tortures morales et physiques le
sort d'une constitution cacochyme, héritage funeste de
parents usés par l'âge ou la débauche.

Les Spartiates, dit-on, faisaient périr les enfants dont la
constitution ne promettait pas de valeureux soldats à la
patrie. Sans recourir à ce moyen extrême que notre civilisation ne saurait admettre, ne pourrait-on pas éloigner des
couches nuptiales les vieillards décrépits et les individus
atteints de maladies héréditaires, comme on frappe de
nullité les unions où l'un des époux, impuissant, ne peut
remplir les conditions fondamentales du mariage? Que
d'infortunes enlevées à nos yeux attristés ! et combien la

société, rajeunie à chaque génération, serait brillante de force, d'énergie et de beauté!!

Cependant, l'hérédité de certaines maladies n'est pas la seule cause qui arrête le développement des organes et produit les mauvaises constitutions : la vie de l'homme, surtout pendant l'enfance, est soumise à une foule de conditions hygiéniques dont l'influence peut lui être très-fatale. Qui ne sait les résultats désastreux qu'amènent sur l'organisme une nourriture insuffisante ou mauvaise, l'habitation dans les lieux bas et humides, la privation de l'air et de la lumière, l'absence d'exercice, etc., etc.? Toutes ces causes diverses agissent, comme l'hérédité, sur l'ensemble des forces et des organes, et tandis qu'elles affaiblissent l'énergie des premières, elles retardent ou arrêtent le développement des seconds. Si, au milieu de cette désorganisation générale, les organes génitaux sont à leur tour frappés d'inertie et de stérilité, leur impuissance n'est que l'effet de l'impuissance constitutionnelle, et le médecin doit bien se garder de porter exclusivement sur eux l'action de quelque excitant; il ne ferait qu'irriter ces organes sans y appeler un peu de cette vitalité, qui suffit à peine pour animer toute la machine.

Ainsi donc, la médication à opposer à l'impuissance par défaut de constitution sera générale, c'est-à-dire devra s'adresser à l'organisme tout entier.

Mais pour que cette médication soit rationnelle, il faudra distinguer avec soin si la faiblesse de la constitution est le résultat d'un vice originel, ou l'effet de mauvaises conditions hygiéniques; en d'autres termes, si l'arrêt de développement des organes tient à une maladie innée ou à une maladie acquise.

C'est dans cet ordre que nous traiterons de l'impuissance par suite d'une mauvaise constitution.

5.

1º *Mauvaise constitution par vice héréditaire.*

Les parents peuvent procréer des enfants cacochymes, impuissants, des espèces d'avortons en un mot, soit au milieu des faiblesses produites par l'âge ou la débauche, soit sous l'influence de quelque maladie contagieuse ou héréditaire.

Usé par les ans ou les excès du plaisir, l'homme ne saurait transmettre à ses descendants une vitalité qu'il n'a plus. *On ne peut donner que ce qu'on a,* dit un vieux proverbe, et le proverbe a raison. Frappé de déchéance, déshérité de cette force vitale qui fait la jeunesse et la beauté, le malheureux enfant reçoit de ses parents les attributs qui les caractérisent : vieillard avant l'âge de puberté, son cœur n'aspire à aucune joie, ses sens ne pressentent aucune volupté ; son esprit seul, replié en lui-même comme s'il craignait de lire dans quelque regard le secret qui le ronge, se complaît dans les calculs de l'égoïsme et de la personnalité. Pâle, les yeux ternes, les joues pendantes, les cheveux rares et sans couleur, la peau blanche et lisse, les os sans force et le corps sans grâces, l'infortuné voit avec indifférence les plaisirs du monde, et jette sur eux le dédaigneux sourire de l'homme blasé.

De toutes les mauvaises constitutions, celle qui a pour cause la faiblesse des parents est la plus difficile à guérir; car, tout étant alors émoussé : émotions, sensations et sentiments, il faut s'adresser à la fois à la nature morale et à la nature physique du malheureux déshérité.

Pour surexciter son cœur engourdi, pour ranimer son imagination paresseuse, on aura recours aux spectacles les plus émouvants, aux scènes les plus saisissantes. La terreur, l'effroi, l'épouvante sont quelquefois des excitants heureux. Nous nous souvenons d'un de ces êtres sans nom, dont la vitalité sembla se réveiller à la vue d'un combat de taureaux : soit qu'il craignît pour sa vie, soit qu'il s'intéressât au sort des lutteurs, il sentit le sang circuler avec force dans ses veines, son cœur battre avec énergie, et sa figure se colorer d'une rougeur inaccoutumée.

Les voyages, par les émotions diverses qu'ils procurent, sont encore très-utiles en pareille circonstance ; on ne devra pas les négliger, s'il est possible, surtout avec un guide instruit, qui cherchera incessamment à intéresser le malade.

Quant aux soins physiques, ils sont nombreux : ils embrassent en même temps le régime et la médication ; mais comme ils sont applicables aux deux sortes d'impuissance dont les causes nous occupent ici, nous renvoyons leur histoire à la fin de ce paragraphe, afin d'éviter les répétitions et de l'accompagner de quelques considérations générales.

Si une maladie héréditaire a été transmise à l'enfant, comme la syphilis, la scrofule, la phthisie, et que cette maladie soit la cause de l'arrêt de développement des organes, et par suite de l'impuissance, on devra surtout s'attacher à combattre ces maladies. Nous ne pouvons ici entrer dans les détails de ces traitements divers : on les trouvera dans les livres de médecine. Quant à la syphilis, qui a souvent une influence *locale* sur l'impuissance, nous y reviendrons longuement et avec plus d'opportunité dans le chapitre réservé aux maladies acquises, et qui donnent lieu à l'impuissance.

2° *Mauvaise constitution par vice hygiénique.*

Bien souvent de la première alimentation dépend l'avenir physique des enfants. Si notre population, surtout celle des campagnes et du Midi, offre une si large proportion de scrofuleux et de rachitiques, il en faut chercher la principale cause dans une erreur populaire que l'on ne saurait trop s'efforcer de détruire : cette erreur consiste à remplacer chez les enfants à la mamelle le lait de la mère par une nourriture plus ou moins substantielle, comme bouillie, potages gras, etc., dans le but de fortifier l'organisme et de seconder son développement. En cette circonstance, plus qu'en toute autre peut-être, la nature a pris soin de nous indiquer ce qu'il faut faire : il est évident que si elle avait voulu que la nourriture de l'enfant fût analogue à celle de l'adulte, elle aurait donné des dents au premier comme elle en a donné au second, et n'aurait pas rempli de lait la mamelle de la femme.

Un jour, nous étions alors dans le midi de la France, dans un de ces pays bénis du ciel où la scrofule et le rachitisme devraient être inconnus, on nous apporta un enfant de six mois environ, dont on ne pouvait apaiser les cris de souffrance. Une diarrhée, rebelle à tous les moyens employés d'ordinaire par les nourrices, nous indiqua que les voies digestives étaient le siége du mal : le visage était bouffi, les chairs flasques et pâles, les os presque mous. Ayant interrogé la mère sur l'alimentation de l'enfant, elle nous répondit que rien n'était mieux ordonné, et que les bouillies, les bouillons et les panades, etc., en faisaient la base. Loin de partager cette satisfaction, et malgré la répugnance et les observations de la mère, nous exigeâmes que l'enfant fût mis à l'usage exclusif du lait. Au bout de quinze jours, il n'était plus reconnaissable : la bouffissure avait disparu, les chairs étaient devenues fermes, le visage rosé, et les coliques et la diarrhée avaient complétement disparu. La mère, oublieuse de nos premiers conseils, voulut soutenir et seconder un état aussi florissant, et elle remit de nouveau le nourrisson au régime fortifiant des bouillies et des panades. Les conséquences ne s'en firent pas longtemps attendre : l'enfant retomba bientôt dans la position où nous l'avions vu la première fois. Il nous fut encore rapporté ; nous le remîmes au lait, et pour la seconde fois encore il recouvra la santé. Cette double expérience fut décisive pour la mère.

A côté de l'alimentation viciée du premier âge vient se placer, comme cause débilitante, l'habitation dans les lieux bas et humides, privés d'air et de lumière. Dans de semblables conditions l'enfant puise à coup sûr le germe de tous les maux et souvent celui de la mort même. Ses organes, privés de la vivifiante influence de l'air, de la chaleur et de la lumière, s'étiolent comme une plante transportée du midi dans les régions glacées du nord, et s'arrêtent dans leur développement faute des excitants naturels de la vie. Le sang, qui ne se renouvelle qu'imparfaitement dans un air vicié, s'appauvrit de plus en plus, et se trouve bientôt incapable de réparer les pertes que subit l'organisme. Si la constitution résiste à toutes ces causes de destruction, si l'enfant atteint l'âge de puberté, la vie, trop faible déjà pour soutenir cette frêle machine, n'ira pas animer de nouveaux rouages, dont le jeu stérile entraînerait bientôt une ruine complète sans profit pour l'espèce.

Nous ne parlons pas ici de ces maladies, quelquefois développées sous l'influence de semblables causes, qui, loin d'arrêter le développement des organes génitaux, semblent au contraire en précipiter les manifestations. Tout le monde sait que les poitrinaires, par exemple, ont des désirs vénériens très-intenses, et que dans beaucoup de cas la satisfaction de ces besoins hâte le terme fatal de leur existence.

Nous n'entendons parler ici que des constitutions affaiblies et arrêtées dans leur développement, mais exemptes de ces germes mortels que l'on appelle maladies organiques, parce qu'elles attaquent l'essence même des organes. Celles-ci sont la plupart du temps au-dessus des ressources de la médecine, tandis que les mauvaises constitutions, sans vice organique, peuvent avec des soins et un régime bien entendu se fortifier et s'améliorer jusqu'à reprendre l'exercice normal de toutes leurs fonctions. Ce sont ces soins et ce régime que nous allons exposer dans le paragraphe suivant.

Le traitement des mauvaises constitutions accompagnées d'impuissance présente une double série d'indications : 1° les indications applicables à tout l'organisme, 2° les indications seulement applicables aux organes génitaux; en d'autres termes le traitement devra être tout à la fois général et local.

1° *Traitement général.*

Nous avons dit précédemment que, si une maladie héréditaire, comme la syphilis, la scrofule, la phthisie, etc., accompagnait le délabrement de la constitution, le premier devoir à remplir était de combattre et de guérir cette affection, dont l'existence était une complication fâcheuse. Pas plus que précédemment nous ne pouvons, sans sortir de notre sujet, nous arrêter ici au traitement de ces maladies, et nous renvoyons encore pour cela aux traités spéciaux de médecine.

Mais si aucun vice organique n'existe, et après avoir bien constaté son absence, on remontera à la source même qui a produit la faiblesse de la constitution.

Si cette faiblesse est le résultat de la mauvaise alimentation du premier âge, toute l'attention devra se porter vers l'estomac.

Si, au contraire, la débilité de la constitution provient de parents usés par l'âge ou les excès, ou si elle a été amenée par les mauvaises conditions hygiéniques au milieu desquelles l'enfant a vécu, l'attention devra surtout s'arrêter sur l'état du sang.

Dans le premier cas, l'estomac de l'enfant, chargé d'aliments peu en harmonie avec sa faiblesse, s'irrite et s'enflamme par les efforts qu'il fait dans le but de se débarrasser d'une nourriture indigeste, et qui est pour lui un véritable corps étranger. Cette inflammation, cause des coliques et de la diarrhée des enfants, quand elle n'emporte pas le nourrisson, passe à l'état chronique, et délabre tellement l'estomac que la digestion en est rendue presque impossible. Alors les aliments ne sont plus décomposés et ne fournissent plus à l'organisme les matériaux nécessaires à son entretien. Rétablir les digestions, faire que l'estomac s'assimile les parties nutritives des aliments, c'est porter le remède le plus efficace contre le dépérissement de la constitution.

On comprend de suite que les excitants et les toniques ne doivent pas ici trouver place ; ces agents, loin de fortifier l'économie, la détérioreraient davantage encore, en entretenant et en augmentant les causes qui l'affaiblissent déjà. C'est pour ne pas observer ces premières règles de la pratique médicale que tant de malheureux voient augmenter leurs maux sous l'influence des toniques les plus renommés, tels que le quinquina, le fer, etc., etc. Voici un exemple bien remarquable du rôle que joue l'estomac dans la décadence de l'organisme et de l'importance qu'a surtout ici la détermination exacte des maladies de cet organe.

Visitant le midi de la France et nous trouvant à Marseille, nous rencontrâmes aux bains de mer un agent de change de Paris, que nous avions eu occasion de voir assez souvent dans un salon de la capitale. Cette circonstance est toujours plus que suffisante pour rapprocher deux voyageurs. Nous apprîmes bientôt que l'agent de change était à Marseille avec sa femme et sa fille, jeune personne de vingt ans, à qui les bains de mer et le climat du Midi avaient été ordonnés. Nous vîmes le jour même la jeune fille, atteinte des pâles couleurs, et dont la maladie avait résisté à l'aloès, au quinquina, aux viandes noires, au vin de Bordeaux et à l'antidote par excellence, au fer. Les bains de mer, surtout ceux du Midi, avaient paru nécessaires pour seconder l'action des toniques, et la pauvre malade, victime résignée, était partie pour Marseille avec ses parents.

Les bains de mer ne semblaient pas plus salutaires que le fer, et l'infortunée se tordait dans des douleurs névralgiques affreuses que les pâles couleurs déterminent presque toujours, et accusait vers l'estomac une sensation de chaleur qui se changeait quelquefois même en véritable souffrance.

Ce cri de l'estomac, pour ainsi dire, nous fit concevoir des doutes sur la bonté de la médication ordonnée, et nous n'hésitâmes pas à les communiquer au père, dont nous étions devenu l'ami. Au premier aspect de la langue, nos doutes se changèrent en certitude, et nous acquîmes bientôt la preuve irréfragable de l'inflammation de l'organe digestif.

Nous conseillâmes l'abandon complet et immédiat du régime incendiaire auquel était soumise la malade. A nos premières paroles tout le monde se récria. Quoi, nous disait-on, la faiblesse n'est-elle pas assez grande? les fortifiants, les toniques, ne sont-ils pas indiqués par l'état même de l'organisme? etc., etc. Nous repoussâmes de toutes nos forces de pareilles objections, et nous apportâmes dans nos conseils tant de conviction et de fermeté, que nous parvînmes à ébranler chez le père la foi dans les toniques. Il fut convenu qu'une expérience de huit jours seulement serait faite, et que si, après ce laps de temps, l'état de la malade était aggravé, on reprendrait bien vite les fortifiants. Dès ce moment les beefsteaks, les viandes rôties, le vin de Bordeaux, l'eau ferrée, furent remplacés par des potages au lait, des viandes blanches, des légumes légers et de l'eau rougie un peu tiède ; les pilules ferrugineuses furent absolument proscrites et les bains de mer abandonnés ; nous leur substituâmes pendant huit jours seulement une infusion de fleurs de mauve, des bains de son et un lait de poule tous les soirs à l'heure du coucher.

Les résultats de ce nouveau régime furent tels qu'avant l'expiration du temps fixé pour l'expérience la malade elle-même jeta à la mer les pilules de Vallet qu'elle avait apportées de Paris. Neuf mois d'une médication émolliente et progressivement tonique ont suffi pour lui rendre la santé. Mariée aujourd'hui, cette jeune femme fait le charme de son salon par ses grâces et sa beauté.

Si l'estomac est étranger au délabrement de la constitution, ce que l'on reconnaîtra surtout à l'absence de rougeur et de petits boutons sur la langue et principalement vers le bord, et si aucun organe important, comme les poumons par exemple, n'est malade, on portera son attention vers le sang, qui sera à coup sûr appauvri et décoloré. Les battements de cœur et ceux de certains vaisseaux dénoteront suffisamment alors l'état de ce liquide.

Dans ce cas, le régime auquel était soumise la fille de l'agent de change, lorsque nous la rencontrâmes, devra avoir la préférence : les préparations ferrugineuses, telles que les pilules de Vallet, et mieux encore la limaille de fer pulvérisée, seront employées avec avantage, surtout si on seconde leur action par un régime culinaire tonique et par des bains froids, soit de mer, soit de rivière.

Chez les personnes qui ont une tendance à la scrofule, on fera bien d'allier aux préparations ferrugineuses les préparations d'iode. Pour les enfants, on préférera l'huile de foie de morue fraîche, qui contient une suffisante quan-

tité de ce dernier médicament; les adultes se trouveront
mieux de l'huile iodée, ou de l'iodure d'amidon.

On n'oubliera pas que l'exercice modéré est nécessaire,
surtout en plein air et dans les lieux un peu élevés.

2° *Traitement local.*

L'impuissance des organes génitaux étant ici sous la
dépendance de la faiblesse de tout l'organisme, le traitement local est en quelque sorte contenu dans le traitement
général. Cependant on se gardera expressément de toute
manœuvre sur ces organes dans le but d'éveiller leur vitalité, car ce serait enlever à l'organisme une partie de la
force qui lui est nécessaire pour se soutenir. Ces manœuvres auraient pour résultats de surexciter peut-être un
instant ces organes, mais de les laisser bientôt retomber
dans un anéantissement plus profond et surtout plus préjudiciable qu'avant. En cette circonstance, il faut savoir
se résigner et attendre; si l'on sait pratiquer cette double
vertu, on en sera récompensé plus tard par une énergie
d'autant plus forte que rien n'aura entravé le rétablissement des forces générales.

B. — *Tempérament.*

L'illustre Cabanis, dans son immortel ouvrage *des Rapports du physique et du moral de l'homme*, trace ainsi la
physionomie des individus privés de leurs facultés génératrices : « Chez les jeunes gens, dit-il, à qui la nature a
refusé, soit en tout, soit en partie, les facultés viriles, la
puberté ne produit point ses effets accoutumés, et cela
doit être ; mais en outre à cette époque toutes les parties
osseuses et musculaires vont se rapprochant tous les jours
davantage des formes extérieures et des dispositions propres à la femme. J'ai rencontré de ces personnages équi-

voques chez qui non-seulement la voix était plus grêle, les muscles plus débiles et la contexture générale du corps plus molle et plus lâche, mais qui présentaient encore cette plus grande largeur proportionnelle du bassin que nous avons dit caractériser la charpente osseuse du corps des femmes, et par conséquent ils marchaient comme elles en décrivant un plus grand arc autour du centre de gravité. Dans ces cas l'état physique m'a toujours paru accompagné d'un état moral parfaitement correspondant. »

Ce ne sont pas seulement les parties osseuses et musculaires qui, dans le tempérament essentiellement lymphatique ou pituiteux, se rapprochent des formes extérieures de la femme : la graisse, et toutes les parties humorales qui prédominent chez cette dernière prennent chez les hommes au tempérament froid des proportions quelquefois énormes. « Ici, dit M. Devay en commençant un chapitre de son *Hygiène des familles*, se place ce que nous avions à dire d'un état anormal du corps, qui n'est point, à proprement parler, une maladie, mais qui est du moins une infirmité pénible qui rend l'existence à charge et finit par étouffer le germe de toute activité physique ou intellectuelle. L'obésité est propre aux tempéraments lymphatiques, etc. »

Que le tempérament dont nous venons, par une double citation, de rappeler le principal caractère soit naturel ou acquis, il n'en est pas moins certain qu'il est constitué, par la prédominance sur les autres organes, des fluides blancs et des parties molles, de telle sorte qu'on dirait que les fluides rouges, le sang, ont disparu et laissé la place à la lymphe et autres humeurs; c'est de là que sont venus à ce tempérament les noms de *lymphatique*, d'*humoral*, de *froid*, de *pituiteux*, etc., etc.

Avec ces données, il est facile de prévoir ce que l'on devra faire pour combattre un pareil état et quelle importance on devra accorder aux règles hygiéniques ; cependant il est quelques moyens médicamenteux que l'on peut employer dans le but de réveiller les organes génitaux endormis. Par conséquent nous diviserons encore ici en deux parties l'exposé des moyens capables de s'opposer aux tendances funestes du tempérament lymphatique.

1° *Traitement général.*

Arétée de Cappadoce, qui a écrit d'excellents préceptes sur les maladies aiguës et chroniques, a donné, dans un chapitre consacré à l'obésité, des conseils empreints d'une haute connaissance et d'une grande sagesse : il recommande aux individus affectés de cette infirmité de porter des fardeaux, de se livrer à l'équitation, à la natation, à la navigation, de lire à haute voix, de faire des courses ; il conseille des frictions sèches au sortir du bain, les exercices du corps variés, la lutte, l'escrime, etc., etc.

Ces moyens gymnastiques, entièrement applicables au tempérament lymphatique avec ou sans obésité et gradués selon la force de chaque individu, seraient tout à fait insuffisants sans un régime tout à la fois excitant et tonique. Comme règle générale et invariable, nous dirons que le laitage, les farineux et les mucilagineux seront sévèrement écartés de l'alimentation des personnes sujettes à ce tempérament, et que la préférence devra être donnée aux viandes noires, aux liqueurs fermentées, enfin à tout ce qui forme une nourriture succulente, stimulante même ; on ne proscrira pas d'une manière absolue l'usage du café bien sucré, celui du thé aromatisé avec un petit verre d'eau-de-vie, ou de rhum ; on obtiendra les meilleurs effets de l'usage d'une infusion de houblon en remplacement de l'eau pendant le repas, et dans le courant de la journée, en guise de tisane, d'une infusion soit de marjolaine, soit de douce-amère, soit de fenouil, dans laquelle on peut mettre de deux à quatre gouttes d'essence de cannelle.

2° Traitement local.

Le traitement local acquerra en ces occasions d'autant plus d'importance et produira des effets d'autant meilleurs que le traitement général aura été suivi avec plus de ponctualité et de rigueur ; cela se comprend, puisque ce dernier a pour but de ramener l'harmonie entre toutes les fonctions, harmonie sans laquelle l'impuissance se produit et se perpétue.

Le traitement local ne se propose que de surexciter des organes tenus jusqu'alors dans l'inertie par des causes débilitantes, lesquelles ont dû être au préalable modifiées par la médication générale ; par conséquent tout ce qui sera capable de donner du ton et de l'énergie à ces parties, en tant qu'application locale, ne devra point être négligé.

Les moyens que la médecine possède pour atteindre ce but sont nombreux ; mais il s'en faut de beaucoup que tous aient la même importance dans le cas particulier qui nous occupe. Ainsi, par exemple, le froid, le quinquina, qui sont des toniques par excellence, échoueraient à coup sûr dans cette espèce d'impuissance à laquelle la chaleur, sous toutes les formes, convient beaucoup mieux ; aussi avons-nous l'habitude de conseiller dès le début des douches de vapeur d'eau soit simple, soit aromatisée avec du thim, du romarin, du fenouil, que l'on fait au préalable bouillir pendant dix minutes à la dose de 90 grammes par litre d'eau.

Les frictions sèches ou avec une préparation pharmaceutique excitante, faites sur le périnée et à la base de la verge, produisent aussi de très-heureux résultats ; nous les faisons pratiquer ordinairement avec un morceau de fla-

nelle chaude, trempé dans l'essence de lavande mâle,
vulgairement appelée spic ou aspic. Ce moyen nous a réussi
dans une circonstance bien remarquable, que nous croyons
devoir rappeler ici pour montrer toute l'importance d'une
médication bien ordonnée.

Ami et médecin de la famille X., nous acceptâmes le
dur fardeau de diriger l'éducation physique de son unique
enfant, dont le tempérament lymphatique promettait à son
avenir des maux de toutes sortes. Le jeune malade avait
à peu près treize ans quand il fut confié à nos soins.
Après nous être assuré qu'aucun de ses organes principaux n'était atteint d'inflammation chronique, ce qui n'est
pas rare dans cette espèce de tempérament, nous le soumîmes au régime fortifiant dont nous avons parlé plus
haut. Avec l'alimentation tonique et excitante, nous mîmes
en usage les conseils d'Arétée de Cappadoce, et les exercices
gymnastiques occupèrent une grande part dans la vie de
l'enfant. A l'époque de la puberté aucun désir vénérien
ne se manifesta, et nous ne nous hâtâmes pas de les exciter et de les faire naître ; nous attendîmes, car nous avions
pour nous le temps et l'espérance. Le traitement général
fut continué, et peu à peu se déclara le penchant pour les
femmes ; ce n'était point encore un besoin de volupté,
mais c'était comme un demi-réveil de la nature endormie. Ce premier symptôme, quelque faible qu'il fût, nous
parut d'un heureux augure.

Sur ces entrefaites, des convenances de fortune et de
famille décidèrent, avant l'époque que nous avions fixée,
le mariage de notre malade. Le monde a des exigences
que la médecine ne peut vaincre, et en cette circonstance il ne nous restait plus qu'à rendre le futur époux
apte à l'acte important et sacré qu'il allait accomplir.
Pendant les deux mois qui nous furent accordés pour
atteindre ce but, nous prescrivîmes, outre la continua-

tion du régime tonique, quatre tasses par jour d'infusion de fenouil, dans chacune desquelles nous ajoutions quatre gouttes d'essence de cannelle.

Comme moyen local nous commençâmes à administrer deux fois par jour une douche aromatisée sur les parties génitales, et dans l'intervalle des deux douches des frictions souvent répétées avec un tampon sec de flanelle chaude.

Nous continuâmes ces moyens pendant quinze jours ; après ce temps, convaincu que les organes génitaux étaient suffisamment préparés pour recevoir l'action d'une substance médicamenteuse, nous remplaçâmes les frictions sèches par les frictions avec l'essence de spic, pratiquées trois fois par jour, pendant l'intervalle des douches, et durant vingt minutes chaque.

Avant le milieu du deuxième mois, la verge entra en érection et bientôt le malade nous apprit qu'il avait eu un rêve voluptueux.

A l'époque de son mariage, nous fîmes suspendre les douches, dont l'appareil eût été peut-être pour la jeune épouse un sujet de soucis et de réflexions peu bienveillantes pour son mari, et nous conseillâmes à celui-ci de continuer pendant quelque temps encore en secret les frictions avec l'essence de lavande mâle ; ce qu'il fit durant un mois, au bout duquel il crut désormais toute médication inutile.

L'électricité, qui nous a réussi dans d'autres circonstances, a presque toujours échoué dans l'impuissance produite par le tempérament lymphatique ; nous ne conseillons donc pas d'y avoir recours ; nous dirons en temps et lieu les indications qui sont les plus favorables à son emploi. Ici nous le répétons, l'hygiène et le régime fortifiants d'abord, et comme complément, application sous forme de douches ou de frictions de substances aromatiques excitantes, tirées surtout du règne végétal, constituent la meilleure et la plus active médication. On peut voir à la fin de ce volume, dans un chapitre spécial, quelles sont les plantes qui jouissent de cette propriété et qui pourraient au besoin remplacer la lavande mâle.

CHAPITRE QUATRIÈME.

IMAGINATION. — PASSIONS.

Les matérialistes définissent l'amour une fonction purement animale, et ne considèrent le mariage que comme un moyen de perpétuer l'espèce, mis en harmonie avec les lois de la société. Si l'union des sexes n'était dirigée que par l'instinct au lieu d'avoir pour mobile le sentiment le plus pur et le plus sublime, l'homme, semblable à quelques animaux [1], obligerait la première femelle qu'il rencontrerait, non à partager ses plaisirs, ce motif ne saurait l'animer, mais seulement à céder à ses désirs brutaux et à la fureur de son tempérament. Par bonheur, il n'en est point ainsi: notre âme a des préférences qui ne sont pas inspirées par l'ardeur des sens, notre cœur a des émotions qui ne reconnaissent point pour cause le délire érotique, tout notre

---

[1] On ne peut admettre que la nature ait créé tous les animaux pour s'accoupler sans choix dans chaque espèce. On sait que l'étalon et le taureau, entre autres, ne saillissent pas indistinctement avec la même ardeur les femelles qu'on leur présente, il en est même qu'ils refusent complétement; on sait encore que la chienne choisit souvent entre plusieurs mâles de son espèce celui par qui elle se laissera couvrir, etc., etc.

être en un mot a des extases divines que ne suscite pas l'immonde bestialité.

Non, l'amour n'est pas seulement une fonction animale, non, le mariage n'est pas seulement un moyen de perpétuer l'espèce; ils planent tous les deux dans une sphère plus élevée, et l'un et l'autre n'existent réellement, ne sont dignes du nom qu'ils portent qu'à la condition de s'imprégner, pour ainsi dire, des doux parfums du sentiment et de l'âme, et d'être, comme dit le poëte :

> Faits du soufflé mêlé de l'homme et de la femme,
> Des frissons de la chair et des rêves de l'âme.

Cette double condition du physique et du moral est tellement nécessaire pour la copulation humaine, qu'un dérangement dans l'harmonie de ces deux éléments de notre nature peut être immédiatement suivi d'impuissance.

Nous devons donc nous arrêter ici aux troubles de notre nature morale qui entraînent l'impossibilité d'accomplir l'acte du coït; le chapitre que nous leur consacrons n'est pas un des moins importants de ce livre, car l'impuissance qu'ils déterminent est de toutes la plus fréquente, tant notre organisation physique subit l'empire de notre moral.

Sans nous égarer dans une inutile distinction des facultés de l'âme, nous reconnaîtrons des facultés intellectuelles et des facultés affectives, que nous résumerons dans ce qu'elles nous offrent de plus général, les premières dans l'imagination, les secondes dans les passions.

A. — *Imagination.*

Montaigne a consacré le vingtième chapitre du livre Ier de ses *Essais* à décrire l'influence qu'exerce l'imagination sur toutes les fonctions de notre organisme; après avoir rapporté quelques exemples de cette influence par rapport au coït, il termine par des considérations que nous croyons devoir placer ici : « Ceux qui savent leur membre de nature docile, dit-il, qu'ils se soignent seulement de contre-pipper leur fantaisie. On a raison de remarquer l'indocile liberté de ce membre, s'ingérant si importunément lorsque nous n'en avons que faire, et défaillant si importunément lorsque nous en avons le plus à faire ; et contestant de l'autorité si impérieusement avec notre volonté, refusant avec tant de fierté et d'obstination nos sollicitations et mentales et manuelles. Si toutes fois en ce qu'on gourmande sa rébellion, et qu'on en tire preuve de sa condamnation, il m'avoit payé pour plaider sa cause, à l'aventure mettrai-je en soupçon nos autres membres, ses compagnons, de lui être allé dresser, par belle envie, de l'importance et douceur de son usage, cette querelle apostée, et avoir par complot armé le monde à l'encontre de lui, le chargeant malignement seul de leur faute commune. Car je vous donne à penser, s'il y a une seule des parties de notre corps qui ne refuse à notre volonté souvent son opération, et qui souvent ne s'exerce contre notre volonté : elles ont chacune des passions propres qui les éveillent et endorment sans notre congé. »

Enfin, pour montrer toute la puissance de l'imagination sur l'exercice des organes générateurs, devons-nous encore citer la savante opinion de l'illustre Cabanis? « On sait, dit-il, qu'il n'est point d'organe plus soumis au pouvoir de l'imagination que les organes de la génération. L'idée d'un objet aimable les excite agréablement, une image dégoûtante les glace ; la passion peut presque toujours accroître beaucoup la puissance physique de l'amour, même dans les individus les plus faibles; cependant son excès peut aussi quelquefois, comme l'avait observé Montaigne, la détruire ou la paralyser momentanément chez les hommes même les plus forts. — Ces deux effets contraires ne sont pas les seuls. J'ai connu un jeune étudiant en médecine qui, dans un violent accès de jalousie, éprouva pendant plusieurs heures le priapisme le plus invincible et le plus douloureux, accompagné tour à tour de pertes de semence et d'émission d'un sang presque pur. »

Le coït, pour être bien fait, dit Fodéré, veut la complaisance, la tranquillité, le silence et le secret; cet auteur recommandable a mille fois raison : tout ce qui est susceptible de surexciter l'imagination et de distraire la pensée de l'acte important que l'on veut accomplir, peut faire tomber dans la plus complète inertie les organes dont la vigueur est alors si nécessaire. Il est impossible d'énumérer toutes les causes qui peuvent agir sur l'imagination : chez l'un ce sera la crainte de ne pas être aimé; chez l'autre, ce sera la peur de quelque surprise; pour celui-ci, ce sera le regret de tromper un ami, d'abuser d'une vierge innocente qu'il va déshonorer; pour celui-là, ce sera la connaissance subite chez la femme d'un défaut physique, d'une mauvaise haleine, de la malpropreté, de l'indifférence; enfin un soupir mal interprété, un souvenir, un mot équivoque, suffisent pour détruire l'illusion et glacer nos organes.

Est-ce tout? Hélas! nous voudrions pouvoir limiter l'espace immense dans lequel plane l'imagination; mais cette tâche est impossible; l'imagination, cette folle du logis, comme l'appelle Brantôme, participe tellement à tous les actes de la vie, est à ce point tributaire de toutes les croyances et de toutes les superstitions, que prétendre énumérer tous ses mobiles serait vouloir analyser l'état moral de tous les individus du globe.

Nous n'avons point cette prétention et nous croyons mieux remplir notre tâche en citant quelques exemples frappants qui montreront jusqu'où peut aller l'empire de l'imagination.

Raymond Lulle, philosophe célèbre du XIII° siècle, qui, sous l'habit de saint François, prêcha les sciences occultes, dut à un effet de son imagination d'embrasser tout à la fois les ordres religieux et l'étude de la philosophie. Au milieu des plaisirs d'une jeunesse effrénée, brillant par la fortune et le nom, Raymond Lulle devint éperdument amoureux d'une belle Vénitienne, établie depuis quelque temps à Palma, dans l'île de Majorque, où lui-même avait pris naissance et qu'il habitait. L'étrangère repoussa d'abord les poursuites de son prétendant; celui-ci s'irrita d'autant plus de ces refus que son ardeur, ses richesses et sa beauté étaient moins habituées à rencontrer l'indifférence; sa passion s'irrita de ces obstacles et s'accrut tous les jours davantage; l'Italienne parut s'émouvoir, Raymond devint plus pressant, et la jeune femme laissa échapper le secret de son amour : — Mais, ajouta-t-elle aussitôt, ne me demandez rien de plus, je ne vous donnerai jamais que les joies ineffables de l'âme. Le jeune homme se récrie, proteste de sa discrétion, prend le ciel à témoin de son honneur, de sa passion; mais son amante reste inflexible, elle ne se donnera jamais à lui.

Raymond Lulle, désirant d'autant plus ardemment sortir victorieux d'une lutte où les obstacles paraissaient plus invincibles, s'attacha à la Vénitienne avec toute l'ardeur et la ténacité de l'amour et de l'ambition : larmes, prières, menaces, tout fut vainement mis en œuvre. Poussé par la passion et le désespoir, le malheureux amant décidé à mourir aux pieds de l'inflexible, s'arme un jour d'un poignard, et vient tenter un suprême effort; celle-ci, troublée à la vue de l'arme fatale, se précipite, éperdue, dans les bras du jeune homme et le couvrant de baisers : — Tu l'as voulu, lui dit-elle, puisses-tu ne pas t'en repentir ! — Et elle s'abandonne sans défense aux caresses brûlantes de son amant.

Tout à coup celui-ci recule d'effroi ; la pâleur couvre son visage, ses bras laissent tomber le doux fardeau qu'ils tenaient embrassé, et ses organes génitaux s'affaissent comme frappés par la foudre.

L'infortuné, en découvrant le sein de sa maîtresse, y avait rencontré la hideuse plaie d'un cancer.

Dès ce jour, il dit adieu à sa vie de débauche et cacha sous la robe de franciscain le coup mortel dont son âme et ses organes de la génération avaient été frappés.

Parlerons-nous de ces histoires de sorcellerie où l'imagination crédule s'épouvante des esprits malins qui *lient l'aiguillette?* Cette foi dans les sortiléges est bien vieille, car Virgile s'écrie dans sa huitième églogue :

Necte tribus nodis ternos, Amarylli, colores ;
Necte, Amarylli, modo ; et Veneris, dic, vincula necto.

Montaigne, qu'on ne saurait trop citer dans un chapitre relatif à l'influence de l'imagination sur les organes génitaux, sujet qu'il a si scrupuleusement étudié, rapporte l'histoire suivante : « Un comte de très-bon lieu, de qui j'étais fort privé, se mariant avec une belle dame qui avait été poursuivie de tel qui assistait à la fête, mettait en grande peine ses amis : et nommément une vieille dame sa parente, qui présidait à ces noces, et les faisait chez elle, craintive de ces sorcelleries : ce qu'elle me fit entendre. Je la priai de s'en reposer sur moi. J'avais de fortune, en mes coffres, certaine petite pièce d'or plate, où étaient gravées quelques figures célestes, contre le coup de soleil, et pour ôter la douleur de tête, la logeant à point sur la couture du test : et pour l'y tenir, elle était cousue à un ruban propre à rattacher sous le menton. Rêverie germaine

7

à celle.de quoi nous parlons. Jacques Pelletier, vivant chez moi, m'avait fait ce présent singulier; j'avisais d'en tirer quelque usage et dis au comte qu'il pourrait courir fortune comme les autres, y ayant là des hommes pour lui en vouloir prêter une; mais que hardiment il s'alla coucher; que je lui ferai un tour d'ami, et n'épargnerai à son besoin un miracle qui était en ma puissance; pourvu que sur son honneur, il me promît de le tenir très-fidèlement secret; seulement, comme sur la nuit on croit lui porter le réveillon, s'il lui était mal allé, il me fît un tel signe. Il avait eu l'âme et les oreilles si battues, qu'il se trouva lié du trouble de son imagination, et me fit son signe à l'heure susdite. Je lui dis à l'oreille qu'il se levât, sous couleur de nous chasser, et prît en se jouant la robe de nuit que j'avais sur moi (nous étions de taille fort voisine) et s'en vêtît, tant qu'il aurait exécuté mon ordonnance, qui fut, quand nous serions sortis, qu'il se retirât à tomber de l'eau, dît trois fois telles paroles et fît tels mouvements, qu'à chacune de ces trois fois il ceignît le ruban que je lui mettais en main, et couchât bien soigneusement la médaille qui y était attachée sur ses rognons, la figure en telle posture. Cela fait, ayant à la dernière fois bien étreint ce ruban, pour qu'il ne se pût ni dénouer, ni mouvoir de sa place, qu'en toute assurance il s'en retournât à son prix fait, et n'oubliât de jeter ma robe sur son lit, en manière qu'elle les abritât tous deux..... Somme, il fut certain que mes caractères se trouvèrent plus vénériens que solaires, plus en action qu'en prohibition. »

Heureusement la croyance aux sorciers est loin de nous, la civilisation a fait justice de ces superstitions bizarres qui frappaient l'imagination d'effroi et les organes génitaux d'impuissance. Cependant, si les esprits faibles ne demandent plus à ce qu'on leur lie l'aiguillette, il en est encore qui portent des sachets et des amulettes ou qui boivent des philtres enchanteurs pour conjurer l'infernale machination des mauvais génies.

Il faut savoir respecter ces erreurs, car la foi ne raisonne pas, et dans de pareilles circonstances la proscription des amulettes amènerait à coup sûr l'accident qu'elles sont destinées à prévenir.

Mais il est un autre effet de l'imagination où, pour le combattre, on devra unir la sagacité et le tact à la prudence la plus profonde : nous voulons parler des cas où un premier échec, en en faisant craindre un second, paralyse entièrement l'ardeur et l'énergie des organes génitaux. Voici la conduite que nous crûmes devoir tenir en une circonstance de ce genre : Un jeune homme avait rencontré aux bains de mer du Havre une dame de vingt-deux ans, à qui il était parvenu à faire agréer ses vœux; mais la présence du mari contrariait vivement les desseins du jeune couple, qui était forcé de se contenter de l'amour le plus platonique. Un jour, une partie de plaisir fut organisée dans le but de visiter Honfleur, et le jeune homme se promit de ne pas laisser échapper une si belle occasion. On s'embarque : les deux amants, parfaitement d'accord, se donnent rendez-vous dans une cabine du bateau à vapeur, qui leur offre toute sûreté; leur quiétude était d'autant plus grande que le mari, craignant d'être malade, s'était couché et avait manifesté le désir de ne pas être troublé durant toute la traversée.

Les deux amants sont exacts au rendez-vous; mais le jeune homme avait compté sans le mal de mer, qui, sans déterminer chez lui des vomissements, le plongea dans un très-grand malaise. Son ardeur amoureuse en fut tellement influencée, qu'il ne put contenter des désirs depuis bien longtemps comprimés.

Cette mésaventure, sur le compte de laquelle son état maladif aurait dû le rassurer, lui inspira au contraire la plus profonde défiance de lui-même, et la crainte de manquer encore de forces paralysa complétement celle dont il était abondamment pourvu.

Un échec semblable au premier lui arriva avec la même personne dans des conditions plus favorables.

Désespéré de cet état d'impuissance, que dès ce moment il attribua à une faiblesse de ses organes, il vint nous consulter, et nous peignit sous les couleurs les plus sombres l'état déplorable où il était réduit. « Il faut, nous dit-il, que je répare mon honneur; la personne qui a compté sur mon amour doit être à Paris dans quelques jours, et je dois, quoi qu'il en puisse advenir, lui faire oublier à force de caresses ce que les femmes regardent comme une insulte et pardonnent rarement. »

Nous relevâmes par de rassurantes paroles le courage abattu du jeune homme, et nous lui promîmes d'autant plus de vigueur qu'il se conformerait plus exactement à ce que nous allions lui prescrire. Il jura de tout faire pour recouvrer ses forces, et nous lui ordonnâmes des lotions, trois fois par jour, faites sur ses organes génitaux avec du vin blanc aromatisé, et, comme traitement interne, de prendre une le matin et une le soir, deux heures au moins avant et après ses repas, les pilules de la composition suivante :

Extrait de belladone. . .	50 centigr. de chaque.
Extrait de jusquiame. . .	
Extrait de laitue.	1 gramme.
Extrait aqueux d'opium. .	25 centigrammes.
Beurre de cacao.	8 grammes.

(En faire 68.)

« Allez, lui dîmes-nous en le quittant, soyez ponctuel à prendre ces pilules et à faire les lotions, et nous vous promettons la guérison la plus complète. »

Dix jours après cette entrevue, le jeune homme, ravi de

son bonheur, venait nous annoncer les merveilleux effets
qu'avait produits la médication ordonnée : « Je suis rede-
venu homme, nous dit-il, et j'ai complétement effacé la
honte de deux terribles échecs. »

Les pilules dont nous venons de donner la formule ont
une action immédiate sur le cerveau et agissent tout à la
fois sur l'imagination et sur les organes génitaux, dont la
vitalité est encore surexcitée par les lotions du vin blanc
aromatisé. Aussi, est-ce avec un succès constant que
nous ordonnons les unes et les autres dans les cas d'impuissance dépendant de l'exaltation de l'imagination.

B. — *Passions.*

Il faut entendre par passion tout sentiment qui agite
puissamment notre cœur et qui porte le trouble dans les
principales fonctions de notre organisme. L'amour et la
haine, poussés à un certain degré d'exaltation, ont été pris
pour types de toutes les affections de l'âme, et, comme le
caractère qu'ils révèlent et le but qu'ils se proposent sont
entièrement opposés, on a partagé les passions en deux
grandes classes : 1° les passions attractives ; 2° les passions
répulsives.

Cependant, entre ces deux états extrêmes de notre âme, il
y a des nuances qui, en s'affaiblissant peu à peu, nous laissent dans un état en quelque sorte bâtard, que l'on appelle
indifférence. Chez les uns, l'indifférence est simplement le
sommeil des passions ; chez les autres, au contraire, elle
est un signe certain de leur mort. Nous reviendrons tout
à l'heure sur cette importante distinction.

Ces trois états de notre âme, l'indifférence, la passion
attractive et la passion répulsive, peuvent, chacune séparément, paralyser l'ardeur des organes génitaux ; il importe
donc de les examiner tour à tour, car les moyens à oppo-

ser au mal varient avec les causes qui lui donnent naissance.

Virey, dont la plume gracieuse et savante a si admirablement esquissé tout ce qui se rapporte à la femme, a ainsi tracé les rapports que doivent présenter les époux les mieux assortis : « 1° Il faut, pour un mariage fécond, une certaine harmonie entre les deux sexes, soit au physique, soit au moral. Cette harmonie se manifeste dans les sympathies d'instinct, qui nous font préférer telle personne à telle autre, indépendamment du charme de la beauté. Les sexes sentent secrètement leur unisson par une impulsion naturelle qu'on ne peut pas bien expliquer ; c'est pourquoi nous sommes machinalement entraînés, dans une société nombreuse, plutôt vers une personne que vers toute autre, la nature nous donnant comme une image innée de celle qui nous convient.

» 2° Cette harmonie d'amour consiste moins en une similitude de tempérament, d'âge, etc., que dans un rapport de diversité; car, si l'on y prend garde, l'homme violent et bilieux préférera une compagne douce et modeste, tandis que la femme passionnée, impétueuse, trouvera plus de charme dans un homme modéré et tranquille, soit que l'un ait besoin de se tempérer par l'autre, soit que deux complexions ou trop froides, ou trop chaudes se choquent entre elles sans pouvoir se joindre parfaitement. On sait que le congrès fut aboli au dix-septième siècle, au sujet du marquis de Longeais, qui, ne pouvant remplir avec sa femme le devoir conjugal, montra une grande fécondité avec une autre plus en rapport avec lui. »

L'indifférence peut donc naître d'une dissemblance dans les rapports physiques ou moraux des époux.

D'autres causes peuvent également lui donner naissance : un amour étranger au lit conjugal, en enlevant à l'épouse l'espèce de prestige que l'homme cherche dans la femme, remplira l'esprit du mari d'une image absente, et privera ainsi les organes génitaux de leur excitant le plus naturel et le plus énergique.

Des circonstances étranges jettent parfois l'imagination dans une indifférence bien proche du mépris.

Un jour, nous reçûmes la visite d'une jeune femme de notre connaissance, et dont la conduite avait été irréprochable avant et après son mariage ; elle nous avoua que, depuis la première nuit de ses noces, son mari n'avait plus rempli le devoir conjugal, et nous consulta pour savoir si cette négligence était l'effet d'une maladie physique ou le résultat d'une absence d'amour.

Nous ne pûmes, on le comprend, répondre immédiatement à ces questions, et nous demandâmes à interroger le mari.

Celui-ci, que nous rencontrions assez souvent dans le monde, et dont nous sûmes capter la confiance, nous déclara que, n'ayant pas trouvé chez sa femme le signe de la virginité, c'est-à-dire la membrane hymen, et que par conséquent, convaincu d'avoir été trompé par elle, il agissait en homme prudent et sage en ne faisant pas du scandale, mais que pour cette raison il avait sa jeune épouse dans la plus complète indifférence, et que cette indifférence glaçait toute vigueur et toute ardeur conjugales.

Nous fîmes part de cette confidence à la jeune femme, qui eut le bon esprit de ne pas se fâcher, et de nous aider à détruire chez son mari une croyance que rien ne légitimait. Pendant que de notre côté nous lui prouvions que l'absence de l'hymen ne peut être acceptée comme un signe de défloraison de la femme, son épouse l'initiait aux moindres détails de sa vie de demoiselle, et le convainquait de la pureté de son cœur et de sa conduite.

Le mari finit par reconnaître son erreur, et fit oublier

par d'ardentes et nombreuses caresses les soupçons injurieux qu'il avait pendant quelque temps nourris contre sa jeune et charmante épouse.

Comme on le voit, aucune règle ne peut être tracée pour combattre l'indifférence d'un cœur plein de jeunesse et d'énergie; c'est au médecin à apprécier la cause du mal et à y subordonner le remède. Il n'en est pas tout à fait ainsi, comme nous allons le démontrer, dans l'indifférence produite par la satiété des plaisirs.

2º *Indifférence. — Mort des passions.*

Dans cette variété d'indifférence, la force virile n'est pas éteinte, mais elle n'a plus pour aiguillons l'âme et ses ardentes passions; l'homme blasé sur le bonheur, rassasié des jouissances de ce monde, cherche, sans pouvoir les trouver, une émotion nouvelle, une sensation inconnue, à la voix desquelles ses organes, honteux de leur inertie, puissent reprendre le rôle dont rien encore ne les a déshérités.

Les Anglais désignent cet état déplorable sous le nom de *spleen.*

Le spleen est presque toujours l'apanage des gens riches pour qui se sont ouvertes de bonne heure toutes les routes du plaisir. Ces hommes, dont la fortune a aplani tous les obstacles, levé toutes les difficultés, n'ont pas formé un seul vœu sans le voir accomplir, n'ont pas entrevu une seule jouissance sans la trouver au même instant réalisée. Avant trente ans, à cet âge où la nature remplit le cœur de l'homme des plus nobles ambitions, et réserve à son corps la plus forte dose d'énergie, avant trente ans, disons-nous, ces infortunés ont déjà parcouru tout le cercle des voluptés humaines, et, las de leur course anticipée, ils s'affaissent dans un profond découragement, et ne jettent autour d'eux que des regards distraits et voilés par l'ennui.

Vainement la nature déploie devant lui toutes ses splendeurs ; vainement la femme étale à ses yeux ses charmes les plus entraînants, son sourire le plus céleste et sa forme la plus divine; vainement l'amour dénoue pour lui seul la ceinture de toutes les voluptés, les voiles de toutes les pudeurs, l'homme blasé détourne nonchalamment sa tête fatiguée, et, poursuivant sa marche sans but : « J'ai vidé, dira-t-il, toutes les coupes du plaisir ; il n'en est plus une seule qui puisse me donner l'ivresse!!!»

Erreur! fatale erreur!! devront lui répondre le médecin et le moraliste : puisque la mort n'a pas glacé vos organes, c'est que la Providence vous réserve encore des joies, des voluptés inconnues. Sortez de l'étroite prison où vous enferme la fortune, brisez les chaînes dorées qui vous rivent au luxe et à la mollesse; jetez au vent les somptueux habits qui vous énervent et les parfums qui vous empoisonnent; n'offrez plus votre poitrine à l'air empesté des salons, que raréfie davantage encore la chaleur corrosive des lustres et des bougies; fuyez enfin ce monde où l'âme et le corps s'imprègnent de miasmes délétères, et reçoivent un germe indestructible de ruine et de mort.

Vous armant du bâton du pèlerin ou de la pioche du paysan, allez user les pierres des chemins, ou fatiguer vos membres au rude labeur de l'homme des champs; conduisez la charrue, aiguillonnez les bœufs; tantôt grelottez sous le givre, et tantôt, sous un soleil brûlant, essuyez avec le revers de la main la sueur de votre front : allez, et le soir, assis autour d'une table agreste, mangez la soupe au lard de vos joyeux et vigoureux compagnons.

Si cette vie est trop rude pour votre corps efféminé, tournez votre esprit vers les sciences ou vers les arts; remplissez le vide de votre existence par quelque projet grandiose, par quelque entreprise hardie, où seront en jeu

tantôt votre vanité et tantôt votre fortune; en un mot,
sortez de votre indifférence par un moyen quelconque;
car, souvenez-vous, hommes blasés, que vous ne retrou-
verez l'ardeur au plaisir qu'en traversant les fatigues du
travail.

3° *Passions attractives.*

L'amour heureux est bien souvent chez l'homme le
point de départ des sentiments sympathiques, des passions
attractives. Lorsque l'âme est transportée dans cet océan
ineffable de joies et de voluptés où la plongent les caresses
d'une femme aimée, on dirait que toutes les fibres du
corps se détendent pour offrir une plus large surface aux
douces sensations que l'amour procure, et ne transmettre
à l'être pensant que des émotions ravissantes. C'est dans
ces moments trop courts de délire que l'âme est inondée
de passions attractives; elle se remplit simultanément, ou
tour à tour, d'amitié, d'espérance, de gaieté, de joie, de
hardiesse, d'ambition, etc., etc.; elle caresse des rêves in-
sensés et s'enivre de songes impossibles.

Ce ravissement étrange de tout notre être, cette extase
divine où l'amour plonge nos facultés intellectuelles, impriment à tous nos organes une telle surexcitation, que la
vie semble s'arrêter, comme étonnée de sa propre énergie
et de ses propres efforts. « Si l'on considère, dit Virey,
que l'âme éperdue nage dans un océan de plaisirs; que
toutes les fibres du corps frissonnent sous les plus tendres
caresses; que l'on est plongé dans un enchantement uni-
versel, et comme ravi en extase de l'excès de son bonheur,
l'on comprendra qu'il faut revenir de cette secousse générale pour se livrer plus spécialement à une jouissance
particulière. Non, sans doute, on n'est pas froid dans ces
premiers instants du délire de la volupté, on s'y sent au
contraire comme englouti et submergé; l'on se cherche et
l'on ne se trouve pas. Interdit de ce phénomène, et sentant

néanmoins sa vigueur et la plénitude de sa force, l'homme se croit lié et comme enchaîné dans le cours de sa victoire. S'il n'est point instruit des lois de l'économie animale, n'accusera-t-il pas un infernal maléfice d'être la cause d'une telle déconvenue? »

Dans les *Essais de médecine d'Edimbourg,* on trouve rapporté par le docteur Cockburn un exemple remarquable de cette espèce d'impuissance, et qui doit trouver place ici. Nous en empruntons la traduction à de Lignac, qui l'a insérée dans son livre de l'*Homme et de la femme :* « Un noble Vénitien, dit-il, épousa, à l'âge où l'amour favorise un homme avec complaisance, une jeune demoiselle très-aimable, avec laquelle il se comporta assez vigoureusement ; mais l'essentiel manquait à son bonheur : tout annonçait dans ses rapports le moment de l'extase, et le plaisir qu'il croyait goûter s'échappait. L'illusion lui était plus favorable que la réalité, puisque les songes qui succédaient à ses efforts impuissants le réveillaient par des sensations délicieuses, dont les suites n'étaient pas équivoques sur sa capacité. Cet époux malheureux, rassuré sur son état, voulait-il prouver efficacement sa puissance et réaliser ses plaisirs, il en procurait sans pouvoir les partager; en un mot, l'érection la plus forte n'était pas accompagnée de ce jaillissement précieux qui fait connaître toute l'étendue de la volupté. On fit inutilement plusieurs remèdes pour procurer des plaisirs à un homme qui méritait de les connaître et que son amour consumait depuis assez longtemps. On pria les ambassadeurs que la république de Venise entretient dans les différentes cours de l'Europe, de vouloir bien consulter les plus fameux médecins des lieux où ils faisaient leur résidence, sur la cause de cette incommodité aussi bien que sur les moyens dont il fallait se servir pour y remédier. J'attribuai cette impuissance, dit le docteur Cockburn, à la trop grande vigueur de l'érection, qui bouchait le conduit de l'urètre avec tant de force qu'elle ne pouvait être surmontée par les moyens qui obligent la semence à sortir des vésicules séminales; au lieu que, cette pression étant moins forte dans les songes, l'évacuation se faisait avec plus de liberté. — La méthode curative fut aussi heureuse qu'elle avait été facile à trouver; car quelques légères évacuations, secondées du régime, y satisfirent entièrement. »

Cette observation a cela de caractéristique que l'impuissance se prolongea hors des limites ordinaires de cette espèce d'accident. Habituellement l'organisme, revenu de l'ébranlement général dont parle Virey, recouvre peu à peu dans chacune de ses parties la force qui leur est propre, et sous ce rapport, Montaigne a pu dire avec grande raison aux époux trop amoureux : « Les mariés, le temps étant tout leur, ne doivent ni presser ni hâter leur entreprise, s'ils ne sont prêts, et vaut mieux faillir indécemment à étreiner la couche nuptiale, pleine d'agitation et de fièvre, attendant une et une autre commodité plus privée et moins alarmée, que de tomber en une perpétuelle misère, pour s'être étonné et désespéré du premier refus. Avant possession prise, le patient se doit à saillies et divers temps, légèrement essayer et offrir, sans se piquer et opiniâtrer à se convaincre définitivement soi-même. »

Cependant pour combattre cet état d'érétisme, nous conseillons aux personnes qui redoutent les effets d'un amour trop violent de prendre six heures avant d'entrer dans la couche nuptiale, et une toutes les heures, les pilules suivantes :

Camphre. . . . . 65 centigrammes.
Calomélas. . . . . 30 centigrammes.
Sirop de sucre. . . . . quantité suffisante.

(Faire 6 pilules.)

Nous conseillons encore des lotions sur les organes gé-

nitaux avec de l'eau froide quelques instants avant la consommation de l'acte.

Enfin, si la morale et les devoirs du mariage ne réprouvaient formellement cet expédient, nous dirions avec
Montaigne : « J'en sais à qui il a servi d'apporter à la jouissance le corps même, demi-rassasié d'ailleurs, pour endormir la fureur des transports amoureux, et ceux-là cessent d'être impuissants dès qu'ils sont moins puissants. »

4° *Passions répulsives.*

Rondelet cite l'exemple d'une femme tombant en catalepsie toutes les fois qu'elle voyait son mari, qu'on l'avait
forcée d'épouser et qu'elle n'aimait pas, et dont les attaques cessèrent dès qu'elle put obtenir la séparation.

Si un sentiment de répulsion peut produire chez la
femme de pareils effets, on comprend sans peine qu'il paralyse chez l'homme des organes si directement soumis à
l'empire de l'âme.

Ce sentiment est peut-être celui de tous qui offre les
nuances les plus nombreuses et les plus variées, et dont
chacune pourtant peut influer sur le physique de l'amour.
Depuis la froideur qu'inspire une laïs au plaisir vénal jusqu'à la haine la plus profonde, que d'échelons ! que de
degrés !!! Celui-ci s'éloigne d'une épouse vertueuse et
bonne dont il reconnaît d'ailleurs les qualités, mais dont la
laideur lui souffle le dégoût ; celui-là, dont le caractère est
en lutte continuelle avec celui de sa femme, donne facilement accès à une antipathie qui tarit bientôt les sources du
plaisir ; l'un, blessé dans sa vanité, étouffe l'amour sous
les étreintes de la vengeance ; l'autre, héritant d'une haine
de famille, essaye en vain de goûter les délices de Roméo
et dans la couche nuptiale oublie Juliette pour ne plus se
souvenir que de la fille des Capuletti.

En de pareilles circonstances, le médecin doit s'effacer

8

pour céder la place aux douces exhortations de l'amitié. On fera appel à la raison et au cœur de l'époux et l'on étudiera suffisamment son caractère et la cause de ses mouvements répulsifs, pour ne pas augmenter le dégoût qui le domine et le ramener sûrement dans les bras de son épouse.

CHAPITRE CINQUIÈME.

EXCÈS. — ABUS.

On nomme *abus* l'exercice immodéré des organes, et l'on appelle *excès* celui des fonctions, en dehors des limites posées par certaines conditions de l'économie animale, telles que l'âge, le tempérament, la constitution, etc., etc.

De cette définition il ressort 1° que les mots *abus* et *excès* sont deux termes corrélatifs, c'est-à-dire qu'une fonction ne pouvant s'exécuter sans organes, et réciproquement les organes ne pouvant agir sans remplir une fonction régulière ou irrégulière, il y a excès de celle-ci toutes les fois qu'il y a abus des organes, et il y a abus de ceux-ci toutes les fois qu'il y a excès dans la fonction; 2° que l'abus et l'excès ne sont pas deux choses absolues, mais entièrement relatives à une foule de circonstances dont nous essayerons plus loin d'énumérer les principales.

Les fonctions qui s'exécutent dans notre corps ne sont pas toutes sous la dépendance de notre volonté; il en est qui s'accomplissent à notre insu, en quelque sorte malgré nous : la circulation, toutes les sécrétions sont dans ce cas;

il en est d'autres qui, pour se manifester, ont besoin de notre consentement, telles sont les fonctions de nos sens, la locomotion, les gestes, la phonation, etc., etc. ; enfin, il est une troisième catégorie où l'exercice de la fonction, il est vrai, est indépendant de notre volonté, mais où nous sommes tenus de lui fournir les matériaux nécessaires, l'objet, en un mot, sur lequel elle doit opérer : telle est la digestion.

L'excès dans les fonctions qui ne sont point sous l'empire de notre volonté constitue la maladie.

L'excès dans les fonctions dépendantes de notre volonté constitue ce qu'on appelle *vice*, et peut amener secondairement la maladie.

Ainsi l'accélération de la circulation est nommée fièvre, état maladif, tandis qu'un excès dans le boire, par exemple, est vice, le vice de l'ivrognerie, pouvant déterminer l'apoplexie, l'inflammation de l'estomac, etc., états maladifs.

Ces rapides considérations feront comprendre facilement pourquoi dans ce chapitre, consacré aux abus et aux excès, il ne sera nullement question des fonctions indépendantes de notre volonté. Les maladies capables de produire l'impuissance trouveront place dans le chapitre suivant; celui-ci, où le moral joue encore un rôle, est en quelque sorte le trait d'union entre celui qui précède et celui qui vient après. De cette manière toutes les parties de notre sujet s'enchaînent, et rien ne marche par soubresauts et sans transition.

Tous les organes qui ont pour but de nous mettre en rapport avec le monde extérieur, sont sous l'empire de notre volonté, et l'ensemble de leurs fonctions constitue ce qu'on appelle *vie animale*, *vie de relation*, tandis que l'ensemble des fonctions indépendantes de nous forme la *vie intérieure*, la *vie de l'individu*.

Les fonctions de la vie animale sont nombreuses; il nous est impossible de nous arrêter séparément à chacune d'elles; mais nous pouvons les grouper sous quatre chefs principaux et les classer comme il suit, d'une manière générale et par rapport à notre sujet : 1° fonction cérébrale, 2° fonction musculaire, 3° fonction nutritive, 4° enfin fonction génératrice. Nous aurons donc à examiner quatre catégories d'excès : 1° excès de travail intellectuel, 2° excès d'exercice ou de travail corporel, 3° excès de table, comprenant le boire et le manger, 4° excès vénériens.

Cette division, quoique arbitraire, nous paraît tout à la fois la plus simple et la plus utile; la plus simple, parce qu'elle rapproche les fonctions entièrement identiques, et la plus utile, parce qu'elle résume dans un petit cadre toutes les fonctions animales dont l'exercice immodéré a une influence fatale sur l'énergie des organes génitaux.

Cependant il s'en faut de beaucoup que toutes les parties de notre division aient une importance égale. Ainsi, les excès vénériens, par exemple, ont une action infiniment plus funeste que les excès musculaires, et ainsi de suite. Nous aurons soin de marquer le degré de cette action pour chacune des divisions que nous avons établies au fur et à mesure que nous l'apprécierons.

A. — *Excès de travail intellectuel.*

Dans ses *Amusements sérieux et comiques* (amusement XIe), Dufresni rapporte avoir lu dans une fable inconnue aux anciens qu'Apollon s'étant marié un jour, l'Hypocrène tarit le lendemain. Les productions de l'homme sont bornées, ajoute Dufresni; il faut opter de laisser à la postérité ou des ouvrages d'esprit ou des enfants. La fable de l'auteur que nous venons de citer confirme l'allégorie des anciens, qui, pour exprimer le peu de dispositions qu'ont les savants au plaisir de l'amour, ont toujours regardé comme vierges Apollon et ses neuf chastes sœurs. La Fontaine, qui se connaissait en ces sortes d'affaires, nous dit aussi avec sa bonhomie habituelle :

> Un muletier à ce jeu vaut trois rois.

Sans oublier Destouches, qui n'est pas moins positif dans son *Philosophe marié* :

> On dit qu'on n'a jamais tous les dons à la fois,
> Et que les grands esprits, d'ailleurs très-estimables,
> Ont fort peu de talent pour former leurs semblables.

La culture des belles-lettres, des sciences et des arts produit par rapport à l'amour un double effet, l'un moral, l'autre physique.

Le premier, sans déterminer l'impuissance matérielle, telle que nous l'examinons ici, jette l'imagination dans l'indifférence et même le dégoût des plaisirs vénériens. L'esprit, constamment occupé de méditations et d'idéalités, oublie ce que nous pourrions appeler le prosaïsme de la vie, et, s'il y jette parfois un regard, c'est un regard de dédain et presque de mépris. Les lettrés raisonnent presque tous comme les femmes savantes de Molière, et ne comprennent l'amour que dans son essence la plus pure, tel qu'on le dépeignait ainsi à *Clitandre* dans les *Femmes savantes* :

> Appelez-vous. . . . . . être à vos vœux contraire
> Que de leur arracher ce qu'ils ont de vulgaire,
> Et vouloir les réduire à cette pureté
> Où du parfait amour consiste la beauté ?
> Vous ne sauriez pour moi tenir votre pensée
> Du commerce des sens nette et débarrassée ;
> Et vous ne goûtez point dans ses plus doux appas
> Cette union des cœurs où les corps n'entrent pas ;
> Vous ne pouvez aimer que d'une amour grossière,
> Qu'avec tout l'attirail des nœuds de la matière,
> Et pour nourrir les feux que chez vous on produit,
> Il faut un mariage et tout ce qui s'ensuit.

8.

Ah! quel étrange amour, et que les belles âmes
Sont bien loin de brûler de ces terrestres flammes!
Les sens n'ont point de part à toutes leurs ardeurs,
Et ce beau feu ne veut marier que les cœurs.
Comme une chose indigne, il laisse là le reste;
C'est un feu pur et net comme le feu céleste;
On ne pousse avec lui que d'honnêtes soupirs
Et l'on ne penche point vers les sales désirs;
Rien d'impur ne se mêle au but qu'on se propose,
On aime pour aimer et non pour autre chose;
Ce n'est qu'à l'esprit seul que vont tous les transports,
Et l'on ne s'aperçoit jamais qu'on ait un corps.

Sans nous arrêter davantage à l'indifférence pour le physique de l'amour qu'engendre le travail intellectuel trop longtemps poursuivi, et dont nous avons esquissé l'influence dans un autre chapitre, les contentions trop fortes d'esprit peuvent directement produire l'impuissance en absorbant toute l'activité vitale, comme dit l'auteur de l'article *Impuissance* du *Dictionnaire des sciences médicales*, aux dépens des parties génitales, qui alors sont souvent émaciées et flétries.

C'est là en effet un résultat d'une des lois de notre organisation : un organe s'étiole et dépérit d'autant plus vite qu'il est moins exercé, et un organe se développe d'autant plus et acquiert d'autant plus d'énergie qu'il est plus souvent en action. Ainsi, tout le monde sait très-bien que chez la plupart des individus les parties droites du corps sont plus fortes que les parties gauches, parce que chez la généralité des hommes ce sont les membres du côté droit qui exécutent le plus de mouvements.

Il en est de même des organes génitaux par rapport au cerveau : tandis que celui-ci jouit de la plus grande activité et fonctionne constamment sous l'empire de préoccupations qui éloignent encore la pensée du physique de l'amour, les organes de la génération, pour nous servir encore des expressions de l'auteur que nous venons de citer, s'émacient et se flétrissent dans le repos, et devien-

nent peu à peu incapables de remplir les fonctions auxquelles la nature les avait destinées.

Nous fûmes un jour consulté par un professeur de
philosophie sur l'utilité qui résulterait pour lui de contracter mariage. Nous lui conseillâmes vivement de se
donner une compagne, qui serait tout à la fois un sujet de
diversion pour ses organes de la pensée et un gardien
fidèle et dévoué de sa santé, dont les soins étaient abandonnés au hasard ou à des mains mercenaires. — Mais,
nous objecta notre visiteur, je ne sais si je pourrais jamais
remplir les devoirs du mariage, car je ne sens aux parties
génitales ni désirs ni énergie. — Voulez-vous, lui dîmes-
nous, essayer d'acquérir les uns et de recouvrer les autres?
— Volontiers, nous répondit-il, car la solitude pèse à
présent sur mon âme comme un lourd fardeau. — Fort
bien. La première chose à faire, car elle est en même temps
la plus importante et la plus pressée, c'est de quitter vos
livres, vos manuscrits et vos travaux, et de vous retirer
à la campagne, loin de tous les sujets de vos méditations.
— Votre première ordonnance m'épouvante, nous dit-il
en souriant, et s'il faut juger des autres par celle-là..... —
Ne vous effrayez pas, lui répondîmes-nous, chacun a son
système; le mien consiste à présenter tout d'abord au
malade le calice le plus amer, afin que la certitude d'une
médication plus douce lui donne le courage d'arriver au
bout du traitement. Donc privation de tout travail intellectuel, ou tout au moins pris à doses excessivement
modérées; puis exercice souvent répété, tel que promenades
à pied ou à cheval, travail corporel, comme la culture
d'un jardin, n'entraînant jamais la fatigue; puis bains
froids dans les eaux courantes et surtout bains de mer;
puis alimentation excitante et très-nutritive en même
temps, comme les viandes rôties, le gibier, etc. — Ah!
docteur, nous dit le malade en nous arrêtant, je renonce

à mes projets ; je ne pensais pas qu'il fallût tant de précautions pour faire des enfants ! — Cela est vrai, lui répondimes-nous en souriant, mais pour ceux-là seulement qui en ont l'habitude... D'ailleurs nous avons fini, et nous n'avons plus qu'une prescription à formuler : c'est de faire deux fois par jour des frictions sur le périnée et à la base de la verge avec du vinaigre, dans 30 grammes duquel vous mettrez dix gouttes de teinture de cantharides. — Est-ce tout ? nous demanda notre visiteur, énumérant dans son esprit les conseils que nous venions de lui donner. — C'est tout, lui répondîmes-nous. — Allons, reprit-il en souriant, je m'étais effrayé à tort, tout cela n'est pas très-difficile à faire ; je vais essayer de m'y conformer ponctuellement.

Ces simples moyens en quelque sorte hygiéniques eurent un plein succès, et notre savant, aujourd'hui marié, a déjà deux héritiers de son illustre nom.

Ces prescriptions, qui réussirent dans le cas que nous venons de rapporter, ne seraient pas applicables dans toutes les circonstances. Souvent, comme le note avec raison le célèbre Tissot dans son livre sur la *Santé des gens de lettres*, les hommes de cabinet sont atteints d'affections de l'estomac qui exigent les plus grandes précautions et réclament une alimentation adoucissante, comme le lait, les viandes blanches, etc., au lieu d'une nourriture excitante et tonique. La constatation de l'état de l'estomac est, on le comprend, de la plus haute importance ; car, si elle n'était point suffisamment établie, on s'exposerait à aggraver l'état du malade au lieu de l'améliorer.

B. — *Excès des exercices actifs.*

Qu'on nous permette d'emprunter à l'excellent traité d'hygiène de M. Londe le passage suivant, relatif au sujet

qui nous occupe : « Les effets des exercices actifs exagé-
rés, dit-il, sont *locaux* ou *généraux*. — Les effets locaux,
ou ceux qui se passent dans les membres en action, sont
une sensation de fatigue, de brisement, qui quelquefois
peut prendre le caractère d'une véritable douleur. On a été
jusqu'à prétendre que les muscles pouvaient, par la cause
qui nous occupe, devenir le siége d'inflammations; mais
nous n'en connaissons pas d'exemple bien constaté. Nous
avons au contraire vu survenir à la suite d'une fatigue
outrée l'inflammation des membranes séreuses articulaires.

» Les effets généraux des exercices musculaires trop
continués sont : l'épuisement du système nerveux cérébral
et rachidien, l'épuisement des organes de relation et des
viscères, le trouble des digestions, soit que ce trouble se
manifeste sous l'influence d'une alimentation stimulante
ingérée après une grande fatigue, soit qu'il résulte de
l'inertie de l'estomac, dont les plans musculeux ne se contractent plus qu'imparfaitement, bien que la membrane
muqueuse se trouve dans un état tout à fait normal.

» Si l'exercice est porté trop loin, mais d'une manière
moins continue, il vieillit prématurément les individus et
dessèche leurs muscles. Ces effets se font sentir non-seulement chez l'homme, mais encore chez les animaux que
celui-ci emploie pour ses besoins. Il suffit pour se convaincre de cette vérité de jeter un coup d'œil sur les chevaux
qui courent journellement la poste, et qui sont cependant
pourvus d'une nourriture réparatrice abondante. Suivant
M. Dupuy, le sang pris sur des chevaux que l'on a fait
courir à dessein pendant quelque temps, contient beaucoup moins de fibrine après la course achevée qu'il n'en
contenait avant. »

A cette énumération des effets purement physiques que
produit la fatigue exagérée, nous ajouterons que l'intelligence s'affaiblit et que surtout les passions s'émoussent.

L'imagination languissante ne crée plus des images déli-cieuses et ne rêve plus les voluptés ; les organes de la génération, privés de ce stimulant énergique, abandonnent une portion de leur vitalité aux parties musculaires, dont la dépense exagérée ne peut se faire qu'aux dépens d'autres organes.

Cependant nous devons reconnaître que les exercices outrés déterminent plutôt la frigidité que l'impuissance, et si cette dernière est produite, elle est la plupart du temps passagère et disparaît avec un repos et un sommeil suffisants.

Il n'est donc pas nécessaire de nous arrêter davantage à un sujet sur lequel nous reviendrons d'ailleurs en par-lant de la stérilité.

C. — *Excès de table.*

Les excès de table se partagent en deux classes : 1° ex-cès d'aliments, 2° excès de boissons.

Comme ees deux sortes d'excès ne marchent pas tou-jours ensemble et qu'ils produisent d'ailleurs des effets quelquefois contraires, il est utile de les examiner séparé-ment, et de noter, dans un paragraphe spécial à chacun, l'influence qu'ils exercent sur les fonctions des organes génitaux.

1° *Excès d'aliments.*

Les excès d'aliments produisent par rapport au physique de l'amour des effets de différentes natures : les uns con-stituent un obstacle matériel à la copulation, les autres affaiblissent directement les organes générateurs, d'autres enfin concourent à leur rigidité en éteignant le feu sacré des passions et de l'imagination.

C'est dans cet ordre que nous allons les examiner.

Quant à la différence des effets qu'entraîne la nature

des aliments, nous la noterons en parlant de l'influence
directe que les excès de nourriture exercent sur les parties
génitales, car c'est véritablement là la place de cette appréciation.

a. — Obésité.

Dans le chapitre relatif aux tempéraments nous avons
dit quelques mots de l'obésité à l'occasion du pituiteux.
Cette infirmité n'est pas moins commune chez les personnes
qui font des excès de table et surtout des excès d'aliments : « La continuité d'une pareille habitude, dit encore
M. Londe dans l'ouvrage que nous avons cité plus haut,
produisant une réparation supérieure aux pertes de l'économie, donne lieu à la pléthore et à un embonpoint excessif, surtout dans la région du ventre. »

Si l'obésité n'a pas atteint ses dernières limites, la copulation est encore possible, mais sous certaines conditions
que nous ne pouvons énumérer ici. Sur ce point délicat de
morale et de bienfaisance nous nous en rapportons entièrement aux sages réflexions que de Lignac a placées dans
son ouvrage, à l'occasion de l'obésité d'un des deux époux :
« On peut, dit-il, pour faciliter les époux, permettre la
situation qui leur est la plus commode. La religion ne s'y
oppose pas, lorsque le but où tendent ces efforts est la
multiplication de l'espèce. Il est plus contraire à la sainteté
des dogmes de la religion de jouir des plaisirs stériles que
de chercher à les rendre féconds par les moyens qu'indiquent la nature et l'instinct à tous les animaux. Je n'en-
tends pas conseiller aux époux ces postures inventées par
la débauche et le libertinage le plus effréné, capables de
causer la stérilité, bien loin d'y remédier... Que ces attitudes
trompeuses, qui semblent offrir l'image de la volupté aux
cœurs corrompus et flétris, restent dans les lieux où l'amour
n'a jamais pénétré sans horreur, dans ces lieux où le
plaisir est un monstre auquel on sacrifie avec les trans-

ports de la fureur. L'hymen, plus attentif à donner de l'énergie à la volupté qu'à multiplier les sacrifices qui l'appellent, bannit de ses mystères tout ce qui peut effaroucher la pudeur et la décence, car il en est une, quoi qu'en disent les cyniques. »

Si l'embonpoint est excessif, le rapprochement des sexes n'est possible sous aucune condition, et celui des deux époux qui en est atteint, sans être réellement impuissant ou stérile, est incapable de se conformer aux prescriptions du mariage.

L'obésité n'est pas une infirmité incurable ; elle est susceptible non-seulement d'amélioration, mais encore de guérison complète.

Quand elle est le résultat d'une alimentation trop abondante et trop nourrissante tout à la fois, on commence par faire disparaître la cause qui lui a donné naissance et qui l'entretient.

On oblige ensuite le malade à des exercices corporels souvent répétés, à des promenades soit à pied, soit à cheval, à tous les mouvements en un mot capables de déterminer la transpiration. Autant que possible, l'exercice sera pris en plein air, loin des lieux bas et humides.

L'alimentation sera simple et frugale ; on pourra même user d'aliments échauffants, de vin pur, de liqueurs spiritueuses, mais avec la plus grande modération, car une des principales causes de la stérilité, comme nous le verrons ailleurs, est l'excès des liqueurs fortes.

Quant aux moyens médicaux, on emploiera avec avantage quelques purgatifs, comme le séné, l'eau de Sedlitz, l'aloës, etc., pris tous les quinze jours ou toutes les trois semaines ; on se mettra également à l'usage des eaux ferrugineuses, parmi lesquelles on donnera la préférence à celles de Passy ou de Forges.

Dans des cas analogues, et surtout dans ceux où l'embonpoint est accompagné de l'inertie des organes génitaux, nous retirons de bons effets du remède suivant :

Prenez : Moelle de bœuf. . . . . 30 grammes.
        Jaunes d'œufs frais. . . . . . . 2.

Battez le tout ensemble et ajoutez :

        Ambre gris. . . . . 20 centigrammes.
        Gingembre. . . . . une pincée.

Mettez le tout dans une assiette sur un réchaud et faites-le cuire en consistance d'omelette.

On mange cette espèce d'omelette le matin, à jeun, en buvant après un petit verre de vin d'Espagne ou de Canarie, et on continue ce médicament pendant huit jours, à moins qu'on ne se sente trop échauffé ; quand l'estomac le supporte bien, on le suspend au bout des huit jours pour le reprendre après un repos de quatre jours, et ainsi de suite pendant un ou deux mois.

b. — *Influence des excès d'aliments sur les organes génitaux.*

Il est dans l'organisation humaine une loi constante que nous avons déjà fait ressortir, qui domine presque en entier le champ de la médecine, qui explique la majorité des causes de l'impuissance, et qui trouve encore ici une application nouvelle ; cette loi est la suivante : tout organe ou tout appareil d'organes fonctionnant avec excès enlève aux autres organes une partie de leur activité, et pour cela il s'adresse soit à ceux qui ont avec lui le plus de rapports ou de sympathies, soit à ceux qui, déjà affaiblis, ont moins de forces pour lui résister.

Ce sont les données de cette loi immuable, basée sur l'observation la plus exacte, qui servent de fondement à ce livre.

Les excès d'aliments n'ont une influence sur l'énergie des organes génitaux que parce qu'ils altèrent les fonctions normales de l'estomac, en appelant vers cet organe une

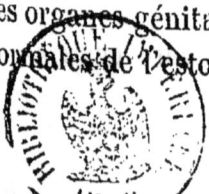

9

activité plus grande, une surexcitation inaccoutumée. Tout
le monde sait qu'après un copieux repas, surtout si on a
fait usage de liqueurs spiritueuses, les forces génitales sont
loin de répondre à l'ardeur des désirs; ceux-ci sont les
résultats de l'exaltation de l'imagination, née sous l'influence des liqueurs alcooliques, et sont des excitants
trompeurs sur lesquels l'homme prudent se garde de fon-
der de trop grandes espérances.

Si, par une cause quelconque, le cerveau reste étranger
au travail de l'estomac, toutes les fonctions animales,
c'est-à-dire toutes les fonctions de relation, semblent s'anéan-
tir pour abandonner toute leur vitalité à l'organe digestif,
qui a besoin d'un surcroît de force pour se débarrasser des
aliments qui le remplissent; l'homme qui digère ne pense
plus, se meut difficilement, ne jouit pour ainsi dire que
d'une sensibilité obtuse; en un mot, le *gastrolâtre*, comme
dit Rabelais, n'a plus rien qui le distingue de la brute.

Ces excès longtemps continués, en enlevant journellement de nouvelles forces aux organes génitaux, les ap-
pauvrissent suffisamment pour les empêcher de remplir
leurs fonctions.

Un jour, une dame vint nous consulter sur l'état de son
mari qui, nous dit-elle, tombait chaque soir après ses repas dans une apathie physique et morale que rien ne
pouvait faire cesser. Il est insensible, ajouta-t-elle, à
toutes les excitations, et mes caresses n'ont pas même le
pouvoir de le réveiller. Nous interrogeâmes scrupuleusement notre visiteuse, et nous apprîmes que son mari, négociant, mangeait fort peu le matin pour être plus lucide
dans ses affaires, mais que le soir, après que son comptoir
était fermé, il faisait un copieux repas où, durant trois
heures au moins, il engloutissait une quantité effroyable
d'aliments. Depuis longtemps, ajouta naïvement notre visiteuse, la couche nuptiale est veuve de baisers, et c'est

assurément pour remplacer les plaisirs perdus qu'il s'abandonne à ceux de la table. Si vous pouviez lui rendre les premiers, je suis presque sûre qu'il renoncerait aux seconds.

Nous devînmes plus pressant dans nos questions, et, d'après les réponses que nous reçûmes, il nous fut impossible de rapporter à une trop grande contention d'esprit l'impuissance du négociant; mais nous apprîmes en même temps que l'intempérance de cet homme était antérieure à son mariage, et nous restâmes convaincu qu'elle pouvait bien ne pas être étrangère à l'affaiblissement de ses organes génitaux.

Nous eûmes quelque peine à faire passer notre conviction dans l'esprit de notre visiteuse, et nous lui conseillâmes de changer entièrement le genre de vie de son mari. Donnez-lui tous les matins, lui dîmes-nous, une bonne tasse de lait chaud; à dix heures, une côtelette d'agneau ou de mouton, ou un morceau de volaille froide; à trois heures, un potage, et à six heures servez-lui un dîner frugal, composé surtout de viandes blanches et de légumes frais. Règle générale : qu'il mange peu à la fois mais souvent. Au début, ce régime lui paraîtra étrange, il souffrira même de la faim, surtout dans la soirée; mais trompez ce désir avec du lait sucré, et amusez son estomac, comme on dit. Ne faites rien autre chose pendant un mois; au bout de ce temps venez nous dire les effets qu'aura produits sur votre mari ce nouveau genre de vie, et, si la chose nous paraît nécessaire, nous pourrons alors vous prescrire quelques remèdes pour hâter le réveil des organes endormis.

Nous n'eûmes pas besoin de recourir aux médicaments, et ce simple changement dans la manière de vivre suffit pour ramener le plaisir dans la couche conjugale du négociant.

Dans quelques circonstances les excès de table produisent l'impuissance d'une autre façon ; les excitations continuelles qu'elles déterminent à l'estomac jettent cet organe dans un tel état d'irritabilité que la nourriture la moins substantielle ne peut être supportée. Dans ces cas, la digestion ne se fait plus, et, par suite de ce défaut de réparation, toutes les parties du corps s'atrophient et se flétrissent. Cette abstinence forcée, à laquelle l'estomac est condamné par son propre état maladif, n'est pas moins préjudiciable à la puissance génésique que les excès de table eux-mêmes.

En de pareilles circonstances, il ne faut songer aux organes génitaux qu'après avoir rendu leurs fonctions aux voies digestives, car la seule réparation convenable des pertes que fait l'organisme a principalement lieu par la digestion, qui, mieux qu'une opération chimique, nous assimile toutes les parties réellement nutritives des aliments.

Quand l'estomac est le siége d'une inflammation très-intense, la présence d'un médecin est utile ; car seul, par ses connaissances spéciales, il peut juger de la force du mal, et par conséquent apprécier si des évacuations sanguines sont nécessaires, et à quel degré doit être portée la médication antiphlogistique.

Si l'inflammation, au contraire, est à l'état chronique, si l'estomac n'offre que les symptômes de l'irritabilité, quelque intense qu'elle puisse être, les toniques ne doivent pas toujours être repoussés, et plus d'une fois nous avons retiré de grands avantages en pareille circonstance d'un élixir réconfortant dont Cagliostro, le grand thaumaturge, faisait un fréquent usage. La formule de cet élixir que l'on trouvera plus bas nous a été conservée par M. C. L. Cadet, qui la consigna en 1813 dans le *Bulletin de pharmacie* (t. V) avec les détails de l'anecdote à la suite de laquelle Balsamo lui communiqua sa recette. Nous allons rapporter le

récit de M. Cadet, qui est sous forme de lettre en réponse
à quelques observations qu'un correspondant du *Bulletin
de pharmacie* avait adressées à ce journal.

« Votre lettre, dit M. Cadet, me rappelle une anecdote
dont j'ai été témoin. J'ai connu comme vous le grand
thaumaturge *Balsamo.* Je dînai un jour avec lui chez un
nommé *Destournelles*, directeur des domaines, qui depuis
a été ministre des contributions. A ce dîner se trouvait
La Harpe, Lemierre, Linguet, mon père, la fille *Salmon*,
qui avait été condamnée à être brûlée vive et qui venait
d'être acquittée par le parlement de Paris, et son avocat,
Me *Cauchois*. Cette belle et intéressante villageoise était
alors l'objet de la curiosité publique; on l'invitait, on la
fêtait dans toutes les grandes maisons. Les festins somptueux et fréquents auxquels elle avait assisté avaient tellement dérangé son estomac, qu'elle ne pouvait plus digérer
que des aliments très-légers. Une espèce de dyssenterie la
fatiguait beaucoup depuis quelques jours, lorsqu'elle se
laissa conduire chez *Destournelles*. Son teint pâle, son air
languissant la firent questionner sur sa santé et l'on prit
part à sa souffrance. Chacun l'engageait à se ménager et
même à faire diète, quand *Cagliostro,* élevant la voix
avec autorité, dit : Cet avis n'est pas le mien; mademoiselle doit manger à son appétit tout ce qui lui plaira, je
réponds que, loin d'être plus malade, elle sera promptement rétablie; mais il faut qu'elle ait avant tout la complaisance de boire quelques gouttes d'un élixir que je vais
envoyer chercher. Un domestique part à son ordre et bientôt rapporte une fiole de liqueur dont le comte fait boire
trois cuillerées à la malade. Quelques minutes après, le
teint de mademoiselle Salmon se colora, ses forces revin-
rent; on se mit à table et elle fit honneur au repas, qui fut
suivi d'une seconde prise d'élixir.

» Mon père s'assura du bon effet du remède en rendant

visite le surlendemain à mademoiselle *Salmon*, et dès qu'il eut occasion de revoir Cagliostro, il lui demanda la recette de son élixir. Le comte ne se fit pas prier et lui remit la formule suivante :

Girofle. . . . . ⎫	
Muscade. . . . . ⎬	8 grammes.
Cannelle.. . . . . ⎭	
Safran. . . . . ⎫	
Gentiane. . . . . ⎬	4 grammes,
Tormentille. . . . . . . ⎭	
Aloës sucotrin. . . . . ⎱	24 grammes.
Thériaque de Venise. . ⎰	
Myrrhe choisie.	12 grammes.
Musc.	30 centigrammes.
Eau-de-vie.	1200 grammes.

Après avoir laissé le tout en macération pendant quinze jours, on filtre la liqueur et l'on ajoute :

Sirop de fleurs d'oranger. .	400 grammes.

On prend l'élixir par trois cuillerées à bouche une heure avant le repas.

Nous répétons que nous nous sommes plusieurs fois servi avec avantage de la liqueur réconfortante de Cagliostro dans les affections chroniques de l'estomac, et que sous son influence non-seulement les fonctions de cet organe ont repris leur cours, mais encore celles des organes génitaux ont reparu, ce qu'explique suffisamment la présence d'aphrodisiaques, tels que le girofle, la muscade, la cannelle, le musc, etc., etc.

c. — *Influence des excès d'aliments sur les passions.*

Les gastrolâtres, pour nous servir encore de l'expression de Rabelais, finissent par perdre le sentiment de leur personnalité et par se dépouiller de tous les nobles attributs qui distinguent l'homme de la brute. Semblables au Grec Philoxène, qui ne formait plus d'autre vœu que celui d'avoir un gosier long comme l'oie, afin de mieux savourer les mets, ils concentrent dans un seul de leurs organes toutes

leurs sensations et tous leurs plaisirs, et, si quelquefois
leur imagination engourdie éclaire leur pensée d'un faible
et fugitif éclair, ils s'en servent, non pour ressaisir quelque lambeau de leur individualité perdue, mais pour se
replonger plus ardemment dans leur crapuleuse débauche,
en rêvant, comme disait d'Aigrefeuille, une *académie de la
gueule.*

L'amour, cette émanation de la Divinité, fuit un pareil
état d'abrutissement, et l'imagination et le cœur, ces deux
fidèles dépositaires des élans les plus sublimes, se taisent
au milieu de cette orgie avilissante, et refusent aux organes
génitaux la stimulation et la vie qu'ils sont chargés de
leur fournir. Ceux-ci, privés tout à la fois de l'excitation
morale et de l'excitation vitale, perdent sensiblement la
force d'action dont ils étaient doués, et finissent souvent
par s'atrophier et se flétrir. Tout le monde sait en effet
combien le volume de ces organes diminue sous l'influence
des excès de table.

Les moyens réparateurs de ce triste état devront être
puisés tout à la fois dans la médication que nous avons
indiquée en parlant de l'indifférence morale et dans la médication relative aux excès d'aliments que nous venons d'exposer dans le paragraphe précédent. Il est inutile que nous
revenions ici sur l'une ou sur l'autre; nous y renvoyons le
lecteur.

2° *Excès de boissons.*

Si nous avions la prétention de faire un livre essentiellement théorique, nous diviserions l'étude des boissons
comme on le fait dans les traités d'hygiène, c'est-à-dire
en boissons non fermentées et en boissons fermentées, que
nous subdiviserions encore, les premières en boissons aqueuses rafraîchissantes et en boissons aqueuses stimulantes,
et les secondes en boissons fermentées simples et en boissons fermentées distillées.

Ces classifications, nécessaires, nous le comprenons, dans des ouvrages didactiques embrassant les généralités de la science, seraient déplacées dans un livre spécial comme le nôtre, où ne doivent nécessairement trouver place que des considérations pratiques et spéciales. Ainsi, par exemple, il est incontestable que l'ingestion constamment répétée d'une grande quantité d'eau peut à ce point débiliter l'organisme, que les forces génitales elles-mêmes s'affaiblissent et s'altèrent. Mais en vérité, en dehors de quelques cas rares de maladies, qui s'abandonne à de semblables excès d'eau? Anciennement les malheureux soumis à la torture dans la question ordinaire recevaient dans leur estomac, au moyen d'un entonnoir, quatre pintes d'eau, et jusqu'à huit dans la question extraordinaire. Grâce à Dieu, de pareilles pratiques ont disparu pour toujours, et, nous le répétons, l'eau par elle-même n'offre pas un attrait assez puissant pour qu'on se livre avec elle à des excès capables de produire l'impuissance.

Mais il n'en est pas de même de quelques autres boissons, telles que les liqueurs alcooliques, le café, le thé, etc., dont on fait partout usage, et dont beaucoup trop de gens font abus. Nous les devons examiner avec soin, parce qu'elles exercent une influence marquée sur le développement de la maladie qui nous occupe.

a. — *Excès de boissons alcooliques.*

Nous comprenons sous ce titre les boissons, distillées ou non, qui contiennent de l'alcool. Sans doute tous les liquides renfermant ce principe ne jouissent pas de propriétés identiques. Ainsi, par exemple, quelle énorme différence entre le vin de Bordeaux, agissant sur l'estomac comme astringent et tonique, et la bière, qui, au contraire, augmente les sécrétions de cet organe! Cependant toutes les liqueurs alcooliques produisent des phénomènes généraux essentiellement dus à la présence de l'alcool, et dont l'action varie avec les proportions de ce principe contenu dans chaque liquide.

Ce sont ces effets généraux qui nous occuperont seuls ici, et nous les étudierons complétement dégagés de l'action spéciale des agents qui se trouvent souvent mêlés aux liquides.

L'alcool exerce tout à la fois une action irritante sur la membrane interne de l'estomac et une action excitante sur le système nerveux cérébral.

D'après ce que nous avons dit plus haut touchant les rapports sympathiques qui unissent les organes génitaux, l'estomac et le cerveau, on peut juger de l'influence qu'exercent sur la vigueur de ces organes les excès de boissons alcooliques. *L'ivrogne*, dit Amyot, *n'engendre rien qui vaille*, et il aurait pu dire avec non moins de vérité : *L'ivrogne ne fait rien qui vaille.*

Le tableau de la dégradation morale et physique que présente le mangeur insatiable est entièrement applicable aux individus qui s'abandonnent à l'alcool, avec cette circonstance aggravante que la raison de ces derniers s'égare dans le délire et quelquefois même dans la fureur. D'ailleurs des deux parts abrutissement égal, maladies semblables, impuissance pareille. En 1720, on fut frappé à Londres, cette ville où le peuple oublie dans l'ivresse la misère profonde qui le ronge, on fut frappé, disons-nous, d'une diminution considérable dans les naissances. Le gouvernement provoqua une enquête, de laquelle il résulta que l'ivrognerie en avait été la cause principale. Ces excès entraînent donc en même temps l'impuissance et la stérilité.

Pendant que nous étudiions la médecine, nous allâmes passer quelques années à Montpellier pour recueillir sur les lieux mêmes les principes de cette célèbre école. Nous y rencontrâmes un jeune Breton, vers lequel nous poussait une similitude de goûts et de caractères; nous nous liâmes d'amitié. Bientôt il se laissa séduire par les vins renommés que produisent les environs de la ville que nous habitions : le Lunel, le Saint-Georges, le Frontignan lui inspirèrent une telle passion qu'il mit dix-huit mois à peu près à la satisfaire. Nos conseils, nos exhortations étaient obstinément repoussés, et nous eûmes la douleur d'avoir pendant assez longtemps un ami régulièrement ivre chaque jour.

Il est inutile de dire que durant toute cette malheureuse période la passion du vin avait annihilé toutes les autres, et que les organes génitaux furent condamnés au repos le plus absolu. Mais lorsque la raison eut repris ses droits, lorsque l'ivrognerie eut cessé d'être, sinon un besoin, du moins une habitude journalière, et que notre ami voulut ressaisir les facultés dont il était doué, il ne put exercer ses fonctions génitales, comme si ses organes, poussés par le dépit, eussent voulu se venger de l'oubli dans lequel on les avait laissés si longtemps.

Nous fûmes mis dans la confidence de cette mésaventure, et, quoique nous ne fussions point encore décoré du titre de docteur, nous tentâmes la guérison de notre malheureux ami.

Par un hasard providentiel, l'estomac avait résisté à cette cause si souvent répétée d'inflammation, et l'impuissance était due à une irritabilité excessive du système nerveux.

La première indication était donc de calmer cette irritabilité, et nous y parvînmes en quelques jours par des bains chauds, une nourriture légère, et surtout en ordonnant de tenir dans la bouche un morceau de camphre jusqu'à sa complète dissolution.

Lorsque nous crûmes par ces moyens avoir suffisamment éteint l'irritabilité nerveuse, nous conseillâmes, pour réveiller la force génésique, de mêler tous les jours au potage 6 grammes de la poudre suivante :

Racine de pyrèthe. . . . ⎫
Racine d'ellébore blanc. ⎪
Feuilles de bétoine. . . . ⎬ 30 grammes de chaque.
Semences d'anis. . . . . ⎪
Semences de fenouil. . . ⎪
Fumeterre. . . . . ⎭

On fait une poudre moyenne et on ajoute par 30 grammes du mélange :

Ambre gris. . . . . 40 centigrammes.

Cette recette, que nous avions trouvée alors dans quelque ouvrage en étudiant la maladie de notre camarade, et dont nous ignorons aujourd'hui l'auteur, réussit parfaitement, et depuis nous a rendu de grands services dans des circonstances analogues.

Nous avons aussi employé avec succès dans des cas d'impuissance par suite d'excès d'alcool, la médication que nous avons consignée dans le chapitre relatif aux excès d'aliments. — Nous n'y reviendrons pas, et nous y renvoyons le lecteur.

b. — *Excès de boissons excitantes. — Le café.*

Il n'est pas de maux que le café n'ait été accusé de produire. En 1695 une thèse fut présentée à l'École de médecine de Paris, dans laquelle on essayait de prouver que l'usage journalier du café rendait l'homme impuissant et la femme stérile. Hecquet, dans la première édition de son *Traité des dispenses du carême*, parue en 1709, rapporte l'histoire suivante, pour prouver l'étrange propriété que des gens prévenus supposent au café : « Une reine de Perse, dit-il, ne sachant ce qu'on voulait d'un cheval que l'on tourmentait pour le renverser à terre, s'informa à quel dessein on se donnait et à cet animal tant de mouvement. Les officiers firent honnêtement entendre à la

princesse que c'était pour en faire un hongre. Que de
fatigues, répondit-elle; il ne faut que lui donner du café.
Elle prétendait en avoir la preuve domestique dans la personne du roi, son mari, que le café avait rendu indifférent
pour elle. »

Cette historiette fut supprimée dans la seconde édition
du *Traité des dispenses du carême,* parce que les religieuses
de Port-Royal, au réfectoire desquelles on le lisait, *se
trouvaient scandalisées de ce trait un peu trop gaillard,*
comme dit un commentateur du livre de Hecquet.

Stenzel, lui, tout en reconnaissant la même propriété
au café, commence pourtant à faire des distinctions; la
plante de l'Arabie n'a une action débilitante sur les organes
génitaux que chez les individus à tempérament pituiteux :
« L'usage du café, dit-il dans sa toxicologie, loin d'affaiblir la force de ceux d'un tempérament vif et robuste et
qui ont les parties de la génération en bon état, sert au
contraire à les exciter à l'amour; il produit des effets
contraires dans les personnes faibles qui abondent en
phlegme, qui ont beaucoup de particules terrestres super-
flues, et dont les organes de la génération sont languis-
sants. De ce nombre était Mahmud-Kasnin, roi de Perse,
qui était grand preneur de café, et qui se trouva hors
d'état de s'acquitter du devoir conjugal. »

S'il nous était possible de reconnaître une propriété
débilitante au café, nous serions d'une opinion tout opposée à celle de Stenzel, et nous ordonnerions la plante
arabique aux tempéraments lymphatiques, tandis que
nous la défendrions aux tempéraments bilieux et sanguins.

Mais pour le sujet qui nous occupe nous n'avons dans
aucun cas à proscrire le café. Les Orientaux, qui ont sur
tous les aphrodisiaques une expérience consommée, regardent le café comme une chose si nécessaire, que les maris
s'obligent, par contrat, d'en fournir à leurs femmes.

Non, le café, même son usage immodéré, n'a aucune action sur l'énergie des organes génitaux ; l'expérience l'a démontré aux plus incrédules : Voltaire, Fontenelle, Delille, Napoléon, et beaucoup d'autres grands hommes en ont pris à l'excès, et nous n'avons jamais su que Voltaire, Fontenelle, Delille et Napoléon fussent impuissants.

Nous dirons plus, l'usage modéré du café excite tout à la fois les désirs vénériens et les organes génitaux, et il nous serait facile de le prouver par de nombreux exemples. Pour de plus longs détails nous renvoyons d'ailleurs le lecteur au chapitre de ce livre consacré aux substances aphrodisiaques, ainsi que pour tout ce qui a rapport au thé et aux autres boissons stimulantes.

D. — *Excès vénériens.*

Les jouissances vénériennes s'obtiennent soit en se conformant aux lois tracées par la nature, soit en ayant recours à des manœuvres que réprouvent la morale, la médecine et la religion. Le plaisir de l'amour, qu'il se produise par le coït ou par un moyen illégitime, n'a jamais lieu sans une espèce de crise, une sorte d'épilepsie qui ébranle violemment l'organisme : « Le visage rougit, dit le docteur Deslandes en traçant le tableau de l'homme livré à l'acte vénérien, le cou se gonfle, les veines se remplissent, la peau devient brûlante et se mouille de sueur, la respiration est haletante, le cœur bondit dans la poitrine, c'est enfin un état de fièvre qui autoriserait presque à placer l'acte vénérien parmi les maladies; en même temps les centres nerveux, le cerveau, le cervelet, la moelle épinière, éprouvent une impression telle, que je ne sache pas qu'ils puissent en ressentir de plus forte. Le sujet, j'allais dire le malade, cesse d'être obsédé de l'idée fixe que lui suscitait l'éveil du sens vénérien; il ne songe

plus aux moyens de le satisfaire, il y travaille. A mesure
que l'œuvre avance, l'intelligence s'efface. Un moment
arrive où elle n'est plus assez forte même pour désirer.
Alors sentir, recueillir les mille et une sensations qui s'é-
lancent du foyer commun et pétillent de toutes parts est
la seule occupation de l'âme, la seule dont elle soit capable.
La volonté est suspendue ; ce n'est plus à elle, mais à des
centres nerveux fortement irrités que les muscles appartiennent. Aussi le tronc, les membres, sont-ils agités de
mouvements et de secousses involontaires. Ce désordre
s'accroît encore, parvient au comble quand la crise finale
arrive, quand la convulsion libératrice s'empare des organes
générateurs. En ce moment c'est une épilepsie, un tétanos :
les yeux disparaissent, la bouche écume, les membres se
tordent, le tronc se roidit, le cou se renverse ; il y a enfin
ce qu'on regarderait comme un accès violent de maladie,
si le principe et la fin de cet état n'étaient connus. »

La femme n'éprouve pas une secousse moins forte que
l'homme : « Prenons pour type, disent MM. Trousseau
et Pidoux, dans leur *Traité de matière médicale*, prenons
pour type une femme qui ressente vivement les impressions qui accompagnent l'exercice de cette fonction naturelle (*le coït*). Battements précipités et tumultueux à la
région précordiale, respiration haute et fréquente, soupirs
entrecoupés et singultueux, globes des yeux portés en
haut, renversement en arrière du cou et du tronc, mouvements cloniques et convulsifs du bassin, contractions des
membres, tantôt permanentes, tantôt cloniques, mais
toujours involontaires ; enfin au moment de la consommation de l'acte, tressaillement et agitation *spasmodiques* de
out le système musculaire, cris étouffés, quelquefois
pâmoison complète... puis l'organisme tombe dans une
ésolution et une langueur qui le conduisent mollement au
sommeil. » Et les mêmes auteurs ajoutent : « Sans nous

en apercevoir nous venons de décrire le *deuxième degré d'une attaque d'hystérie*. Pourquoi donc? si ce n'est parce que le spasme hystérique et le spasme cynique tirent leur origine de la même source et se développent d'après les mêmes lois. »

Ainsi tout le monde est parfaitement d'accord : l'acte vénérien est un état maladif, passager il est vrai, mais dont la continuation pourrait avoir les plus funestes conséquences pour l'organisme. Les spasmes, les convulsions, ces espèces d'épilepsie et d'hystérie dont les auteurs que nous avons cités nous ont donné le tableau, sont suivies par un affaissement profond qui est lui-même encore un état maladif; empruntons de nouveau à M. Deslandes les couleurs avec lesquelles il le peint : « sa face est décolorée, il a les paupières entr'ouvertes et les regards incertains; s'il veut soulever ses membres, il les trouve lourds, engourdis, sans force, et comme paralysés. Son corps ne lui rapporte que des sensations de malaise, de douleur. Sa tête lui fait mal; il souffre partout et se dit brisé, meurtri. S'il cherche à recueillir quelques idées, s'il essaie son intelligence, il la trouve embarrassée, paresseuse et, comme ses membres, incapable du moindre effort. L'ouïe est obscure, la vue est trouble, les sens extérieurs, enfin, n'apportent à son cerveau que des impressions incomplètes. Ce sexe, cet individu, ces formes, dont le souvenir, dont l'aspect occupaient son esprit et embrasaient son cœur, n'ont plus d'attraits; il s'étonne même de leur en avoir trouvé, et serait presque disposé à voir en eux des qualités contraires. L'âme, dominée par le sentiment intérieur de fatigue, d'épuisement que tous les points de l'économie lui envoient, se laisse aller à une sorte de langueur, de tristesse, de découragement et même de dégoût, que des gens industrieux à se donner le change appellent une douce mélancolie. Ajoutez la faiblesse des battements du cœur, la petitesse du pouls, l'affaissement des veines, la coloration livide des paupières, et vous aurez une idée assez exacte de l'état qu'on observe après l'acte vénérien. Mais ce tableau, comme celui que j'ai tracé de l'état d'éveil, est loin d'être complet, bien que j'aie présenté les choses dans leur plus grande intensité, afin qu'on en saisît mieux toutes les circonstances. Il faudrait, pour que rien n'y manquât, qu'il comprît en même temps que tout ce qu'on voit, tout ce qui est et qu'on ne voit pas. »

Nous avons cru nécessaire d'insister sur les phénomènes qui accompagnent et suivent l'acte vénérien, afin que l'on se rendît bien compte des ravages que produisent les excès de cette nature.

Les jouissances de l'amour, sollicitées dans des proportions incompatibles avec l'âge, le tempérament, la constitution, l'état de maladie, etc., etc., donnent lieu aux désordres que nous exposerons plus loin, qu'elles soient obtenues par la masturbation ou le coït.

Cependant la masturbation est devenue de nos jours d'une telle fréquence et exerce sur la santé publique une influence si désastreuse, que nous croyons indispensable de lui consacrer un article spécial.

C'est ce que nous allons faire dans le paragraphe suivant.

A. — ONANISME.

« A mon avis, dit M. Réveillé-Parise dans la *Revue médicale d'avril* 1828, ni la peste, ni la guerre, ni la variole, ni une foule d'autres maux semblables n'ont de résultats plus désastreux pour l'humanité que la funeste habitude de la masturbation; c'est l'élément destructeur des sociétés civilisées, et il est d'autant plus actif qu'il agit continuellement et mine peu à peu les populations. »

M. Réveillé-Parise n'a pas rembruni le tableau des

désordres moraux et physiques qu'entraîne l'onanisme :
ce vice affreux arrête le développement de l'organisme,
détruit les constitutions les plus robustes, et ne respecte
pas davantage l'intelligence et la raison. Malheur ! cent
fois malheur aux personnes atteintes de ce fléau, on peut
à coup sûr leur prédire une mort plus ou moins prochaine,
à travers des infirmités de toutes sortes.

La masturbation a une influence si considérable sur la
production de l'impuissance et de la stérilité tant chez
l'homme que chez la femme, que nous croyons nécessaire
d'exposer dans leur entier toutes les phases de ce vice terrible.

Causes de la masturbation.

Les circonstances par suite desquelles un individu est
porté à se masturber doivent être divisées en deux grandes
classes : 1° circonstances inhérentes à l'individu lui-même ;
2° circonstances qui lui sont étrangères et qui agissent sur
lui du dehors.

C'est à ce double point de vue que nous allons examiner les causes de l'onanisme.

1° Causes inhérentes au masturbateur.

Dans les chapitres précédents nous avons tenté d'indiquer par quelles conditions générales de l'organisme, telles
que la constitution, le tempérament, etc., le sens génital
était de bonne heure éveillé chez les uns et extraordinai-
rement retardé chez les autres ; en dehors de ces conditions générales, il en est de relatives à certains organes,
qui peuvent également rendre compte de ces différences.

Ce sont ces dernières qui vont nous occuper ici.

Les conditions spéciales à certains organes et capables
de réveiller avant l'âge le sens vénérien tiennent soit au
développement plus considérable de ces organes, soit à
l'accroissement de leur vitalité, soit à leur état de maladie.

10.

Cervelet, moelle épinière. — Gall et les phrénologistes qui l'ont suivi ont placé dans le cervelet le siége de l'amour physique. Ils ont prétendu que cet organe, qui est placé à la partie postérieure et inférieure du cerveau, dans cette portion de la boîte osseuse appelée *nuque*, avait une action directe sur le sens génital ; qu'à son développement exagéré, par exemple, correspondaient des désirs vénériens intenses, lesquels pouvaient également se produire sous l'influence de certains états maladifs de cet organe.

La moelle épinière comme voisine du cervelet a participé, elle aussi, au privilége accordé à celui-ci.

Sans nier d'une manière absolue l'influence que cette portion du cerveau peut avoir sur le sens génital, nous croyons ne pas devoir lui accorder une confiance sans bornes et que ne justifieraient pas d'ailleurs une foule d'exemples et les expériences tentées sur les animaux ; cependant il nous faudra tenir compte de cette opinion qui dans quelques circonstances a fourni des indications heureuses, comme dans le cas, observé par M. Gensoul, où l'application de sangues et de glace pilée à la nuque fit cesser *comme par enchantement* des pertes de semence.

Tissu érectile des organes génitaux. — Dans la partie anatomique de cet ouvrage nous avons dit qu'un tissu érectile servait de base aux organes génitaux de l'homme et de la femme ; que chez le premier les corps caverneux et le gland en étaient exclusivement formés, et que chez la femme les petites lèvres et le clitoris surtout en étaient abondamment pourvus. Le développement exagéré de ce tissu dans les organes génitaux peut être regardé comme une cause constante de l'éveil précoce du sens vénérien. Dans l'Orient, les hommes dont la jalousie s'effraye même des plaisirs que pourraient goûter les femmes, exercent sur celles-ci une espèce de circoncision qui leur enlève le clitoris selon les uns, les nymphes selon les autres, toute la vulve même d'après une troisième opinion.

Il est incontestable que le développement excessif de ces organes pousse à la masturbation, car ce vice s'amende sensiblement et disparaît même tout à fait chez les jeunes filles dont le clitoris est soumis soit à la cautérisation, soit à l'extirpation. Qu'on nous permette de citer une observation remarquable de guérison obtenue par ce dernier moyen ; ce cas, où l'onanisme avait produit l'idiotie, se trouve consigné dans le *Journal de chirurgie de Graëfe,* année 1825 ; il présente des circonstances tellement caractéristiques que nous croyons le devoir reproduire textuellement : « Le sujet de cette intéressante observation, dit le journal de Berlin, naquit en 1807 et se développa très-bien jusqu'à l'âge de quatorze mois, ou un accident malheureux vint arrêter les progrès de son accroissement. Pendant huit mois la petite malade était alternativement affectée de diarrhée fébrile, de vomissements, de constipations opiniâtres, etc. Elle ne se remit en quelque sorte qu'à l'âge de deux ans ; mais c'est à quatre seulement qu'elle commença à marcher : jamais cependant on ne put lui apprendre à parler. Cette idiotie résista aux traitements les plus variés, s'accrut progressivement, et la malade fut réduite à un état véritablement au-dessous de celui des brutes. Elle avalait ses matières fécales, et passait des demi-journées entières huchée dans un coin, sortant la langue de la bouche et bavant continuellement.

» La guérison semblait impossible aux praticiens les plus habiles et les plus expérimentés. Cependant un médecin de Berlin entreprit de traiter la malade, qui avait alors quatorze ans. Il remarqua d'abord chez elle un penchant irrésistible à l'onanisme ; elle se livrait jour et nuit, sans relâche, à cette pratique, et le plus communément en se frottant le siége sur des chaises, ou les cuisses l'une contre l'autre. Il y avait dans cette habitude une indication curative que le médecin saisit avec habileté. Il lui parut évident que la masturbation était l'obstacle qui arrêtait le développement des facultés intellectuelles. En conséquence un cuir garni de pointes fut appliqué sur le siége de la malade, afin de l'empêcher de s'asseoir, et on la contint pendant la nuit au moyen d'une camisole. On fit plus : on pratiqua une cautérisation profonde au crâne, dans l'intention d'obtenir une dérivation par la douleur. La plaie qui résulta de cette opération ne suppura qu'au bout de six semaines. Des affusions froides, pour lesquelles on employait jusqu'à huit seaux d'eau, furent faites sur cette plaie, dans laquelle, de plus, on injecta une forte solution de tartre stibié. Par ces moyens, on obtint un amendement léger, mais qui n'était pas en rapport avec leur énergie. On eut recours ensuite aux douches et aux vomitifs. Il fallait d'abord dix grains (0,50 *centigr.*) d'émétique pour produire un effet, et bientôt la dose dut être élevée à un scrupule (1 *gramme*). Toutes ces tentatives furent vaines. Enfin, lorsque la malade eut quinze ans, son médecin résolut d'essayer l'extirpation du clitoris, à la manière de quelques praticiens français. L'opération fut pratiquée (c'était pour la première fois en Allemagne) le 20 juin 1822, par M. le professeur Graëfe, de Berlin. La plaie se cicatrisa bientôt, et les effets de ce procédé surpassèrent toute attente. Le penchant à la masturbation fut enlevé comme par enchantement et ne se montra plus que de temps en temps, par suite de la longue habitude qui en avait été contractée. L'intelligence, retenue en quelque sorte captive jusque-là, prit son essor, et l'éducation de la malade put être commencée; au bout de trois ans, elle sut parler, lire, compter, exécuter plusieurs travaux manuels, et même jouer quelques morceaux faciles de piano. Tout cela cependant d'une manière encore imparfaite. On pouvait néanmoins considérer cette jeune fille comme en voie d'effacer jusqu'aux dernières traces de sa longue et cruelle maladie. »

Ce n'est pas ici le lieu de décrire les opérations que l'on pratique sur le clitoris ; nous n'avons voulu, en rapportant l'observation précédente, que montrer le rôle important que joue cet organe dans le développement prématuré du sens génital.

Irritation des organes génito-urinaires. — Que cette irritation soit produite par une maladie ou par la présence d'un corps étranger, il n'en est pas moins certain qu'elle est souvent le point de départ de la masturbation. L'irritation déterminée chez l'homme par l'inflammation de la membrane du canal de l'urètre, comme dans la blennorrhagie, et la titillation du gland qui accompagne presque toujours la présence d'une pierre dans la vessie, peuvent déterminer l'onanisme ; une dartre se fixant dans le canal de l'urètre chez l'homme, ou dans le vagin chez la femme, est susceptible d'amener le même résultat, ainsi que l'a remarqué Biett sur une femme de soixante ans dont l'observation est rapportée par MM. Cazenave et Schedel dans leur *Abrégé pratique des maladies de la peau.* Nous avons nous-même constaté la même cause sur une jeune femme de vingt-deux ans qui portait un eczema à la commissure supérieure des petites lèvres. La nymphomanie disparut avec la dartre qui lui avait donné naissance.

Idiotie. Crétinisme. Démence. — Esquirol et tous les auteurs qui se sont occupés des maladies mentales ont noté la lubricité des idiots et des crétins. Les imbéciles, abandonnés à eux-mêmes, dit le premier de ces illustres médecins, deviennent quelquefois, à l'époque de la puberté, masturbateurs, nymphomanes, hystériques. Les idiots sont également sujets à la masturbation la plus effrénée, etc.

Chose remarquable! à mesure que les facultés intellectuelles s'affaiblissent, le sens vénérien s'exalte et celui-ci semble s'accroître dans des proportions identiques à la dégradation des premières. Ainsi chez le masturbateur, l'onanisme augmente d'intensité au fur et à mesure que cette fatale habitude détruit les facultés mentales; si de pareilles relations existent entre le sens génital et l'intelligence, on peut jusqu'à un certain point comprendre l'influence réciproque que ces deux facultés exercent l'une sur l'autre.

Irritabilité générale. — Enfin, il est un état particulier de l'organisme qui, s'il ne produit pas toujours directement l'onanisme, en constitue du moins une prédisposition véritable : nous voulons parler de cette irritabilité que l'on remarque surtout chez les hypocondriaques et les hystériques; facilement impressionnables, accessibles aux émotions les plus diverses, ces personnes ont une tendance marquée pour les maladies nerveuses et sont, plus que toutes autres, disposées à recevoir les impressions capables d'éveiller ou de surexciter le sens générateur.

Telles sont les causes d'onanisme qui se trouvent en nous; il nous reste maintenant à parler de celles dont nous subissons l'influence extérieure.

2° *Causes d'onanisme en dehors du masturbateur.*

Saisons. — Depuis les belles recherches statistiques de M. Villermé en France, et celles de MM. Quételet et Smitz en Belgique, il n'est plus permis de mettre en doute l'influence des saisons sur le réveil du sens génital.

M. Villermé a établi, d'après les registres des naissances, les époques de l'année où il s'opère le plus grand nombre de conceptions, et d'après ses recherches il a cru devoir classer les mois de l'année dans l'ordre suivant, en commençant par les plus féconds :

Mal, — Juin, — Avril, — Juillet, — Février, — Mars,
— Décembre, — Janvier, — Août, —
Novembre, — Octobre, —
Septembre.

Les études entreprises en Belgique sur le même sujet ont donné des résultats parfaitement identiques.

Le printemps, qui correspond à l'époque du rut chez les animaux, serait également pour l'espèce humaine la saison la plus favorable aux amours.

Cependant on pourrait se demander si le printemps, au lieu de porter son influence sur la copulation, c'est-à-dire sur l'excitation des organes générateurs, n'agit pas de préférence sur la fécondité, en d'autres termes, si, pendant cette période de l'année, le sperme chez l'homme et les ovaires chez la femme n'acquièrent pas des propriétés reproductrices plus énergiques.

M. Villermé a encore éclairci ce doute en compulsant les actes de la justice criminelle ; il s'est assuré que c'est précisément au printemps qu'il se commet le plus grand nombre de viols et d'attentats à la pudeur.

Le printemps n'agit donc pas sur la propriété reproductrice, mais bien sur le sens génital lui-même, vérité que justifie encore l'observation des masturbateurs, dont la vicieuse habitude éprouve à cette époque une recrudescence marquée.

Climat. — La classification des mois de l'année que nous avons donnée plus haut d'après M. Villermé, ne fait que confirmer ce que tout le monde sait : que les pays chauds ont sur le sens génital une influence excitatrice que ne possèdent pas les climats rigoureux du nord.

Cependant chez les Samoïèdes, les Russes, et chez quelques autres peuples dont le climat est extrême, les femmes sont réglées de bonne heure et les hommes sont précocement pubères. Ces exemples ne sauraient infirmer la règle générale que nous avons établie, car ces peuples vivent au milieu d'une température très-chaude, factice il est vrai, mais qui agit sur eux comme le ferait la chaleur naturelle.

De ce fait, que nous avons signalé à dessein, découle une indication précieuse pour le traitement de l'onanisme, et fournit la mesure de l'éducation physique que l'on doit donner aux masturbateurs. Nous y reviendrons plus loin.

Odeurs. — Les odeurs ne sont pas sans influence sur les désirs vénériens : chez les animaux, les mâles ne sont souvent avertis de la présence des femelles que par l'odeur spéciale que celles-ci exhalent. Nos organes génitaux sont doués, surtout au moment du coït, d'une odeur qui, chez quelques individus, augmente beaucoup la volupté. Aussi Henri IV, qui en cette matière était un fin connaisseur, voulait-il que les femmes s'abstinssent de cosmétiques dans leur plus secrète toilette. Les autres odeurs ont la même influence. On sait l'usage abusif que les courtisanes en font, du musc surtout, qui a la réputation d'exciter les organes génitaux : « Les odeurs, dit Cabanis, agissent fortement sur le système nerveux ; elles le disposent à toutes les sensations de plaisir ; elles lui communiquent ce léger trouble qui semble en être inséparable, et tout cela parce qu'elles exercent une action spéciale sur les organes où prennent leur source les plaisirs les plus vifs accordés à la nature sensible. Dans l'enfance l'influence de l'odorat est presque nulle ; dans la vieillesse elle est faible : son époque véritable est celle de la jeunesse, celle de l'amour. »

Fustigation. — On peut voir dans le dernier chapitre de ce volume ce que nous disons de la flagellation considérée comme moyen d'exciter à l'amour. La fustigation que l'on impose quelquefois aux enfants en guise de correction peut, en éveillant l'orgasme vénérien, être le signal de l'onanisme. Plusieurs auteurs en ont rapporté des exemples; mais nous ne citerons que le suivant, remarquable sous plus d'un rapport, et que M. Serrurier raconte en ces termes : « Un de mes condisciples de collège, dit-il, trouvait un plaisir indicible à se laisser fustiger; il cherchait toutes les occasions de manquer envers le professeur, qui jamais n'absolvait un coupable, et le faisait toujours passer par les verges, en le livrant à des individus chargés de cette ignoble fonction. Ce même condisciple m'a avoué qu'il regrettait de voir arriver la fin de la punition, parce que souvent la pollution n'était pas complète. Aussi qu'est-il résulté de cette affreuse découverte? Ce malheureux a pris l'habitude de la masturbation. Réduit à l'état de consomption le plus horrible, par suite de la déperdition habituelle de la semence, il nous fut offert en spectacle, au moment de sa mort, comme un modèle de dépravation et comme un exemple du danger où l'on s'expose par cette coupable passion. »

Cette cause d'onanisme agit encore plus puissamment quand la fustigation est appliquée par un sexe différent de celui qui la reçoit. Écoutons J.-J. Rousseau décrivant l'effet qu'il ressentit par deux fois à la suite de la correction que lui administra mademoiselle Lambercier : « Assez longtemps, dit-il, elle s'en tint à la menace, et cette menace d'un châtiment tout nouveau pour moi me semblait très-effrayante; mais, après l'exécution, je la trouvais moins terrible à l'épreuve que l'attente ne l'avait été; et ce qu'il y a de plus bizarre, c'est que ce châtiment m'affectionna davantage encore à celle qui me l'avait imposé. Il fallait même toute la vérité de cette affection et toute ma douceur naturelle pour m'empêcher de chercher le retour du même traitement en le méritant; car j'avais trouvé dans la douleur, dans la honte même, un mélange de sensualité qui m'avait laissé plus de désirs que de crainte de l'éprouver de rechef par la même main. Il est vrai que, comme il se mêlait sans doute à cela quelque instinct précoce du sexe, le même châtiment reçu de son frère ne m'eût point du tout paru plaisant. » J.-J. Rousseau avait huit ans lorsqu'il éprouva ce *mélange de sensualité* sous la honte que lui infligeait mademoiselle Lambercier, qui, s'apercevant à une seconde correction et à *quelque signe*, que le châtiment n'allait pas à son but, y renonça complétement.

Alimentation. — L'influence de l'alimentation sur le développement des désirs vénériens est si manifeste, qu'il suffit de l'énoncer sans preuves; cependant il est certains aliments qui ont une action plus spéciale sur les organes génitaux, et dont l'usage pourrait devenir une cause d'onanisme. Nous renvoyons le lecteur au chapitre de ce livre consacré aux aphrodisiaques; il y trouvera les aliments que l'on devra défendre aux masturbateurs.

Oisiveté. — Helvétius attribuait les goûts lascifs des Asiatiques à leur oisiveté, et l'indifférence des Canadiens pour l'amour aux fatigues que la chasse et la pêche leur faisaient éprouver. M. Villermé, qui n'a pas réussi à dresser le tableau statistique des naissances, envisagé sous ce point de vue, dit se rappeler avoir vu qu'à Saint-Domingue, en 1788, trois mariages de nègres ne donnaient que deux enfants, tandis que chaque union parmi les blancs en donnait trois. Comme conséquence de cette observation, le travail, l'exercice, la fatigue même, devront être prescrits aux masturbateurs.

Causes morales. — L'imagination des enfants est très-impressionnable; si l'on se rappelle ce que nous avons dit de l'empire de cette faculté sur l'orgasme vénérien, on comprendra sans peine avec quelle sollicitude il faudra éloigner du masturbateur les bals, les spectacles, les romans, les peintures lascives, les conversations licencieuses, en un mot toutes les causes capables d'agir érotiquement sur son imagination.

Imitation. — On a dit que l'onanisme était une maladie contagieuse, et rien n'est plus vrai. L'exemple d'un masturbateur ne manque jamais de porter ses fruits : la nouveauté d'abord et le plaisir ensuite sont les mobiles de cette contagion. C'est en invoquant cette cause qu'on peut expliquer la fréquence de ce vice dans les établissements où se rencontre un grand nombre de jeunes sujets : les écoles, les pensionnats, les colléges, tous les lieux enfin où l'éducation est en commun, exigent une surveillance sévère et constante, afin que cet horrible mal ne les dépeuple bientôt. Sous ce rapport nous sommes heureux de reconnaître toute l'importance que l'on attache à cette surveillance, et il n'est pas un directeur de ces établissements qui ne mette, à prévenir ou à détruire ce vice, tous les moyens physiques et moraux qui sont en son pouvoir.

La couche conjugale elle-même n'en est pas toujours exempte. Nous avons été consulté, pour cas de stérilité, par une femme qui nous fit les aveux les plus surprenants. Son mari, masturbateur émérite, n'avait point perdu cette habitude en contractant mariage; elle-même n'avait pas tardé à suivre son exemple, et tous deux, chacun de son côté, jouissaient solitairement de plaisirs qu'ils devaient goûter en commun. Le désir d'avoir des enfants les rapprochait seulement quelquefois, et ces malheureux ne se doutaient pas que c'était précisément leur honteuse habitude qui était l'obstacle le plus insurmontable à la réalisation de leurs vœux. Grâce à ce désir, qui, entre autres mobiles, était excité par des considérations de fortune, nous parvînmes à extirper ce double onanisme d'une couche où il n'aurait jamais dû pénétrer, et à rendre deux époux aux seules jouissances que permettent la morale, la médecine et la religion.

Telles sont les causes principales qui donnent lieu à

l'onanisme. Nous nous sommes un peu longuement arrêté
à leur énumération, parce que de leur connaissance exacte
découlent les moyens les plus propres à combattre cette
terrible habitude. On trouvera ces moyens exposés plus
loin, dans le paragraphe destiné au traitement de la masturbation.

Signes auxquels on reconnaît le masturbateur.

L'expérience prouve que l'onanisme peut exister à tous
les âges : l'enfance la plus tendre, la jeunesse, l'âge mûr
et la vieillesse en ont tous fourni des exemples ; cependant
l'enfance y est plus particulièrement adonnée.

Mais le masturbateur a une manière d'être spéciale,
des mœurs à lui, pour ainsi dire, qui dénotent sa funeste
passion, avant que l'épuisement ne vienne lever tous les
doutes : « Il y a dans les enfants, dit M. Deslandes, une
sorte d'instinct qui les porte à cacher, à dissimuler leurs
manœuvres, bien qu'ils n'aient pu encore apprendre que
c'est chose illicite et honteuse. L'art avec lequel ils éludent
la surveillance et déroutent les questionneurs est souvent
inconcevable ; on ne saurait s'en méfier trop. La nature
des fréquentations d'un jeune sujet peut éveiller les soupçons, car la masturbation se donne. Ayez l'œil sur celui
qui cherche l'ombre et la solitude, qui reste longtemps
seul sans pouvoir donner de bons motifs de cet isolement ;
que votre vigilance s'attache principalement aux instants
qui suivent le coucher et précèdent le lever : c'est alors
surtout que le masturbateur peut être pris sur le fait.
Jamais ses mains ne sont en dehors du lit, et généralement
il se plaît à cacher sa tête sous la couverture. A peine est-
il couché, qu'il paraît plongé dans un sommeil profond.
Cette circonstance, dont se méfie toujours l'homme exercé,
est une de celles qui contribuent le plus à causer ou à
nourrir la sécurité des parents. L'affectation que le jeune

coupable apporte dans ce faux sommeil, l'exagération marquée avec laquelle il feint de dormir, peuvent servir à le dénoncer. Souvent quand on l'approche on le voit rouge et couvert de sueur, sans que la température de la chambre, le poids des couvertures ou toute autre cause puissent expliquer cet état : en même temps la respiration est plus précipitée, le pouls plus développé, plus dur, plus fréquent; les veines sont plus grosses et la chaleur est plus forte que dans l'état habituel ; il y a enfin cette sorte de fièvre de turgescence générale qui accompagne ordinairement l'acte vénérien... La décoloration, la teinte foncée du visage, la teinte bleuâtre ou violacée des paupières, la langueur du regard, l'air de fatigue et de nonchalance du sujet, quand il a quitté son lit, la difficulté qu'on éprouve à l'en faire sortir, sont autant d'indices qui, réunis à d'autres, peuvent déceler sa déplorable habitude. »

A l'occasion de la *langueur du regard* que signale M. Deslandes, M. Pétrequin a spécifié davantage encore ce caractère, et il a remis il y a quelques années aux journaux de médecine une petite note qui se termine ainsi : « Il s'agit d'observer avec soin l'état de la pupille, dont le transport a lieu en haut et un peu en dedans chez les sujets adonnés à la masturbation. Leur regard est, comme on dit vulgairement, *langoureux* par suite de l'habitude contractée par les muscles de l'œil d'agir en raison de l'état de spasme répété dans lequel se plongent ces malheureux enfants. »

Nous avons nous-même plusieurs fois constaté la justesse de l'observation de M. Pétrequin, et nous attachons à ce caractère, à cet état de la pupille une importance méritée.

Les traces du sperme sur le linge sont bien souvent un indice précieux; cependant il ne faut pas les considérer comme infaillibles dans toutes les circonstances, car elles peuvent être le résultat de pollutions involontaires; pour-

11.

tant il importe de se rappeler que ce genre de pollutions est très-rare avant l'âge de quinze à seize ans, et qu'il est peu fréquent avant celui de vingt.

Comme on le voit, tous les signes notés comme capables de déceler l'onanisme sont loin de présenter un caractère constant de certitude. Aussi les parents et le médecin ne sauraient être trop réservés dans leur appréciation, et ce serait une faute grave que de se prononcer à la légère. La seule preuve, nous le disons ici avec les meilleurs observateurs, la seule preuve irréfragable de l'onanisme est l'*aveu* du sujet qui s'y livre.

Cette preuve est quelquefois fort difficile à acquérir; il est divers moyens de se la procurer, mais le plus sûr d'entre tous est de prendre le coupable sur le fait. D'ailleurs il est impossible de fixer des règles à cet égard; la conduite à tenir varie selon les circonstances, l'âge et le caractère du masturbateur. Les parents et le médecin s'inspireront de toutes ces conditions et surtout de leur prudence.

SUITES DE L'ONANISME.

L'ouvrage de Tissot sur l'onanisme a joui et jouit encore d'une grande réputation; l'auteur a chargé son tableau des couleurs les plus sombres, dans le but essentiellement honnête d'effrayer les masturbateurs et de les arrêter au bord de l'abîme qu'ils creusent sous leurs pas.

Cependant ce but n'a pas toujours été atteint, et bien souvent l'intention de Tissot a été trompée : « Le vénérable Tissot, dit Montègre, pour détourner la jeunesse du penchant dangereux de la masturbation, a cru devoir charger le tableau des maux qui peuvent en être la suite : il est résulté de cette exagération un effet tout contraire à celui que l'auteur en attendait. Quelques jeunes gens à imagination vive et faible, frappés des peintures hideuses qu'ils avaient sous les yeux, se sont crus immédiatement atteints de tous les maux dont on les menaçait, et plusieurs sont tombés dans le désespoir ; le plus grand nombre, au contraire, ne sentant rien en soi des effets terribles attribués sans restriction à cette habitude, en ont conclu ou que tout était fiction, ou qu'ils se trouvaient dans un cas particulier qui les mettait à l'abri du danger. »

Nous ne voulons pas mériter un semblable reproche. D'ailleurs notre intention est de nous renfermer strictement dans le cadre qui nous est tracé, et de ne pas abandonner le terrain de l'impuissance et de la stérilité. Que dans les ouvrages exclusivement consacrés à l'onanisme on déroule le lugubre tableau de toutes les misères morales et physiques qu'engendre ce vice, nous le comprenons ; mais nous, pour qui l'onanisme n'est qu'une branche de notre travail, nous serions malvenu à marcher sur les traces du célèbre Tissot

Nous ne nous arrêterons donc qu'à deux infirmités résultant de l'onanisme : l'impuissance et la stérilité.

Impuissance, suite de l'onanisme.

La masturbation peut déterminer l'impuissance soit directement en portant son action sur les organes génitaux eux-mêmes, soit indirectement en donnant d'abord naissance à une affection, ou générale ou spéciale aux organes générateurs, laquelle devient ensuite cause efficiente de l'impuissance.

C'est à ce double point de vue que nous allons examiner l'impuissance produite par l'onanisme.

Impuissance directe.

M. Deslandes peint ainsi l'état déplorable du masturbateur réduit à l'impuissance :

« L'esprit, dit-il, que le sens vénérien dominait en maître veut commander à son tour ; mais il n'est point, il ne peut plus être obéi. Il faudrait, lorsque cette sorte de paralysie arrive, que le souvenir des jouissances passées se perdît; mais il survit impitoyablement, et c'est en lui seul maintenant qu'existe le besoin qui naguère venait des parties génératrices. Tourmenté par ce souvenir, le masturbateur blasé tourmente à son tour ses organes engourdis. N'obtenant plus rien de ses anciennes méthodes, il en invente de nouvelles, et finit par tomber dans le bizarre, le monstrueux, l'horrible. Ses pensées d'autrefois, comparées à celles qui l'obsèdent maintenant, n'étaient que de candeur et d'innocence. L'onanisme, tel qu'il le pratiquait, pourrait presque passer pour une action louable à côté de celles qu'il rêve à présent et que, s'il peut, il exécute. S'il porte encore la main sur lui, elle est armée, car seule elle ne suffirait plus. Ce n'est point à la surface de ses organes qu'il cherche les sensations que son impitoyable mémoire exige de lui : cette surface est morte pour le plaisir; il le cherche plus profondément, là, où sa main n'étant jamais parvenue, quelques restes de sensibilité peuvent se trouver encore. Des manœuvres que précédemment il eût regardées comme une torture, il n'hésite pas à s'y livrer. Au besoin il se meurtrit, il se déchire; il ne reculera devant rien, pourvu qu'il sente, fût-ce de la douleur, car, à tout prix, il faut qu'il sente. Cela dure jusqu'au moment où ces douloureuses ressources viennent aussi à lui manquer, ce qui arrive inévitablement, soit parce qu'elles se sont usées elles-mêmes, soit à cause des accidents graves qu'elles finissent par amener. »

Les exemples des pratiques les plus bizarres auxquelles se livrent les masturbateurs réduits à l'impuissance ne sont pas rares.

Un des faits les plus remarquables en ce genre que possède la science, a été rapporté par Chopart dans son *Traité des maladies des voies urinaires*. Nous croyons utile de le reproduire dans son entier, car de pareilles observations ne s'analysent pas :

« Gabriel Galien, dit-il, se livra à la masturbation à l'âge de quinze ans avec un tel excès, qu'il la réitérait huit fois par jour. Peu de temps après, l'éjaculation de la semence devint rare et si difficile, qu'il se fatiguait pendant une heure pour l'obtenir, ce qui le mettait dans un état de convulsion générale; et encore ne rendait-il que quelques gouttes de sang et point d'humeur séminale. Il ne se servit que de sa main jusqu'à l'âge de vingt-six ans pour satisfaire cette dangereuse passion. Ne pouvant plus ensuite exciter l'éjaculation par ce moyen, qui ne faisait qu'entretenir la verge dans un état de priapisme presque continuel, il imagina de se chatouiller le canal de l'urètre avec une petite baguette de bois d'environ 6 pouces de longueur. Il l'y introduisit plus ou moins, sans l'enduire d'aucune substance grasse ou mucilagineuse capable d'adoucir la rude impression qu'elle devait faire sur une partie aussi sensible. L'état de berger qu'il avait embrassé lui donnait souvent l'occasion d'être seul et de se livrer facilement à sa passion; aussi employait-il à différentes reprises quelques heures de la journée à se titiller l'intérieur de l'urètre avec sa baguette. Il en fit constamment usage pendant l'espace de seize années; elle lui procurait une éjaculation plus ou moins abondante. Le canal de l'urètre, par un frottement de cette nature si souvent réitéré et si longtemps soutenu, devint dur, calleux et absolument insensible. Galien trouva alors sa baguette aussi inutile que sa main, et se crut le plus malheureux des hommes. L'aversion insurmontable qu'il avait pour les femmes, l'abstinence à laquelle il se voyait réduit, l'érection continuelle qui provoquait sa passion sans qu'il pût l'assouvir, semblaient en effet justifier son idée. Dans cet état d'effervescence mélancolique qui avait lieu tant au physique qu'au moral, ce berger laissait souvent errer son troupeau ; il ne s'occupait que de la recherche d'un nouveau moyen propre à se satisfaire. Après bien des tentatives également infructueuses, il revint avec un nouvel acharnement à l'usage de la main et de la baguette ; mais, voyant que ces moyens ne faisaient qu'irriter ses faux besoins, il tira, comme par désespoir, un mauvais couteau de sa poche, avec lequel il s'incisa le gland, suivant la longueur du canal de l'urètre. Cette incision, qui aurait causé à tout autre homme les douleurs les plus aiguës, ne lui procura qu'une sensation agréable suivie d'une éjaculation complète. Enchanté de son heureuse découverte, il résolut de se dédommager de son abstinence forcée toutes les fois que sa fureur le dominerait. Les fossés, les buissons, les rochers lui servaient d'asile pour répéter ou exercer son nouveau procédé, qui lui procurait toujours le plaisir et l'éjaculation qu'il en attendait. Enfin, donnant tout l'essor possible à sa passion, il parvint, peut-être en mille reprises, à se fendre la verge en deux parties exactement égales, depuis le méat urinaire du gland jusqu'à la partie de l'urètre et des corps caverneux qui répond au-dessus du scrotum et près de la symphyse des pubis.

» Lorsque le sang coulait en abondance, il arrêtait l'hémorrhagie en liant circulairement la verge avec une ficelle, et il serrait suffisamment la ligature pour s'opposer à l'écoulement du sang, sans en intercepter le cours dans les corps caverneux. Trois ou quatre heures après, il ôtait cette ligature et abandonnait les parties divisées à elles-mêmes. Les diverses incisions qu'il se faisait à la verge n'éteignaient pas ses désirs. Les corps caverneux, quoique divisés, étaient souvent en érection en divergeant à droite et à gauche. M. Sernin, chirurgien en chef de l'Hôtel-Dieu de Narbonne, qui m'a communiqué ce fait, a été témoin du phénomène de cette érection.

» Ne pouvant plus se servir de son couteau, parce que la section de la verge se portait sur les os pubis, Galien se vit dans de nouvelles détresses ; il reprit l'usage d'une seconde baguette, plus courte que la première ; il se l'insinua dans le reste du canal de l'urètre, et, titillant à sa volonté cette partie du canal et les orifices des conduits éjaculateurs, il provoquait l'éjection de la semence. C'est ainsi que ce masturbateur vraiment extraordinaire s'est amusé les dix dernières années de sa vie, sans avoir la moindre inquiétude sur la division de sa verge. La longue habitude qu'il avait de l'exercice de sa baguette le rendait intrépide et quelquefois nonchalant dans l'usage qu'il en faisait. Le 12 juin 1774 il l'enfonça avec si peu de ménagement, qu'elle lui échappa des doigts et qu'elle tomba dans la vessie. Bientôt après des accidents graves se manifestèrent, etc., etc. »

On s'émeut malgré soi au récit de semblables tortures, et l'on comprend que, lorsque l'onanisme a acquis un pareil degré de passion, il est bien peu de ressources, physiques ou morales, dont on puisse attendre quelque efficacité. Le malheureux est alors voué à une mort certaine, car, arrivé à ce point, le mal est incurable. Cependant on doit, jusqu'au dernier moment, combattre l'exercice de l'onanisme par tous les moyens ; il n'en est aucun que réprouve la prudence, car, ainsi qu'on le dit vulgairement, on joue le tout pour le tout. Nous donnons plus loin l'énumération de ces moyens: nous y renvoyons le lecteur.

Impuissance indirecte.

Pertes séminales.

Avant M. Lallemand, l'histoire des pertes séminales avait à peine été ébauchée : quelques mots dans les écrits d'Hippocrate, un mémoire sous forme de lettre de Wichmann avec quelques commentaires de son traducteur,

Sainte-Marie, constituaient à peu près tous les matériaux que la science possédait sur cette importante partie de l'art.

En 1836, M. Lallemand aborda le sujet avec toute l'élévation d'esprit qu'on lui connaît, et malgré quelques publications récentes, son ouvrage est resté le guide le plus important et le plus sûr pour l'étude de cette maladie.

Désignée tour à tour sous les noms de *consomption* ou *phthisie dorsale*, de *spermatorrhée*, de *pertes séminales involontaires*, de *pollutions diurnes* et *nocturnes*, cette affection n'est pas toujours et fatalement le résultat de l'onanisme.

Parmi les causes qui lui peuvent donner naissance, M. Lallemand place en première ligne la blennorrhagie, et ne fait venir la masturbation qu'après elle. Tous les auteurs qui l'ont suivi ont été unanimes à accorder la même valeur à ces deux causes ; mais pour notre compte, nous doutons que la blennorrhagie produise aussi souvent que la masturbation les pertes séminales.

En parlant de la syphilis, nous dirons de quelle manière la blennorrhagie produit la spermatorrhée, et par suite l'impuissance. Nous ne devons ici que rechercher l'action de l'onanisme.

La masturbation détermine les pertes séminales de deux manières : 1° en faisant naître, à raison de sa fréquence, un état inflammatoire dans les vésicules séminales ; 2° en jetant dans l'inertie l'appareil génital fatigué, relâché, pour ainsi dire, par de trop nombreuses émissions de sperme.

Quel que soit le mode d'action de l'onanisme, la spermatorrhée ne présente pas toujours la même gravité : tantôt la sortie du sperme a lieu rarement, avec érection et un sentiment de plaisir : ce sont les pollutions nocturnes qui dénotent plus souvent la santé que la maladie ; tantôt la sortie du sperme est plus fréquente : elle a lieu pendant la nuit, sous l'influence des rêves et avec plaisir ; tantôt la perte est tout à fait involontaire, sans plaisir et pendant la

nuit; tantôt enfin la perte est encore involontaire, sans
érection, sans plaisir, mais pendant le jour.

Ces deux dernières variétés sont les plus graves et constituent réellement la spermatorrhée.

Nous ne nous occuperons que d'elles seules, en conservant la division fondamentale de pertes involontaires nocturnes et pertes involontaires diurnes.

Caractères locaux des pertes séminales.

Pertes involontaires nocturnes. — Tant que les pertes
séminales sont accompagnées d'érection et de plaisir,
comme dans le cas de pollutions nocturnes, le malade ne
peut se méprendre sur le liquide qui tout d'un coup le
mouille pendant la nuit; il le reconnaît même au réveil
par les taches toutes particulières que le sperme laisse sur
le linge ou sur quelque partie de son corps, et qui se détache, quand il est sec, en petites croûtes très-minces, que
M. Lallemand compare à la bave desséchée du limaçon.
Mais lorsque, par suite de la gravité de la maladie, le
sperme s'échappe sans plaisir, sans érection et sans excitation d'aucune sorte, toutes les nuits et plusieurs fois
dans la même nuit, la liqueur séminale perd peu à peu sa
consistance, sa couleur, son odeur et même ses zoospermes,
et prend graduellement les apparences d'un simple mucus. En de pareilles circonstances on pourrait se méprendre sur la nature du liquide rendu, si l'on ne se rappelait
que ce qui caractérise l'émission du sperme est que cette
émission est toujours subite et jamais continue. Ce caractère de la soudaineté de l'émission est important à noter,
surtout pour les cas où la liqueur est claire comme de l'eau.

Quelquefois, lorsque la spermatorrhée tient à un état
inflammatoire des vésicules séminales, le sperme, en même
temps qu'il est plus fluide, est rougeâtre et sanguinolent.

Cependant, ces cas sont excessivement rares, et M. Lal-

12

lemand n'a rencontré ce symptôme qu'une seule fois :
« Ici je ferai remarquer, dit-il, que dans les pollutions
nocturnes, et en général dans les pertes séminales involontaires, le sperme subit très-rarement d'autres altérations que celles dont j'ai parlé, lors même que les malades
ont rendu du sang en se livrant à la masturbation ou au
coït avec fureur. Je n'ai vu qu'un seul malade dont les
pollutions aient été sanguinolentes pendant quelques jours
seulement. »

Dès le début de la maladie, la perte nocturne se produit au milieu de pensées, de souvenirs ou de rêves lubriques ; souvent même, et plusieurs malades nous en ont
fait l'aveu, ces rêves représentent des images qui, dans la
veille, ont quelque chose de repoussant, comme l'accouplement d'animaux, de mouches, de limaces, etc. ; des poses,
des gestes voluptueux de bêtes immondes, tels que le cochon, le serpent, etc. Plus tard ces apparitions étranges ne
sont même plus nécessaires, et il suffit, pour provoquer la
perte, de la plénitude de la vessie ou du rectum, d'un lit
trop chaud ou trop mou, de boissons chaudes et excitantes, du frottement de la verge contre les draps du
lit, etc., etc.

Pertes involontaires diurnes.—Il est deux circonstances,
surtout, au milieu desquelles se produit pendant le jour la
perte de la semence : ces deux circonstances sont les efforts
pour aller à la garde-robe et pour uriner.

Les pertes qui ont lieu pendant la sortie des matières
fécales résultent de la compression des vésicules séminales,
et, dans d'autres cas, de ce que le mouvement de contraction se propage du rectum au réservoir de la semence.
Dans le premier cas, c'est-à-dire lorsqu'il y a compression
des vésicules séminales, la perte a lieu au moment même
de la défécation, et surtout dans la fin des efforts qu'elle
nécessite. Dans le second cas, au contraire, alors que la

perte dépend de la propagation du mouvement de contraction du rectum, la sortie du sperme se fait quand tout est terminé, et même pendant le rajustement des vêtements. Au début de la maladie, le sperme est rendu avec une abondance et quelquefois avec une sensation de plaisir qui ne permettent pas de le méconnaître. Plus tard, quand il est expulsé en petite quantité et qu'il a perdu sa consistance pour devenir aqueux, il peut s'échapper à l'insu du malade.

Lorsque la perte accompagne l'émission des urines, le sperme ne se mêle jamais à celles-ci et ne sort qu'avec les dernières gouttes, au moment où la vessie achève de se vider par quelques contractions énergiques. « C'est dans les dernières gouttes d'urine expulsées par la vessie, dit M. Lallemand, qu'il faut chercher les traces de la liqueur séminale : ce sont elles qui sont épaisses, gluantes, visqueuses, et qui s'arrêtent quelquefois à l'ouverture du gland comme des grumeaux caillebottés d'une consistance qui peut égaler celle de l'amidon ; ce sont elles seulement qui laissent sur la chemise des empreintes semblables à celle de l'empois. J'ai fait voir que cette matière qui reste dans le canal ne peut provenir que des vésicules séminales, puisque le fluide prostatique, le mucus urétral ou vésical sont toujours expulsés dès les premiers jets de l'urine. Les malades reconnaissent facilement eux-mêmes, à la consistance particulière de ces dernières gouttes, à leur onctuosité entre les doigts, qu'ils viennent d'avoir une pollution diurne. »

Dans les cas récents on voit rouler au fond du vase de petites granulations de volume variable, demi-transparentes, irrégulièrement sphériques, assez semblables à des grains de semoule. Mais plus tard, et par les progrès de l'affection, le passage du sperme n'est plus apprécié par les malades, et les urines ne laissent plus déposer de granulations caractéristiques. Alors la matière spermatique se décèle par un nuage épais, blanchâtre, homogène et parsemé de petits points brillants qui gagnent les couches inférieures, et que l'on a comparés avec raison au dépôt qui se forme dans une décoction d'orge ou de riz un peu concentrée.

Une perte séminale n'accompagne pas chaque émission d'urine. C'est ordinairement le matin, surtout si la nuit a été mauvaise, que la sortie du sperme a lieu; d'autres fois c'est après une excitation physique ou morale des organes génitaux, un refroidissement brusque, une digestion laborieuse, etc., etc.

Les pertes involontaires diurnes peuvent encore se produire dans des circonstances autres que la défécation et l'émission des urines; ces circonstances reconnaissent des causes variées qui se résument pour la plupart dans une excitation plus ou moins vive portée sur les organes génitaux, comme l'équitation, la promenade en voiture, ou dans une excitation morale, telles que l'impatience, la colère, etc., etc.

Caractères généraux des pertes séminales.

Un des premiers effets et des plus importants des pertes séminales est l'impuissance; mais ce symptôme est variable selon les individus et selon le degré de la maladie: tantôt l'érection est toujours et radicalement impossible; tantôt elle n'a lieu qu'à des intervalles très-éloignés; tantôt enfin la sensibilité de la verge est conservée, et nous avons vu que dans ces cas les moins graves l'émission pouvait se faire par le moindre contact. « Dans tous les cas de pollutions nocturnes ou diurnes que j'ai rapportés, dit M. Lallemand, le premier symtôme qui a décelé le commencement de la maladie a toujours été une diminution notable dans l'énergie et la durée des érections, tandis que l'éjaculation devenait au contraire plus facile. On a vu que, par la suite, les évacuations devenant encore plus précipitées, tout à fait involontaires, les tissus érectiles cessent complétement de répondre aux sollicitations les plus directes, les plus variées. Quelquefois même alors le sang paraît s'en retirer, au lieu d'y affluer, car la verge est plus rétractée que dans l'état ordinaire de repos. » Ainsi, comme nous le disions plus haut, une véritable corrélation existe entre l'impuissance et la spermatorrhée ; plus cette dernière est avancée, c'est-à-dire plus l'émission est facile et fréquente, plus la première est prononcée.

Tout l'organisme des individus atteints de pertes séminales présente le même caractère que les organes génitaux, c'est-à-dire celui d'un affaiblissement général. Ne se plaignant absolument d'aucune douleur, ces malheureux sont maigres, pâles, engourdis, stupides, énervés, accusant une grande faiblesse, surtout dans les cuisses et les lombes ; paresseux dans leurs actions, incertains dans leurs volontés. Leur estomac, affaibli comme tous les autres organes, opère mal les digestions, ce qui détermine des flatuosités dans le ventre et des accumulations de gaz. Pourtant, le malade conserve tout son appétit ; quelquefois même il éprouve plus fortement le besoin de la faim, et malheur à lui s'il s'y abandonne, car l'introduction d'aliments dans son estomac débilité est pour lui une source de maux et de tortures.

La respiration participe à cet état général d'affaiblissement : le malade est essoufflé, oppressé, et pousse des soupirs fréquents ; il a une tendance marquée au rhume et contracte facilement la phthisie.

Le cœur est souvent le siége de palpitations violentes et excitées par la moindre émotion ; il n'y a jamais de fièvre, à quelque degré que soit parvenu le mal, à moins d'une complication.

12.

Mais les symptômes généraux les plus marquants se passent du côté de la sensibilité. Presque tous les sens s'affaiblissent et perdent de leur énergie; le cerveau est le siége de douleurs quelquefois intolérables; le sommeil d'abord léger, peu réparateur, est troublé par des rêves lascifs au début, mais épouvantables plus tard, ainsi que nous l'avons déjà dit. L'insomnie finit par être complète. « Alors, dit M. Lallemand, ces malheureux passent très-souvent toute la nuit à s'agiter sans pouvoir trouver une position passable, à se découvrir et à se recouvrir, à se lever et à se recoucher; tantôt ils se promènent avec agitation, ou ils se roulent sur leur lit comme des furieux, comme des aliénés; tantôt ils tombent dans le morne affaissement du désespoir; ils ont par instants tout le corps brûlant et la tête en feu; ils sentent leurs artères battre sur leur oreiller, puis ils se trouvent glacés et couverts d'une sueur froide. Pendant l'obscurité de ces longues nuits sans repos, leur imagination se nourrit des souvenirs les plus tristes, les plus humiliants; leur pensée revient sans cesse aux projets les plus sombres, les plus extravagants. C'est alors surtout qu'ils sont poursuivis par les plus violentes tentations de suicide. »

Sous l'empire de ces pensées sinistres, le caractère s'altère : ces infortunés deviennent sombres, lâches, pusillanimes; ils sont sans volonté et n'osent prendre une décision; ils ne se complaisent que dans les idées de mort, et ne savourent qu'une seule chose, le dégoût de la vie. Il n'est pas rare de voir leurs facultés intellectuelles s'affaiblir entièrement, et les malheureux devenir fous, avant que la mort apporte un terme à de pareilles souffrances.

Nous avons adouci plutôt que chargé le tableau que présentent les individus atteints de pertes séminales.

Existe-t-il des remèdes à leurs maux? Peut-on leur épargner quelques-unes de leurs tortures? C'est ce que nous allons examiner dans le paragraphe suivant.

Traitement de l'impuissance par suite de pertes séminales.

Le traitement de la spermatorrhée varie avec les causes qui lui donnent naissance. Pour ce qui nous concerne, nous n'avons considéré les pertes séminales qu'au double point de vue de l'onanisme d'où elles découlent parfois, et de l'impuissance qu'elles produisent presque toujours. En conséquence, ce que nous avons à dire de leur traitement doit se renfermer dans le cadre que nous nous sommes tracé, et s'appliquer à la spermatorrhée présentant le double caractère : 1° d'être engendrée par l'onanisme; 2° de déterminer l'impuissance, c'est-à-dire l'atonie des organes génitaux.

Nous avons précédemment dit que le mode d'action de l'onanisme, pour la production des pollutions involontaires, consistait, tantôt à développer un état inflammatoire dans les vésicules spermatiques, et tantôt, ce qui est le cas le plus commun, à fatiguer et à user l'énergie des organes générateurs.

L'état inflammatoire est rarement aigu : quand il existe, le sperme est sanguinolent, et nous avons vu plus haut que M. Lallemand ne l'avait observé qu'une seule fois. Pour notre compte, le sperme ne nous a jamais présenté ce caractère, et les malades ne nous ont jamais accusé une douleur fixe aux vésicules séminales, ce qui éloigne encore l'idée d'une inflammation aiguë.

L'inflammation est donc chronique et n'exige pas impérieusement des affaiblissants que repousserait d'ailleurs l'organisme débilité du malade.

Par conséquent, que l'onanisme ait produit les pollutions involontaires par une inflammation chronique des

vésicules spermatiques, ou par l'affaiblissement des organes génitaux, le traitement devra être le même.

La condition première, celle qu'il importe le plus d'obtenir, et sans laquelle tous les moyens échoueraient, c'est
la disparition complète, absolue de la cause qui a donné
naissance tout à la fois à la spermatorrhée et à l'impuissance, c'est-à-dire de l'onanisme. Nous dirons tout à l'heure
de quelle manière on peut parvenir à rompre cette funeste
habitude ; mais ici, nous le répétons encore, il faut de
toute nécessité que le malade ne se masturbe plus.

Ce premier succès obtenu, on portera son attention en
même temps sur l'état général de l'organisme et sur l'état
des organes génitaux.

Pour combattre l'affaiblissement général que nous avons
dit caractériser les individus perdant involontairement la
semence, on aura recours au régime fortifiant et tonique ;
on en usera d'abord sobrement, car il faut habituer progressivement l'estomac à reprendre ses fonctions ; en le
chargeant tout à coup d'aliments qui useraient sa dernière
énergie, on augmenterait à coup sûr son inertie et sa faiblesse. Pour hâter le moment où la digestion sera normale, on se trouvera bien d'employer l'élixir de Cagliostro,
dont nous avons précédemment donné la formule, page 102.
Cet élixir nous a rendu de véritables services dans maintes
circonstances de ce genre.

Lorsque l'état de l'estomac le permettra, on agira sagement en prenant des boissons froides, du lait glacé ; puis
devront venir les ferrugineux, les astringents même, et
l'on devra essayer l'eau de Spa, avec laquelle M. Cambuzy,
de Namur, assure avoir guéri des pertes séminales diurnes
à chaque garde-robe.

A mesure que l'on travaillera ainsi à relever la constitution, à rendre au corps la force qu'il a perdue, on s'occupera à redonner aux organes génitaux l'énergie dont ils

sont privés; la vitalité en revenant à ces parties retiendra le sperme dans ses réservoirs, et rendra l'érection à la verge.

Les bains froids, les bains de mer, qui sembleraient indiqués ici, ont cependant toujours produit de mauvais effets. Il faudra donc s'en abstenir complétement. Il n'en est pas de même des applications froides sur les lombes et le périnée. Nous en avons quelquefois retiré de bons avantages; mais ce qui convient le mieux sous ce rapport, ce sont les douches froides, telles que nous les avons décrites page 65.

Dans deux cas de pertes seminales diurnes nous avons obtenu des effets surprenants de l'application au périnée de compresses trempées dans le vinaigre. Cette médication, pour rendre à chacun ce qui lui appartient, avait été jadis préconisée par Tarbès, chirurgien à Toulouse, qui, lui, se servait d'une éponge au lieu de compresses.

Les aphrodisiaques trouvent naturellement ici leur place. Nous recommandons les pilules suivantes :

Acide phosphorique solidifié. . . . . 4 grammes.
Camphre broyé. . . . . 1 gramme 20 centigr.
Poudre d'écorce de quinquina. . . . 4 grammes.
Extrait de cascarille. . . . . quantité suffisante.

Il faut faire des pilules de dix centigrammes, qu'on roule dans la poudre de cannelle, et en prendre cinq trois fois par jour.

La noix vomique, administrée de la manière suivante, a rendu souvent de grands services :

Extrait alcoolique de noix vomique. 5 grammes.

Diviser ces 5 grammes en cent pilules, et les prendre ainsi :

Pendant cinq jours, une pilule chaque soir.

Les cinq jours suivants, une le matin, deux le soir.

Pendant cinq autres jours, deux le matin, deux le soir.

Pendant cinq autres jours encore, deux le matin, trois le soir.

Et ainsi de suite, jusqu'à ce que le malade en prenne huit par jour : quatre à la fois le matin, quatre le soir.

Quelques malades ont pris, sans accident, jusqu'à quatorze pilules par jour.

Quand la chose est possible, ajoutez à cette prescription le liniment suivant :

Teinture de noix vomique. . . . . } 60 grammes de chaque.
Teinture d'arnica ou de mélisse. . }
Teinture de cantharides. . . . . . . 15 grammes.

Avec ce liniment, il faut frictionne les lombes et la partie interne et supérieure des cuisses.

Nous avons employé ces deux espèces de pilules, et nous avons obtenu des succès avec les unes et les autres; mais, pour des raisons qu'il serait trop long d'exposer ici, nous leur préférons la potion suivante :

Éthérolé de phosphore. . . . . 6 gouttes.
Teinture de castoréum. . . . . . . } 2 grammes de chaque.
Teinture de gingembre. . . . . . }
Sirop d'opium. . . . . 15 grammes.
Décoction de canne de Provence. . . 300 grammes.

Nous donnons au malade une cuillerée à bouche de cette potion matin et soir, deux heures avant et après les repas.

Nous remplaçons quelquefois les douches froides par le liniment ci-dessus indiqué.

Ces moyens réussissent généralement, mais il est des cas où il faut modifier la prescription et alors l'intervention du médecin est complétement nécessaire.

TRAITEMENT DE L'ONANISME.

L'onanisme ne produit pas immédiatement tous les maux que signalent les auteurs, et dont nous avons décrit quelques-uns; ce n'est qu'à la longue, à la suite de pratiques souvent répétées et surtout disproportionnées avec l'âge et la force du sujet, que commence à se dérouler le tableau des tortures morales et physiques qui, si elles ne sont pas arrêtées, conduisent fatalement le malade à la tombe.

Une double indication se présente donc à remplir dans le traitement de l'onanisme : la première doit se proposer d'arrêter le masturbateur dans sa marche, de l'arracher à sa vicieuse habitude, en un mot, de prévenir les suites funestes de l'onanisme ; la seconde indication, au contraire, aura pour but de guérir les maux produits par la masturbation, de réparer les brèches faites à l'organisme tout entier, et, pour tout dire en un mot, de redonner au malade la vie qu'il a perdue au milieu de jouissances exagérées et bien souvent précoces.

Cette double série de considérations remplira les deux paragraphes suivants.

Traitement préservatif des suites de l'onanisme.

Le développement que nous avons donné au paragraphe relatif aux causes de l'onanisme rendra celui-ci plus court, car, en décrivant chacune de ces causes, nous avons en quelque sorte indiqué le remède qui lui convient : ainsi quand l'habitude de la masturbation est engendrée par le développement trop considérable du tissu érectile des parties génitales, surtout chez la femme, l'excision du clitoris et quelquefois des petites lèvres se présente naturellement à la pensée ; de même si le désir ou plutôt le besoin de se masturber tient à la présence d'une dartre, d'un calcul dans la vessie, d'une cause quelconque d'irritation ayant son siége aux parties génitales, on comprend que la première et l'on peut dire l'unique indication à remplir est de faire disparaître cette dartre ou cette cause quelconque d'irritation, etc., etc.

Cependant il est certaines considérations qui découlent de quelques circonstances étrangères au masturbateur et qui doivent trouver place ici.

En parlant des saisons et des climats, nous avons dit que les températures élevées agissaient sur l'orgasme vénérien en l'éveillant de bonne heure; nous avons également noté l'oisiveté, la mollesse et certaines corrections comme produisant les mêmes effets : de ces observations, sur la justesse desquelles tout le monde est d'accord, découle pour les enfants un système d'éducation physique destiné à prévenir ou tout au moins à combattre l'habitude de l'onanisme.

L'influence qu'exerce la chaleur sur le développement du sens génital doit faire proscrire pour les enfants en général, et surtout pour ceux qui se livrent à la masturbation, les vêtements trop lourds ou trop chauds; on aura soin, pour éloigner toute cause d'irritation, de ne jamais appliquer immédiatement sur la peau des habits de laine; on mettra entre eux et le corps un caleçon de toile qui offre en même temps l'avantage d'être frais et de ne pas conserver la chaleur.

Les mêmes précautions devront être prises pour le coucher, et l'on aura garde de couvrir le lit d'édredons et d'employer des oreillers de plumes; outre que les uns et les autres donnent au corps une haute température, ils sont un objet de mollesse qui dispose peu au travail et à l'exercice.

Quand la santé du masturbateur le permettra, il faudra même éloigner les matelas et les oreillers de crin; on le fera coucher sur la paille ou sur des feuilles de maïs, et dans aucune circonstance, sauf les cas de maladie, on ne lui permettra de rester au lit après son réveil. Sous ce rapport, la surveillance la plus sévère devra être exercée: l'enfant soupçonné ou reconnu masturbateur ne gardera le lit que le temps strictement nécessaire au sommeil.

À peine levé, on le soumettra à un exercice physique quelconque : la marche, la promenade, seront préférées, afin qu'il puisse librement respirer l'air pur du matin ; la journée sera remplie par des occupations diverses, car il faut que le masturbateur n'ait pas un instant où il s'appartienne.

Par les exemples que nous avons rapportés des effets de la fustigation, on comprend que les corrections à infliger aux enfants doivent être d'une tout autre nature : on s'adressera, par exemple, à leur amour-propre ; et, si l'on a bien étudié le caractère de l'enfant, on mettra en jeu sa passion favorite.

L'alimentation sera simple, frugale, mais nourrissante ; on se gardera avec soin des mets recherchés, apprêtés avec art et plus propres à contenter le goût blasé qu'à satisfaire l'appétit.

L'éducation morale n'exige ni moins de soins, ni moins de sollicitude : on aura l'œil constamment ouvert sur les domestiques, ceux surtout qui sont préposés à la garde des enfants ; que l'on n'oublie jamais que l'onanisme est un vice contagieux et que les enfants possèdent à un haut degré la faculté d'imitation ; qu'on se rappelle aussi que la masturbation est un moyen souvent employé par certains domestiques, dans le but d'apaiser les cris des enfants, et qui devient ainsi un véritable enseignement de ce vice.

Enfin ne donnez aux jeunes imaginations que des exemples moraux et honnêtes ; éloignez-les de ces spectacles honteux où la débauche couronnée s'étale sous les formes les plus ravissantes, et surtout épargnez-leur les tableaux enchanteurs que présentent tous les romans ; la lecture des mauvais livres est peut-être le poison le plus funeste pour l'adolescence ; que de belles espérances nous avons vu briser par elle ! que de brillants avenirs nous avons vus pour jamais détruits ! O pères et mères qui voulez le bonheur de

vos enfants, pénétrez-vous bien qu'il est tout entier dans
une bonne éducation physique et dans une bonne éducation morale ; par la première vous assurez leur santé, le
plus précieux de tous les biens, et par la seconde vous
leur donnez la vertu, sans laquelle la santé se perd et les
douces joies de l'âme s'envolent.

L'éducation physique et morale bien ordonnée est donc
l'unique préservatif de l'onanisme ; par elle il est possible
de prévenir ce vice honteux, mais elle est bien souvent
impuissante à le détruire et à le déraciner quand il existe,
quand il a été avoué.

Il faut donc recourir à d'autres moyens.

Ces moyens sont de deux sortes, ou moraux ou physiques ; en d'autres termes, les premiers tendent à ce que la
volonté résiste au désir de se masturber, et les seconds
ont pour but d'empêcher les pratiques elles-mêmes de l'o-
nanisme.

Les moyens qui agissent sur la volonté des masturbateurs sont la *crainte* et les *distractions*. Les motifs de
crainte sont aussi variables que les individus : chez les
uns on fera valoir la crainte de Dieu et l'on appellera à
son aide la foi religieuse ; M. Deslandes cite une jeune
femme qui se masturbait beaucoup et qui suspendait toujours ses manœuvres à l'approche de Pâques, époque à
laquelle elle communiait ; chez les autres on recourra à la
crainte de la honte, du déshonneur, si leur secret était
connu ; chez ceux-ci, ce sera la crainte d'un père irrité,
d'une mère désolée ; chez ceux-là, la crainte des infirmités
et la peur de la mort, etc., etc.

La crainte des infirmités et de la mort est incontestablement celle qui a le plus d'influence et qui agit sur un plus
grand nombre de masturbateurs ; cependant il faut se
garder de trop rembrunir le tableau ; nous avons rappelé
plus haut les reproches que l'on avait adressés au livre de

Tissot; il faut dire toute la vérité au masturbateur, mais rien que la vérité; elle est déjà suffisamment affreuse pour frapper l'imagination de terreur; si le récit de la vérité ne suffit pas, on a une dernière ressource, c'est d'en montrer l'effrayante réalité, en conduisant le masturbateur au lit de mort d'une victime de ce vice.

Mais quand la volonté est trop faible pour résister aux désirs vénériens, il faut avoir recours aux moyens physiques, à ceux qui s'opposent matériellement aux manœuvres de l'onanisme.

La première condition à remplir est de ne *jamais* laisser *seul* le masturbateur; la surveillance la plus rigoureuse est ici indispensable; cependant on ne doit pas ajouter une confiance aveugle en ce moyen : nous avons vu une petite fille qui se masturbait à côté de sa mère par un mouvement imperceptible du corps sur le siége où elle était assise.

On devra forcer les enfants, surtout les garçons, à ne pas tenir leurs mains dans les poches du pantalon et à dormir les mains hors du lit.

Quand ces moyens sont insuffisants, ce qui arrive souvent lorsque les masturbateurs sont depuis longtemps adonnés à leur habitude, il est indispensable de recourir à des appareils ou bandages propres à préserver de tout contact les parties génitales.

Nous ne pouvons ici décrire ces appareils, dont la forme et les substances qui les composent sont essentiellement variables; c'est au médecin, c'est aux parents sages et instruits qu'il convient de décider celui qui doit avoir la préférence, car tous ne sont pas capables de déjouer les ruses du masturbateur.

Traitement curatif des suites de l'onanisme.

On peut être appelé à remplir les conditions de ce traitement dans deux circonstances tout à fait différentes :

dans l'une, on agit alors même que l'habitude de la masturbation n'a pas cessé ; dans l'autre, au contraire, la cause qui a produit le mal à disparu et l'on n'a plus qu'à en combattre les suites.

On comprend que les résultats à obtenir seront loin d'être les mêmes dans les deux cas. Dans le premier, la cause du mal persistant toujours, on sera réduit à lui disputer le terrain et à l'empêcher de faire de nouveaux ravages ; dans le second cas, au contraire, la somme des perturbations organiques étant en quelque sorte limitée et la source où elles s'alimentaient sans cesse étant tarie, il sera plus facile de les atteindre et de leur porter remède.

Quand l'habitude onanique persistera, tous les efforts devront tendre à la faire disparaître ; car, atteindre ce but, c'est accomplir les trois quarts de la médication.

Nous avons dit plus haut les moyens à l'aide desquels on pouvait parvenir à empêcher la masturbation, nous n'y reviendrons pas.

Nous supposons dans ce paragraphe que le malade a complétement renoncé à l'onanisme et qu'il n'y a plus à combattre chez lui que les suites funestes de son ancienne habitude.

A moins de maladies spéciales, telles que la phthisie, la démence, etc., le caractère des altérations engendrées par l'onanisme est l'affaiblissement des forces d'un côté et l'exaltation de la sensibilité de l'autre ; par conséquent, la médication devra se proposer un double but : réparer les forces sans irriter.

Les éléments d'une pareille médication se rencontrent presque exclusivement dans le régime.

L'alimentation sera autant que possible nutritive, c'est-à-dire animale, plutôt que végétale, composée de viandes noires et rôties. Cette règle générale souffre pourtant de nombreuses exceptions ; si l'on se rappelle que les excès vénériens jettent dans le marasme l'organisme tout entier, et que les voies digestives sont les premières et le plus fortement atteintes, on comprendra que plus d'un estomac soit réfractaire aux aliments trop substantiels. Sous ce rapport, il faut tâtonner, essayer avant de prescrire un régime alimentaire et se tenir toujours prêt à le modifier. Cependant la plupart des malades, même les plus affaiblis, supportent assez bien le lait, soit de vache, soit d'ânesse, et l'on ne doit pas se refuser à leur en donner, car il est très-nutritif et sans action sur la sensibilité. Quelques auteurs préfèrent le lait de femme, auquel nous accorderions aussi toutes nos sympathies, s'il n'était pas nécessaire de le puiser au sein même qui le fournit. Cet inconvénient rend son usage impossible pour des personnes dont les désirs vénériens doivent être calmés.

En résumé, l'alimentation se réglera sur l'estomac du malade, et, nous le répétons de nouveau, les meilleurs aliments seront ceux dont la digestion se fera sans peine.

Les bains tiendront une large place dans la médication qui nous occupe; on évitera les bains chauds qui affaiblissent et déterminent souvent la syncope; les bains froids ne seront pris que dans l'eau courante, ou, ce qui serait préférable, à la mer. En général, les bains ordinaires devront être tièdes et même frais, et on aura soin de ne pas les prolonger au delà d'une demi-heure.

L'exercice, surtout en plein air, est nécessaire, mais il ne devra jamais être poussé jusqu'à la fatigue.

Quant aux médicaments proprement dits, on fera usage des amers et l'on donnera la préférence au quinquina, qui en maintes circonstances nous a rendu d'éminents services.

On associe quelquefois au quinquina les eaux ferrugineuses, comme celles de Spa, par exemple, sur le compte desquelles Tissot s'exprime ainsi : « Un grand avantage

13.

de ces eaux et du quinquina, dit-il, c'est que leur usage fait passer le lait. M. de la Mettrie nous a conservé une belle observation de Boërhaave : *Ce duc aimable*, je traduits mot à mot, *s'était mis hors du mariage ; je l'ai remis dedans par l'usage des eaux de Spa avec le lait.* »

Tels sont, d'une manière générale, les moyens à employer contre les suites de l'onanisme, en dehors de toute maladie spéciale produite ou non par la masturbation. Ces moyens sont loin d'être applicables à tous les individus ; ils varieront selon la faiblesse, l'âge, le tempérament des malades ; ils seront surtout subordonnés à l'état de l'estomac ; mais ce que l'on peut avancer d'une manière générale, c'est que la réparation de l'organisme ne se fera pas tout d'un coup et qu'elle sera aussi lente à s'effectuer que la désorganisation l'a été à se produire.

B. — Excès de coït.

On a prétendu que, toutes choses égales d'ailleurs, l'onanisme était plus dommageable que le coït, et que, par conséquent, les excès de l'un étaient plus à craindre que ceux de l'autre.

Sans doute, cela doit être ainsi, car la nature condamne toujours les actes qui sortent des lois qu'elle a établies ; mais il faut aussi reconnaître que les excès de masturbation sont plus faciles à exercer que les excès de coït, et qu'ils sont ordinairement le privilège d'un âge qui supporte difficilement de pareils écarts.

Mais, tout en tenant compte de ces différences, nous croyons que les excès de coït sont aussi funestes que les excès d'onanisme, et les exemples ne nous feraient pas défaut, s'il était nécessaire de prouver cette vérité par des faits.

Les excès de coït produisent exactement les mêmes ravages que les excès d'onanisme. L'impuissance, la stérilité, les pertes séminales les reconnaissent également tous deux pour causes : les uns et les autres exigent les mêmes soins, la même sollicitude, la même médication ; seulement, il est plus facile d'agir sur l'esprit d'une personne faisant excès du coït, parce qu'on s'adresse toujours à un adulte ou à un homme d'un âge mûr, et qu'il est également plus aisé de s'opposer *matériellement* à l'exercice de sa passion.

En dehors de ces deux circonstances, rien ne distingue les excès de coït et ceux d'onanisme, que l'on confond sous le nom générique d'excès vénériens. Nous renvoyons donc le lecteur aux paragraphes précédents, et il appliquera au coït tout ce que nous avons dit de la masturbation.

CHAPITRE SIXIÈME.

MALADIES POUVANT PRODUIRE L'IMPUISSANCE.

Les maladies capables de produire l'impuissance sont ou générales, c'est-à-dire agissant sur l'ensemble des forces de l'organisme ; ou locales, c'est-à-dire portant exclusivement leur action sur l'énergie des organes générateurs. Il est aussi une troisième classe de maladies dont le mode d'action est tout à la fois général et local, comme la syphilis, par exemple.

C'est dans l'ordre où nous venons de les énoncer que nous allons successivement examiner chacun de ces trois groupes de maladies.

1° MALADIES GÉNÉRALES.

Ce groupe est le plus nombreux, car à peu près toutes les affections un peu graves s'accompagnent d'une impuissance tout au moins passagère; mais on comprend que nous ne pouvons ni ne devons dresser un tableau complet de la médecine, et faire entrer dans notre cadre les maladies aiguës, comme, par exemple, la fluxion de poitrine, l'apoplexie, le choléra, etc., qui frappent de stupeur le sens génital par l'excès soit de la fièvre, soit de la douleur, soit de tout autre symptôme : ce serait donner au mot impuissance une signification impossible; car cet état, essentiellement fugitif, échappe à la conscience du malade, dont la volonté est nécessaire pour l'acte de la copulation.

Il n'en est pas de même de l'impuissance survenant pendant la convalescence de ces mêmes affections aiguës. Ici le malade jouit de la plénitude de ses facultés intellectuelles; il peut vouloir accomplir l'action du mariage, et ne trouver des obstacles que dans l'inertie des organes génitaux. Cet état, qui est quelquefois en opposition avec l'ensemble des autres forces, peut d'ailleurs se prolonger plus ou moins longtemps, et constituer réellement un état maladif.

Les affections générales capables d'amener un pareil résultat ont toutes un caractère commun qui les distingue : elles sont débilitantes; en d'autres termes, elles altèrent le principe même de la vitalité, et attaquent dans leur source les éléments constitutifs des forces organiques. C'est dire que le sang est, dans la majorité des cas, le siège de ces maladies; car, c'est dans cette *chair coulante*, comme on l'appelle, que la vie s'alimente et se fortifie sans cesse.

Les altérations du sang, susceptibles de produire la

débilité générale, et partant, celle des organes génitaux, portent tantôt sur la qualité et tantôt sur la quantité de ce liquide ; mais les unes et les autres produisent les mêmes effets et amènent une détérioration générale désignée sous le nom générique d'*anémie*.

L'anémie, que l'on confond avec la chlorose, s'en distingue cependant en ce que cette dernière affection s'accompagne de phénomènes propres aux femmes, bien que quelques auteurs aient prétendu en avoir observé les symptômes chez les deux sexes.

Cette question, peu importante pour nous, ne doit point être vidée ici. Nous conformant à l'opinion le plus généralement admise, nous laisserons la chlorose dans le domaine des maladies des femmes, et nous ne nous occuperons que de l'anémie.

D'après les recherches les plus récentes de M. Andral, l'anémie serait constituée, non par une diminution de la masse du sang, mais par la diminution seulement d'un de ses éléments constitutifs, les globules. Il y aurait donc altération tout à la fois dans la quantité et dans la qualité du fluide, puisque la diminution d'une de ses parties, en agissant sur la masse entière, dérange les lois de sa composition.

Parmi les causes de l'anémie, nous devons placer en première ligne les pertes excessives de sang, soit par la saignée, soit par les sangsues, soit par une hémorrhagie quelconque ; puis viennent successivement une nourriture insuffisante ou de mauvaise qualité ; l'habitation dans un lieu sombre, mal aéré ; les travaux longtemps soutenus ; la profession de mineur et celles qui obligent à subir l'influence des préparations de plomb ; enfin, cet état peut succéder à une maladie grave, longue, où l'organisme a été soumis soit à des pertes, soit à des privations, et compliquer les convalescences pénibles et prolongées.

Les individus atteints d'anémie présentent des symptômes faciles à reconnaître : pâleur de la peau et des muqueuses, décoloration des tissus et bouffissure ; faiblesse, paresse, dégoût pour le mouvement ; palpitations de cœur, migraines, névralgies ; et quand la maladie s'aggrave, infiltration des membres inférieurs d'abord, gagnant plus tard les parties supérieures, et, comme couronnement de ce triste tableau, impuissance des organes génitaux.

Le traitement doit se proposer de refaire en quelque sorte le sang du malade. La première condition est d'éloigner la cause de l'anémie, si cela est possible, et dans quelques cas, comme ceux d'une mauvaise habitation ou d'une profession insalubre, cette seule précaution est suffisante.

Mais, dans un plus grand nombre de circonstances, il faudra avoir recours à des moyens réparateurs, dont le régime fournira la plus grande partie.

Nous avons déjà suffisamment spécifié à plusieurs reprises les conditions de ce régime réconfortant pour qu'il soit inutile de les rappeler ici ; on les trouvera à l'article des excès vénériens et des pertes séminales ; nous y renvoyons le lecteur.

Mais si dans ces divers chapitres nous nous sommes étendu sur toutes les parties du régime, nous n'avons fait qu'indiquer, sans en donner des formules, les médicaments qui les doivent accompagner. Nous avons réservé ces formules pour ce chapitre, parce que leur indication était ici plus directe.

Parmi ces médicaments, le fer et ses préparations occupent la principale place : c'est donc par cet agent que l'anémie devra être combattue ; cependant, si le fer ne pouvait être supporté, on aurait recours au quinquina, dont la décoction nous a été bien souvent utile.

Le fer peut être administré en nature sous forme de poudre porphyrisée; on la prend dans une cuillerée de potage à la dose de 0,25 centigrammes à 2 grammes; et à celle de 0,75 centigrammes à 1,05 centigrammes, quand on emploie le sous-carbonate de fer.

La limaille d'acier porphyrisée est également usitée à la dose de 3, 4, 5, 6 décigrammes par jour, et quand elle produit la diarrhée, on la remplace par la poudre suivante, que l'on prend de la même manière :

Oxyde noir de fer. . . . . 5 centigrammes.
Sous-nitrate de bismuth. . . . . . . 6 décigrammes.

La limaille dégoûte quelquefois le malade; on y substitue alors des pilules dont voici les meilleures, celles dont nous faisons le plus communément usage.

Pilules de Blaud.

Sulfate de fer. . . . . 16 grammes.
Carbonate de potasse. . . . . 16 grammes.
Réglisse en poudre. . . . . quantité suffisante.
Gomme adragante. . . . . *idem.*

On fait 48 pilules dont on prend une matin et soir, et dont on augmente progressivement le nombre.

Pilules de Vallet.

Sulfate de fer cristallisé pur. . . . . 500 parties.
Carbonate de soude. . . . . 588 parties.
Miel et sucre. . . . . 306 parties.
Gomme. . . . . quantité suffisante.

On fait des pilules de 2 décigr. et on en prend de 2 à 10 par jour.

Quand nous voulons en même temps agir sur les organes génitaux, nous nous adressons à l'une des deux préparations suivantes :

Éthiops martial. . . . . 30 grammes.
Safran. . . . . } 26 décigr. de chaque.
Cannelle. . . . . }
Extrait d'absinthe. . . . . 4 grammes.
Sirop d'absinthe. . . . . quantité suffisante.

On fait des pilules de 3 décigr. et l'on en prend de 3 à 12 par jour.

Limaille de fer porphyrisée	15 parties.
Cannelle en poudre	12 parties.
Aloès suc	2 parties.
Sirop d'armoise	quantité suffisante.

On fait des pilules de 2 décigr. et l'on en prend de 2 à 4 par jour.

L'anémie ne produit pas seulement l'impuissance, elle peut encore éteindre dans le cœur la passion amoureuse la plus forte. En voici un exemple frappant :

« Un grand prince, atteint d'un amour violent pour une demoiselle de mérite, fut contraint de partir pour l'armée. Tant que son absence dura, sa passion s'entretint par le souvenir et par le commerce de lettres très-fréquentes, jusqu'à la fin de la campagne, lorsqu'une maladie dangereuse le réduisit à l'extrémité. Il reprit sa santé, mais sans reprendre son amour, que de grandes évacuations avaient emporté à son insu ; car, se persuadant d'être toujours amoureux, et ne l'étant plus que de mémoire, il se trouva froid et sans passion auprès de celle qu'il croyait aimer. »

On comprend que de pareils accidents ne sont pas du domaine de la médecine. Si une mésaventure pareille arrivait dans un ménage, il faudrait que la femme s'étudiât à faire rentrer dans le cœur de son époux l'amour qu'en aurait éloigné la maladie : c'est une affaire de tact et d'adresse pour laquelle nous ne pouvons donner des conseils.

Mais en ce qui regarde l'impuissance résultant de l'anémie, on pourra seconder l'action des ferrugineux par les moyens que nous avons précédemment indiqués à l'article de l'onanisme. Nous ne les redirons pas et nous y renvoyons le lecteur.

Il est, en dehors de l'anémie, d'autres états généraux de l'organisme capables de produire l'impuissance. Nous placerons parmi eux ceux que détermine l'action sédative de l'opium, de la jusquiame, de la ciguë et de certains gaz, comme le gaz azote, le gaz acide carbonique, etc. Fodéré, en parlant de cette action des gaz impropres à la respiration, rapporte l'observation suivante : « J'ai traité, dit-il, un homme âgé d'environ quarante ans, qui, ayant échappé à un état apoplectique occasionné par la vapeur du charbon, resta tellement impuissant pendant six mois, qu'il était absolument insensible à toutes les caresses que sa femme, qu'il aimait jusqu'à la jalousie, mettait en usage pour l'exciter. Il reprit complétement ensuite son état naturel. »

Dernièrement, nous avons nous-même donné des soins à un homme qu'un usage abusif des cigarettes de camphre avait rendu impuissant. Nous parvînmes à lui rendre sa virilité en éloignant la cause d'abord, et ensuite par des applications souvent répétées sur les parties génitales de compresses trempées dans du vinaigre.

Pour combattre l'action sédative des agents que nous avons nommés tout à l'heure, on se trouvera bien de prendre deux ou trois tasses de café noir peu sucré, et, si l'impuissance persiste, d'avoir recours aux compresses de vinaigre, ainsi que nous venons de le dire.

2° MALADIES LOCALES.

Dans la partie anatomique de cet ouvrage, nous avons dit qu'en dehors du tissu érectile dont étaient formés le gland et les corps caverneux chez l'homme, les organes génitaux étaient encore pourvus de vaisseaux sanguins et veineux, de nerfs moteurs et sensitifs, et enfin de muscles imprimant à la verge les mouvements nécessaires à l'accomplissement de ses fonctions.

Chacun de ces appareils peut éprouver des modifications capables d'amener l'impuissance.

Un obstacle survenant à la libre circulation du sang empêchera les corps caverneux de se remplir de la quantité

14

de ce liquide nécessaire à l'érection, et produira ainsi une atonie approchant de la paralysie.

Plusieurs causes sont susceptibles de déterminer cet arrêt de la circulation : tantôt les parois des vaisseaux sanguins ne reçoivent plus une innervation suffisante pour se contracter; tantôt, alors que l'innervation est complète, ces mêmes parois sont dans un état de faiblesse extrême; tantôt enfin, par l'effet de l'âge, les vaisseaux se sont durcis et même ossifiés.

La première de ces causes rentre dans les cas d'altérations de l'innervation dont nous parlerons tout à l'heure.

L'ossification des vaisseaux sanguins, ne survenant que chez les vieillards décrépits, est incurable. Mais l'obstacle à la circulation tenant à l'atonie, à la faiblesse des vaisseaux eux-mêmes, est facilement guérissable. Chaptal et Gessner ont triomphé d'une pareille impuissance, remontant à plus de trois ans, par l'immersion répétée de la verge dans une décoction de semence de moutarde. Weicard a obtenu le même succès avec le musc donné intérieurement à un homme presque octogénaire. Enfin, Mahon n'a pas été moins heureux en faisant baigner les parties génitales dans un mélange de liqueur minérale d'Hoffmann et d'eau, et en les enveloppant ensuite de linges imbibés du même mélange.

Pour notre compte, la médication de Mahon nous a peu réussi. Nous avons retiré de meilleurs effets de l'emploi de la moutarde, comme l'indique Chaptal; mais, dans la généralité des cas, et lorsqu'il n'y a pas d'autre indication, nous nous contentons de faire mâcher de la glace au malade et d'appliquer sur ses parties génitales des compresses trempées dans de l'eau glacée et aiguisée par quelques gouttes d'acide sulfurique; à défaut d'acide sulfurique, nous employons soit du vinaigre, soit du jus de citron.

Lorsque ce sont les nerfs des parties génitales qui, par

leur altération, amènent l'impuissance, l'atonie peut être déterminée par un état particulier des nerfs, ou par la diminution de l'influx nerveux lui-même.

Le premier cas est surtout constitué par la rétraction d'une branche ou d'un filet nerveux : le nerf se contracte, s'enfle, parait s'enrouler sur lui-même, et forme une tumeur plus ou moins volumineuse, que, par le toucher, on compare à un nœud. C'est une espèce de crampe permanente, qui, comme la crampe ordinaire, empêche de s'étendre le membre qui en est atteint.

Cet état, il faut le reconnaître, est quelquefois difficile à faire cesser, surtout quand il dure depuis longtemps. Les réfrigérants doivent être bannis avec rigueur. Les bains nécessaires en cette circonstance seront pris très-chauds. On fera sur la partie malade et sur le trajet du nerf des frictions sèches avec la flanelle, ou imbibée d'un liniment opiacé. L'opium à l'intérieur sera encore utile, et l'on pourra même recourir au camphre, mais avec de grands ménagements.

Nous avons retiré quelquefois certains avantages des pilules suivantes. Entre autres cas, nous fîmes avec elles disparaître une de ces nodosités qui survint tout à coup, après une nuit de plaisir, chez un jeune homme de dix-neuf ans. Voici les pilules que nous employâmes concurremment avec les bains chauds et les frictions opiacées :

Assa fœtida............. } 2 grammes de chaque.
Castoréum...............
Extrait gommeux d'opium....... 10 centigrammes.
Conserve de roses.......... quantité suffisante.

On fait 32 pilules dont on prend deux matin et soir.

Quand, au contraire, c'est à une altération de l'innervation qu'est due l'impuissance, non-seulement la circulation est ralentie, comme nous l'avons dit plus haut, mais encore les muscles peuvent être frappés de paralysie, si l'innervation a cessé complétement, ou si tout au moins elle a été sensiblement affaiblie.

Si cet état de paralysie était le résultat d'une maladie de la moelle épinière, il faudrait, on le comprend, s'adresser d'abord à celle-ci et ne traiter que secondairement l'impuissance. La guérison de la première affection, cause de la seconde, serait promptement suivie du rétablissement de la force génitale.

Mais si la paralysie est locale, si elle tient à la diminution de l'innervation dans les organes générateurs seulement, on peut espérer la vaincre facilement et redonner au malade l'énergie qu'il a perdue.

La médication, en pareil cas, peut être externe ou interne, ou bien comporter les deux moyens réunis.

La médication externe dont nous avons retiré les meilleurs résultats est l'électricité seule ou combinée avec l'acupuncture.

Quand on applique l'électricité seule, on place un des pôles de la pile au périnée et l'autre au bout de la verge; il est utile de porter sur tous les points l'action électrique, et l'on y parvient en promenant un des pôles sur les différentes parties que l'on veut exciter. La pile de Breton frères, portative, de petite dimension et facile à manier, peut être sans peine employée par les gens du monde. Chaque séance devra au moins durer une demi-heure, et les séances se répéteront chaque jour.

L'acupuncture, d'origine chinoise, consiste à introduire doucement et sans douleur des aiguilles dans les chairs. Pour cela faire, on se procure des aiguilles longues, comme celles qui servent à tricoter, dont une extrémité est pointue et l'autre armée d'une petite boule de cire ordinaire ou de cire à cacheter. On saisit l'aiguille comme une plume à écrire, et la pointe tournée vers les chairs, on l'implante dans l'épiderme seulement par un mouvement sec et rapide.

Quand l'aiguille a ainsi pénétré dans l'épiderme, on prend entre ses doigts la petite boule de cire qui termine l'extrémité mousse de l'aiguille, et on lui imprime des mouvements de demi-rotation en pressant légèrement sur elle. De cette façon l'aiguille pénètre dans les chairs en en écartant les fibres, et n'occasionne aucune douleur. On a ainsi traversé les organes les plus importants, tels que le cœur, l'estomac, etc., sans qu'on ait jamais eu à déplorer des accidents. On implante de cette manière un nombre plus ou moins grand d'aiguilles, que l'on espace comme on veut et que l'on réunit souvent en groupe, surtout quand on doit avec elles employer l'électricité.

Pour le cas qui nous occupe, on applique quelques aiguilles au périnée et quelques autres à la base de la verge, et si l'on veut recourir à l'électro-puncture, il suffit de mettre les deux pôles de la pile en communication avec les aiguilles, l'un avec celles qui sont au périnée et l'autre avec celles qui se trouvent à la base de la verge.

Cette petite opération ne doit se pratiquer que tous les deux jours ; les aiguilles peuvent être laissées en place une et même deux heures ; mais les séances de l'électricité ne doivent pas se prolonger au delà d'une demi-heure.

Nous avons souvent retiré de très-bons effets de l'emploi soit de l'électricité, soit de l'acupuncture, soit de l'électro-puncture. Comme moyens locaux, dans les circonstances qui nous occupent, nous n'en savons pas qui soient préférables à l'une de ces trois applications. Aussi leur donnons-nous toujours la préférence, et le caractère du sujet nous dirige dans le choix de l'un ou de l'autre.

Pour ne laisser aucune partie dans l'ombre et pour suppléer aux moyens que nous venons d'indiquer, et qui ne se trouvent pas toujours à la portée de chacun, surtout dans les campagnes et les petites localités, nous allons indiquer les ressources que la médecine possède et que

14.

nous employons dans le cas où l'électricité et l'acupuncture nous font défaut.

Ces moyens sont de deux sortes : 1° les frictions, 2° les douches.

1° Les frictions seront sèches et aromatiques, ou seront pratiquées avec des liniments spéciaux. Parmi eux nous plaçons le liniment phosphoré, le liniment stimulant anglais, le liniment stimulant balsamique, le liniment volatil cantharidé, dont voici les formules :

Liniment phosphoré.

Phosphore. . . . . 30 centigrammes.
Huile animale de Dippel. . . . . . . 12 grammes.

On fait 3 ou 4 frictions par jour avec 1 gramme environ de ce mélange.

Liniment stimulant anglais.

Savon médicinal. . . . . 4 grammes.
Alcoolat de serpolet. . . . . 250 grammes.
Essence de térébenthine. . . . . . . 30 grammes.

On fait dissoudre, puis on ajoute :

Ammoniaque liquide. . . . . 1 gramme.

On fait 2 ou 3 frictions par jour.

Liniment stimulant balsamique.

Baume du Pérou noir. . . . . ⎫ 8 grammes de chaque.
Huile de baies de laurier. . . . . . ⎭
Huile de muscade. . . . . 6 grammes.
Essence de girofle. . . . . 1 gramme 30 centigr.

On fait de 1 à 4 frictions par jour.

Liniment volatil cantharidé.

Teinture de cantharides. . . . . . . 12 grammes.
Camphre. . . . . 4 grammes.
Liniment volatil simple. . . . . . . 48 grammes.

On fait 2 frictions par jour.

2° Les douches sont des auxiliaires utiles des frictions; nous en employons de trois sortes : ou avec l'eau seule, ou avec la vapeur d'eau, ou avec les eaux thermales. Ces dernières sont de toutes les meilleures, quand il est possible de se les procurer. Parmi les eaux thermales auxquelles nous donnons la préférence, nous plaçons en première ligne celles de Vichy, de Néris, de Forges, de Passy, etc., etc.

Mais comme tous les malades ne peuvent aller dans des établissements thermaux, et que ces établissements ne sont d'ailleurs ouverts que pendant une saison de l'année, nous remplaçons les douches d'eaux thermales par des douches de vapeur ou même tout simplement par des douches d'eau chaude.

Dans l'administration de ces moyens il faut avoir soin de ne pas les répéter trop souvent, car ils produiraient alors un effet entièrement opposé à celui qu'on se propose. Les douches, quelles qu'elles soient, ne devront être prises que tous les deux jours et pendant une demi-heure au plus, et l'on se gardera de discontinuer les frictions avec les préparations dont nous avons plus haut donné les formules.

La médication interne pour les cas d'atonie ou de paralysie des parties génitales embrasse un assez grand nombre de médicaments, dont les uns ont une action générale sur toutes les paralysies, et dont les autres ont une action plus spéciale sur celle des organes génitaux.

Les uns et les autres sont utiles à connaître, car tous peuvent rendre des services.

Parmi les premiers, c'est-à-dire parmi ceux qui agissent indistinctement sur toutes les paralysies, il faut placer l'arnica, le rhus toxicodendron, la noix vomique, la brucine et la strychnine.

Tous ces agents possèdent une assez grande énergie, qui exige beaucoup de soins dans leur administration. Aussi croyons-nous nécessaire d'indiquer les doses et la forme que nous prescrivons quand nous en faisons usage.

Préparations d'arnica.

Nous donnons la poudre des fleurs à la dose de 30 à 55 centigrammes dans une cuillerée de confiture, et nous augmentons progressivement jusqu'à 2 grammes; cependant, quand rien ne s'y oppose, nous ordonnons l'infusion telle qu'on la fait à l'Hôtel-Dieu et à la Charité de Paris. Voici les proportions de cette préparation :

Fleurs d'arnica. . . . .   4 grammes.
Eau bouillante. . . . . 1000 grammes.

On filtre au papier gris, on édulcore la tisane avec :

Sirop d'écorce d'orange. . . . . . .   32 grammes.

Et on la donne par petites tasses souvent répétées.

Préparations de rhus toxicodendron.

Nous donnons ce médicament d'après la méthode exposée dans la *Collection médico-chirurgicale* de l'Académie de Wilna. Ce mode d'administration est le suivant :

Extrait de rhus toxicodendron. . .   5 centigrammes.
Sucre. . . . . 50 centigrammes.

On divise le mélange en 10 paquets, on commence par en prendre 3 par jour, puis on augmente progressivement jusqu'à prendre 1 gr. 50 centigr. du mélange, dose que nous ne dépassons jamais.

Préparations de noix vomique.

Nous administrons ordinairement cet agent sous forme pilulaire, et nous préférons une des deux formules suivantes :

Noix vomique. . . . .   7 décigrammes.
Conserve de roses. . . . . quantité suffisante.

On fait 10 pilules et on en prend 2 à 3 par jour.

Extrait alcoolique de noix vomique. 4 grammes.
Poudre de guimauve. . . . . quantité suffisante.

On fait 36 pilules, on en prend 1 à 2 par jour et on élève successivement la dose jusqu'à ce qu'on arrive à 9 pilules par jour.

Préparations de brucine.

Nous donnons indistinctement la brucine soit en pilules, soit en potion. Voici la formule de l'une et de l'autre de ces préparations.

Pilules de brucine.

Brucine pure pulvérisée.	65 centigrammes.
Conserve de roses.	2 grammes.

On fait 24 pilules bien égales et argentées, et on en prend de 2 à 6 par jour, progressivement.

Potion de brucine.

Brucine pure.	3 décigr.
Eau distillée..	125 grammes.
Sucre blanc.	8 grammes.

On prend une cuillerée de cette potion matin et soir.

Préparations de strychnine.

Comme la brucine, la strychnine se donne en pilules et en potion.

Pilules de strychnine.

Strychnine pure.	1 décigr.
Conserve de roses rouges.	2 grammes.

On fait 24 pilules bien égales et argentées, et on en prend de 1 à 2 matin et soir.

Potion de strychnine.

Strychnine pure..	5 centigr.
Sucre blanc.	12 grammes.
Acide acétique.	2 gouttes.
Eau distillée..	64 grammes.

On prend cette potion par cuillerée à café matin et soir, et l'on augmente la dose jusqu'à 3 ou 4 cuillerées à café.

Parmi les médicaments internes dont l'action spéciale sur l'atonie des organes génitaux a été la mieux constatée, on doit mettre en première ligne le phosphore et les cantharides. Mais, comme ces deux agents sont très-énergiques et que toutes les constitutions ne les peuvent supporter, nous avons cherché à les remplacer dans la pratique, et nous avons trouvé dans le cubèbe toutes les conditions désirables. Cette propriété du cubèbe avait passé jusqu'à présent inaperçue, quand nous en découvrîmes le premier indice chez un malade atteint de blennorrhagie, et qui accusait des érections continuelles alors qu'il était sous l'influence de ce remède. Notre attention une fois éveillée par ce phénomène, nous entreprîmes des expériences dans le but de nous former une conviction, et nous ne tardâmes pas à acquérir la certitude que les érections du malade ne constituaient pas un fait particulier et isolé, mais étaient parfaitement le résultat d'une propriété médicale du cubèbe.

Cependant le phosphore et les cantharides trouveront encore trop souvent une application heureuse pour que nous ne donnions pas les formules des préparations que nous administrons d'ordinaire.

Nous avons déjà dans le courant de ce livre présenté quelques formules relatives au phosphore; nous y revenons encore ici, parce qu'on ne saurait trop apporter de prudence dans l'administration de cet agent.

Le phosphore à l'intérieur se donne ordinairement en potion.

Potion phosphorée à l'éther.

Éther phosphoré. . . . . 4 grammes.
Eau de menthe. . . . . } 64 grammes de chaque.
Sirop de gomme. . . . . }
On en prend une cuillerée toutes les heures.

Potion phosphorée à l'huile.

Huile phosphorée. . . . . } 8 grammes de chaque.
Gomme arabique pulvérisée. . . . }
Eau de menthe. . . . . 96 grammes.
Sirop de sucre. . . . . 64 grammes.
On prend cette potion par cuillerée toutes les heures.

Préparations de cantharides.

Nous ne citerons que les tablettes, dans la composition desquelles entre le fameux geng-seng des Chinois, *la merveille de l'univers*, comme l'appellent les Orientaux.

Nous avons eu occasion de les employer une fois chez un homme dont l'irritabilité nerveuse ne nous permit pas d'avoir recours à l'électricité ni aux agents généraux dont nous avons parlé tout à l'heure. Réduit à choisir entre le phosphore et les cantharides, nous donnâmes la préférence à ces dernières, et nous optâmes pour les tablettes connues sous le nom de *tablettes de geng-seng*.

Comme la maladie de cet homme datait de plusieurs années, nous n'obtînmes pas immédiatement des résultats notables; mais nous persistâmes, et secondant leur action par des frictions avec le liniment stimulant balsamique, nous parvînmes au bout de deux mois à réveiller les forces des organes génitaux.

Ces tablettes de geng-seng sont malheureusement infidèles quelquefois, parce que, ainsi que nous le disons au chapitre consacré aux aphrodisiaques, il est assez difficile de se procurer le véritable geng-seng des Chinois et des Japonais.

Cependant il ne faut pas exclusivement les repousser, parce que ces tablettes, comme on va le voir, contiennent d'autres agents qui ont une action sur les organes génitaux; c'est au médecin instruit à apprécier leur opportunité et à tenir compte de la plus ou moins bonne qualité du geng-seng.

Quoi qu'il en soit, voici la formule de ces fameuses tablettes :

Sucre en poudre. . . . . 2500 grammes.
Vanille en poudre. . . . . 156 grammes.
Geng-seng en poudre. . . . . 80 grammes.

Mêlez et ajoutez :

Teinture de cantharides.	10 grammes.
Huile essentielle de cannelle.	25 gouttes.
Teinture d'ambre concentré.	10 gouttes.

Mêlez de nouveau et mêlez ensuite avec :

Mucilage de gomme adragante. . . .	quantité suffisante.

On fait des tablettes de 1 gramme et on en prend 5 à 6 par jour.

Préparations de cubèbe.

Nous donnons ordinairement le cubèbe en poudre, à la dose de 2 à 4 grammes, deux ou trois fois par jour, dans du sirop, du miel ou dans un verre d'eau sucrée. Pour les personnes qui ne peuvent en supporter le goût, nous faisons préparer des bols gélatineux d'après la formule qui consiste à former, avec de la poudre de cubèbe et suffisante quantité de gomme ou de sirop, de petites boules contenant 1 gramme de cubèbe, que l'on recouvre ensuite avec une solution gélatineuse sucrée formée de :

Gélatine sèche.	1 partie.
Pâte de jujube..	7 parties.
Eau.	quantité suffisante.

Nous ferons remarquer que le cubèbe a d'autant plus d'action dans la maladie qui nous occupe qu'il est administré en dehors de tout autre médicament ; c'est dire que nous préférons, quand le malade peut supporter son mauvais goût, la poudre de cubèbe dans un verre d'eau.

Poudre de tortue.

Nous ne pouvons terminer ce qui a rapport à la médication interne de l'atonie ou de la paralysie des organes génitaux, sans citer un agent fort en vogue dans les pays chauds, et dont il nous a été permis de constater plusieurs fois l'action énergique ; nous voulons parler de la poudre du pénis ou verge de la tortue.

Un de nos confrères et amis, qui exerce la médecine à

la Guadeloupe, nous entretenait un jour de la puissance aphrodisiaque de cet agent, et nous assurait avoir vu un nègre, sous l'influence de quelques grammes de cette poudre, tomber dans une fureur érotique que les exploits les plus nombreux ne purent satisfaire, et qui se prolongea pendant près de trois jours.

Nous priâmes notre confrère de nous adresser, dès son retour aux colonies, quelques grammes de cette bienheureuse poudre; il le fit avec empressement, et nous avons pu ainsi expérimenter cet agent à la dose de 50 centigrammes dans un demi-verre de vin blanc.

Cette poudre s'obtient en faisant dessécher au soleil les organes génitaux et plus particulièrement la verge de la tortue aquatique; on la triture ensuite, et on la réduit en poudre quand elle est suffisamment sèche.

Que l'on donne l'un ou l'autre de ces remèdes, il est nécessaire, dans la majorité des cas, de faire marcher ensemble la médication interne et la médication externe; bien plus, l'emploi de l'électricité ou de l'acupuncture ne doit point empêcher l'usage des frictions, soit sèches, soit humides, et pour la réunion de tous ces moyens on consultera avant tout la constitution et les forces générales du sujet. Si la débilité était trop prononcée, il faudrait commencer d'abord par les frictions, passer ensuite à l'électricité, et n'arriver à la médication interne que lorsque l'organisme serait assez fort pour supporter des médicaments aussi actifs que ceux que nous avons cités.

En un mot, tout l'arsenal que nous avons passé en revue ne pourra être appliqué de prime abord sur un individu qu'au milieu des meilleures conditions de santé générale; agir autrement serait s'exposer à des mécomptes presque certains, et dans quelques cas à aggraver le mal lui-même au lieu de le guérir.

En dehors de ces affections, dont la source est dans un état particulier de l'irritabilité des organes génitaux, il est d'autres maladies qui ne peuvent se rapporter à cette cause, et qui s'opposent pourtant quelquefois à l'accomplissement de l'acte vénérien ; de ce nombre sont le *varicocèle*, l'*hydrocèle*, le *cancer des testicules*, etc., etc.

La description de chacune de ces maladies nous entraînerait hors des limites qui nous sont posées ; c'est à la chirurgie générale que devront s'adresser les personnes atteintes de ces maux ; en ce qui nous concerne, il nous suffit de les nommer et d'indiquer leur influence.

3° MALADIES LOCALES ET GÉNÉRALES TOUT A LA FOIS.

Le nombre des maladies pouvant déterminer l'impuissance, et dont l'action est en même temps générale sur plusieurs ou sur toutes les parties de l'organisme et locale sur les organes générateurs, est assez restreint ; il n'y a guère, présentant ce double caractère, que la syphilis et la paralysie générale ou partielle dépendant d'une affection de la moelle épinière.

Cette espèce de paralysie n'est pas, à proprement parler, une maladie dans la rigoureuse acception du mot ; elle n'est que le symptôme d'une maladie de la moelle, que sa persistance et l'incommodité qu'elle entraîne ont fait mettre au rang des infirmités.

De même que nous ne nous sommes pas arrêté à l'impuissance déterminée par les maladies aiguës et fébriles, nous ne nous appesantirons pas sur l'impuissance occasionnée par les maladies chroniques ; pour l'un et l'autre cas nous renvoyons aux ouvrages spéciaux qui traitent de ces diverses affections.

Mais il n'en est pas ainsi de la syphilis : outre l'intérêt qu'elle nous présente aux points de vue de l'impuissance et de la stérilité, la syphilis vient trop souvent, hélas!

troubler la félicité des ménages, soit qu'un des deux époux infidèle en souille la couche conjugale, soit qu'elle rappelle des fautes ou des débauches passées dont le souvenir devrait pour toujours être perdu. Cette maladie est une des plaies les plus hideuses de la civilisation moderne, et son importance sous ce rapport nous commande de lui donner ici une place assez large ; cependant nous n'indiquerons que ce qui est réellement pratique, et nous laisserons aux discussions de l'école les points théoriques encore en litige.

SYPHILIS.

« Dans tout le cadre nosologique, dit le docteur Félix Roubaud, il n'est pas une seule maladie dont l'histoire ait donné lieu à autant de disputes et de querelles que celle de la vérole. En cette matière on a tout nié, on a tout affirmé, on a tout controversé, parce qu'on n'avait pas sans doute suffisamment tout prouvé ; rien, pas un iota dans cette malheureuse histoire n'a pu mettre trois hommes d'accord : origine, nature, diagnostic, pronostic, traitement, tout a été sujet de luttes, de batailles, et il n'est même pas jusqu'au nom qui n'ait exercé la verve des contradicteurs et des poëtes. »

Tout en reconnaissant la vérité de cette appréciation, nous ne suivrons pas M. Félix Roubaud dans la démonstration de sa pensée et dans les développements qu'il lui donne ; nous le retrouverons plus tard, quand il abordera la partie pratique de la question ; car son ouvrage, l'*Histoire de la médecine au dix-neuvième siècle*, actuellement encore en cours de publication, marque le point exact de la science et en note les progrès les plus récents.

La syphilis est une maladie spécifique due à un virus transmissible, dont la nature et le mode d'action nous sont entièrement inconnus. On a cherché à nier la spécificité de la syphilis, et l'on a prétendu que cette affection était une inflammation spéciale dont toutes les phases étaient celles des inflammations ordinaires, et qui par conséquent ne réclamait pas une médication spécifique; les émollients, les bains, les saignées et quelquefois les dépuratifs suffisaient pour détruire le mal.

Cette opinion est aujourd'hui repoussée par tous les véritables observateurs, et si l'on reconnaît que des phénomènes inflammatoires existent, comme dans la blennorrhagie par exemple, et qu'il faille les combattre par les antiphlogistiques, on admet aussi la présence d'un virus qui donne à la maladie le caractère qui la distingue de toutes les autres, et qui exige une médication en dehors des moyens ordinaires, c'est-à-dire spécifique.

Les accidents que produit le virus vénérien sont très-variés et peuvent atteindre à peu près tous les tissus; on les partage en trois grandes classes d'après l'ordre de leur apparition : 1° accidents primitifs, 2° accidents secondaires, 3° enfin accidents tertiaires.

Cet ordre, excellent pour la science, ne saurait convenir à la nature de notre ouvrage. Afin de prévenir toute confusion, il nous paraît utile de partager en deux grandes catégories les accidents divers que présente la syphilis, c'est-à-dire 1° les accidents primitifs, 2° les accidents constitutionnels.

1° ACCIDENTS PRIMITIFS.

On appelle accidents primitifs de la syphilis certains phénomènes déterminés et caractérisés surtout par la double propriété 1° de pouvoir amener la syphilis générale ou les accidents constitutionnels, 2° d'être transmissibles à l'individu sain soit pendant l'acte de la copulation, soit par un moyen artificiel, l'inoculation.

Les accidents primitifs se présentent sous trois formes

différentes, qui sont : 1° le chancre ; 2° la blennorrhagie ; 3° le bubon d'emblée.

Nous décrirons séparément ces trois formes diverses du même accident, indiquant à l'article de chacune le traitement local qui lui convient, et renvoyant à un paragraphe spécial l'exposition du traitement général qu'il est nécessaire d'opposer à cette première phase de la syphilis.

Chancre.

Le chancre est l'accident primitif par excellence, celui dont personne ne conteste l'authenticité ; il peut se développer sur toutes les parties molles où le virus vénérien a été déposé ; cependant il affectionne les muqueuses, ces membranes lisses et polies qui, se continuant avec la peau, tapissent l'intérieur des ouvertures naturelles ; il se rencontre aussi sur la peau, aux endroits surtout où elle est mince, comme à l'anus, au mamelon chez la femme, etc. ; aux organes génitaux, on le trouve sur le gland, principalement à la base et au frein, à la face interne du prépuce, et plus rarement sur la verge elle-même. Nous en avons quelquefois constaté ailleurs ; il n'y a pas longtemps nous avons donné nos soins à un attaché d'ambassade, qui portait deux chancres au milieu des poils du pubis ; dans ces cas, l'ulcération est ordinairement sèche et presque toujours couverte d'une croûte qui peut tromper sur leur nature. Le chancre se développe aussi dans le canal de l'urètre, et alors il est dit *larvé,* parcequ'il est caché aux regards.

Chez la femme, le lieu de prédilection du chancre aux parties génitales est la fourchette ; cependant on le rencontre presque aussi souvent à la face interne des grandes lèvres, au point où la peau se change en muqueuse, à l'entrée du vagin et quelquefois même à l'intérieur de ce canal ; le col de la matrice n'en est pas exempt, et le cli-

15.

toris en est quelquefois le siége. Nous nous souvenons avoir soigné une femme dont cet organe avait été détruit par un chancre rongeant.

En dehors des organes génitaux, les chancres se développent à l'anus, aux lèvres, dans l'intérieur de la bouche, au mamelon chez la femme, partout enfin où le virus peut être porté : à l'anus, par les pratiques honteuses de la pédérastie ou par les mucosités qui s'écoulent du vagin; aux lèvres et à la bouche, par des baisers empestés ou par le contact d'objets imprégnés de virus : au mamelon, par certains écarts de la volupté, ou par la bouche d'un nourrisson, etc., etc.

Ce serait ici le lieu d'indiquer les conditions de la contagion syphilitique et de discuter la valeur des faits étranges que rapportent quelques auteurs. Pour n'en citer que quelques-uns, celui-ci explique la présence de chancres à la bouche par le contact d'un verre, d'un tuyau de pipe dont venait de se servir un individu atteint de chancres à la bouche; celui-là rapporte son infection à une baignoire et même à l'eau du bain; l'un en accuse un vêtement emprunté et l'autre l'attribue au siége des latrines, etc., etc.

Il est assez difficile d'admettre de pareilles contagions, qui, pour la plupart, ne sont que des excuses et des moyens de cacher une faute. Pour que le virus syphilitique pénètre dans l'organisme, il faut certaines conditions qui ne se rencontrent pas dans le simple contact d'une de nos parties avec un objet extérieur. Tout le monde sait que le virus mis sur la main, par exemple, ne détermine pas un chancre; il est nécessaire, pour son absorption, que la partie qu'il touche soit dénudée, ou tout au moins que l'épiderme en soit soulevé. Or, comme cette condition, une des plus importantes, se rencontre rarement précisément sur le point qui est mis en contact *par hasard* avec un objet infecté, il s'ensuit qu'on ne doit admettre qu'avec la plus grande réserve de pareils faits de contagion.

Ce sont ces conditions indispensables de la contagion qui expliquent, pour le dire en passant, les faits qui paraissent si bizarres de plusieurs individus ayant des rapports avec la même femme, dont les uns jouissent de la plus complète immunité, tandis que les autres reçoivent si facilement les germes de la maladie.

Après ces explications, qui nous ont paru devoir intéresser le lecteur, nous revenons au chancre.

L'ulcération chancreuse se forme à la suite d'un petit bouton blanchâtre, d'aspect vésiculeux, qui apparaît du troisième au sixième jour du contact infectant et qui, lorsqu'il se brise, ou, pour mieux dire, s'ulcère, laisse suinter un liquide roussâtre et âcre. On dit alors que le chancre est à sa première période.

Peu à peu, et dans un temps variable, la petite ulcération s'étend et se creuse, et arrive bientôt à son entier développement; c'est la seconde période du chancre.

C'est pendant cette période que le chancre reçoit des modifications diverses, par suite de circonstances tant internes qu'externes, souvent fort peu appréciables.

Cependant, pour faciliter la description de ces modifications, nous partagerons les diverses espèces de chancres en deux grandes classes : 1° chancres réguliers, 2° chancres irréguliers.

Chancre régulier. — Sa forme est ronde, ses bords taillés à pic, dentelés ou non dentelés, plus ou moins rouges, quelquefois entourés d'une auréole inflammatoire, et son fond est d'ordinaire grisâtre, irrégulier et couenneux.

Chancre irrégulier. — Les modifications qui rendent le chancre irrégulier portent ou sur son étendue, ou sur sa marche, ou sur les complications qui l'accompagnent.

Sous le premier rapport, le chancre est dit *superficiel*

quand il s'étend davantage en largeur qu'en profondeur ;
il a quelquefois l'apparence d'une simple érosion ; il n'en
faudrait pas conclure qu'il est moins à craindre, l'expérience prouve au contraire qu'il est presque constamment
suivi d'infection constitutionnelle.

La seconde catégorie du chancre irrégulier est le *chancre
rongeant*, qui, s'étendant aussi davantage en largeur
qu'en profondeur, envahit rapidement les parties de proche en proche, et, comme son nom l'indique, il marche
en rongeant.

Enfin, le *chancre gangréneux* est celui qui s'accompagne
d'une inflammation assez intense pour mortifier les tissus ;
il est de tous le plus douloureux et ne reprend la marche
ordinaire des ulcérations simples qu'à la chute de l'eschare,
c'est-à-dire des parties mortes.

Tous les chancres, tant réguliers qu'irréguliers, restent
plus ou moins longtemps, selon la nature de l'ulcère, dans
l'état que nous venons de décrire. Le chancre est dit alors
dans sa période d'état.

Lorsque cette période tend à s'effacer et que le chancre
va entrer dans sa quatrième période, appelée la période de
réparation, les bords de l'ulcère s'affaissent, l'auréole disparaît et des bourgeons charnus de bonne qualité s'élè-
vent ; le chancre ne tarde pas à se cicatriser peu à peu.
Toutes les traces de sa présence s'effacent plus ou moins
complétement.

Il arrive souvent que, dès la seconde période, autour
et au-dessous du chancre, se forme une espèce de bourre-
let dur, que l'on sent très-bien avec les doigts et qui semble servir de coussinet à l'ulcération. On dit alors que le
chancre est *induré*. L'induration est d'une importance sans
égale, car elle est le premier signe de l'infection constitutionnelle. Cette infection peut avoir lieu sans que le chancre s'indure, et il ne faudrait pas s'endormir dans une

sécurité trompeuse parce que cette induration ne se présenterait pas ; l'induration est un symptôme certain de vérole constitutionnelle et non une condition indispensable de son existence.

Il est toujours possible, dans les quatre premiers jours de l'infection, de prévenir l'induration et par conséquent les accidents constitutionnels, au moyen de la cautérisation du chancre.

Mais, il faut le dire, cette heureuse ressource est rarement offerte au médecin ; le malade, soit qu'il se méprenne sur la nature de son mal, soit qu'il l'ignore complétement, soit enfin qu'il soit retenu par une fausse honte, ne s'adresse que tardivement à l'homme de l'art.

Qu'on ne pense pas que ces motifs soient illusoires. Il y a quelques années, un jeune homme que nous rencontrions assez souvent dans une maison nous accompagna un soir par hasard, et tout en cheminant et sans y attacher beaucoup d'importance, il nous dit éprouver de temps en temps des espèces de démangeaisons à la base du gland ; il ajouta qu'il n'avait aucun souci de cet accident, sans doute passager, et qu'il ne nous en parlait que parce que l'occasion s'en présentait. Nous ne partageâmes pas cette sécurité, et, arrivés à notre porte, nous l'engeâmes à nous montrer sa verge. Ce malheureux était porteur d'une douzaine de chancres, dont le nombre tendait constamment à s'accroître par le contact du pus, qui s'amoncelait entre le prépuce et le gland. Évidemment il ignorait qu'il était malade.

Une autre fois, un avoué près le tribunal de la Seine vient nous consulter pour des érosions qui se manifestaient assez souvent, et qui disparaissaient avec quelques soins de propreté, mais qui cette fois étaient plus douloureuses et plus persistantes : ce sont des chancres volants, nous dit-il en déboutonnant son pantalon, je les connais de vieille date. — Vous vous trompez, lui répondîmes-nous au premier aspect de ces ulcérations, vos chancres volants sont de véritables chancres, et de la pire espèce encore. Hélas! nous n'étions pas dans l'erreur, car il nous présenta bientôt une série de phénomènes dont la présence simultanée rendit l'observation curieuse ; il fut atteint dans le même temps de tous les accidents syphilitiques : accidents primitifs, accidents secondaires, accidents tertiaires, accompagnés d'un phimosis et d'une hydropisie de la verge. Nous aurons plus d'une fois occasion de revenir sur l'histoire de ce malade, aujourd'hui complétement guéri, et qui, dès le début de son affection, s'était évidemment mépris sur la nature de son mal.

Que les malades, les femmes surtout, éprouvent une profonde répugnance à faire de pareilles confidences, même à leur médecin, nous le comprenons, mais nous ne saurions les excuser. C'est une fausse honte qu'il faut bannir, car, ainsi que nous l'avons dit, on peut s'épargner par cet aveu la vérole constitutionnelle et un traitement antisyphilitique toujours long et quelquefois pénible.

Traitement local du chancre.

Si l'on n'a pu neutraliser le virus sur place, il ne faut pas dédaigner de toucher l'ulcère avec la pierre infernale, car le but alors est de hâter sa cicatrisation.

La médication locale du chancre varie avec les symptômes que le mal présente : si le chancre est régulier, une ou deux cautérisations suffisent, et l'on interpose un linge fin entre le prépuce et le gland chez l'homme, et entre les parties saines et la partie malade chez la femme.

Dans le chancre rongeant, la cautérisation sera plus souvent répétée, et, selon les cas, on emploiera tantôt les émollients, tantôt les astringents, tantôt enfin les calmants, tels que les préparations d'opium.

Il en sera de même dans le chancre gangréneux, dont les

moyens curatifs seront indiqués par les symptômes qu'il présente.

Si la suppuration est trop abondante, on fera des lotions avec les astringents, dont nous allons donner quelques formules, ainsi que pour les préparations d'opium.

Solutions astringentes.

Vin aromatique avec tannin.

Vin aromatique............ 1 kilogr.
Tannin.................... 8 grammes.

Vin aromatique opiacé.

Vin aromatique............ 1 kilogr.
Opium brut............... 30 grammes.

Lotion avec l'alun.

Eau...................... 1 kilogr.
Alun..................... 4 grammes.

Solutions opiacées.

Eau...................... 1/2 kilogr.
Opium.................... 30 à 60 grammes.

Après la cicatrisation du chancre, lorsque l'induration persiste, nous faisons sur elle, pour la dissoudre, des frictions deux fois par jour avec une des deux pommades suivantes :

Calomel à la vapeur........ 4 grammes.
Axonge................... 90 grammes.
Extrait d'opium........... 4 grammes.

Précipité rouge........... 4 grammes.
Axonge................... 30 grammes.

Tous ces moyens ne dispensent en aucune façon d'un traitement général, si l'on veut prévenir les accidents de la vérole constitutionnelle; ainsi que nous l'avons dit, nous remettons à la fin de cet article les considérations que nous aurons à présenter sur la médication interne de la syphilis; nous y renvoyons donc le lecteur.

Blennorrhagie.

La blennorrhagie, telle que nous l'examinérons ici, consiste en un écoulement de mucosités purulentes, survenant après le rapprochement des sexes, étant essentiellement contagieux et siégeant aux parties génito-urinaires de l'homme et de la femme.

Nous avons spécifié avec soin les caractères de la maladie que nous entendons décrire, parce qu'on donne le nom de blennorrhagie à des écoulements mucoso-purulents qui, sans réunir toutes les conditions que nous avons énumérées, en présentent cependant quelques-unes. Ainsi des violences extérieures, l'introduction d'un corps étranger dans le canal de l'urètre peuvent produire un écoulement qui ne sera ni contagieux, ni le résultat du coït; de même encore la matière d'une blennorrhagie contagieuse, transportée aux yeux, à l'anus, dans les narines, etc., pourra faire naître un écoulement dans ces parties qui manquera de la condition de siéger aux organes génito-urinaires; de même encore certaines maladies, telles que le rhumatisme, la goutte, la gale, les dartres, etc., s'accompagnent parfois d'un écoulement urétral qui n'a pas sa source dans le coït et qui, dans quelques cas, n'est nullement contagieux, etc., etc.

Ce serait sortir de notre sujet, on le comprend, que de faire l'histoire de tous ces écoulements; nous ne tomberons pas dans ces longueurs inutiles.

La blennorrhagie que nous allons étudier a été encore nommée *gonorrhée, chaude-pisse, urétrite* chez l'homme et *vaginite* chez la femme. Ces deux dernières expressions surtout sont défectueuses, parce que la blennorrhagie n'a pas constamment son siége dans l'urètre chez l'homme et dans le vagin chez la femme; on verra plus bas quelles sont les parties diverses des organes génito-urinaires que la maladie peut atteindre chez les deux sexes.

L'histoire de la blennorrhagie est si différente, selon qu'on l'examine sur l'homme ou sur la femme, qu'il nous paraît indispensable de la partager en deux paragraphes et de l'étudier séparément dans l'un et dans l'autre sexe.

Blennorrhagie chez l'homme.

D'après ce que nous avons dit au début de cet article, la seule cause déterminante que nous reconnaissions à la blennorrhagie est le coït; nous ne parlons pas des pratiques ignobles de la débauche, qui, comme la pédérastie, peuvent également déterminer un écoulement contagieux.

En reconnaissant que la blennorrhagie a toujours sa source dans le coït, nous ne prétendons pas dire qu'il soit indispensable que le coït soit virulent, c'est-à-dire que la femme soit atteinte de syphilis. L'expérience prouve chaque jour qu'à côté des blennorrhagies syphilitiques il s'en trouve un grand nombre qui sont simplement contagieuses.

Comment distinguer ces deux espèces d'écoulements, dont l'un peut avoir les conséquences les plus funestes et dont l'autre épuise son action sur les parties mêmes où il s'est produit? Malheureusement, la science ne possède qu'un seul moyen, presque toujours impraticable par les gens du monde, et qui ne réussit même pas dans tous les cas; c'est l'inoculation. Quand la blennorrhagie est syphilitique, un chancre naît de l'inoculation, tandis que l'inoculation de la blennorrhagie ordinaire donne constamment un résultat négatif. Mais, nous le répétons, ce moyen n'est pas infaillible, et l'on ne peut se former une certitude qu'avec le temps.

En dehors de la syphilis, les circonstances qui peuvent rendre un coït dangereux, mais non virulent, sont la malpropreté, la présence des menstrues, l'étroitesse des parties génitales de la femme et une trop grande ardeur dans les plaisirs de l'amour.

L'influence de la malpropreté est si manifeste dans le développement des maladies secrètes, que plusieurs auteurs font remonter jusqu'à elle la source première de la syphilis. Ce n'est que par des soins extrêmes de propreté que les filles publiques préviennent la contagion dont elles sont à tout instant menacées. On sait que dans l'Orient, où l'on abuse des plaisirs sexuels, la religion soumet les hommes et les femmes à des lavages, des bains, des ablutions continuels.

Le sang des menstrues est quelquefois doué d'une telle âcreté, que son contact avec la muqueuse du canal de l'urètre suffit pour y produire une inflammation, et par suite l'écoulement blennorrhagique. L'influence des règles sur le développement de cette maladie était connue dès la plus haute antiquité, car Moïse, qui fit tant pour la santé publique de son peuple, frappe de mort l'individu qui avait des rapports avec une femme pendant sa menstruation. « Quand un homme, dit le Lévitique, aura couché avec une femme qui a ses mois, et qu'il aura découvert la nudité de cette femme, en découvrant son flux, et qu'elle aura découvert le flux de son sang, ils seront tous deux retranchés du milieu de leur peuple. » (*Lévitique*, ch. XX, v. 18.)

L'étroitesse des parties génitales de la femme, surtout quand l'homme est trop ardent au plaisir, est assez souvent une circonstance productive de la blennorrhagie. Cet accident n'est pas rare la première nuit des noces, et sa présence est presque toujours la cause de discussions et de troubles très-graves dans le ménage. Le mari, se croyant trompé, conçoit pour sa femme une haine profonde, et s'en sépare même dans la majorité des cas. Il y a quelques années, se présenta chez nous, conduite par sa mère, une jeune femme éplorée, dont le mari, après la première nuit des noces, avait été atteint d'un écoulement urétral, et qui l'avait renvoyée à ses parents au milieu des reproches les plus sanglants et de l'indignation la moins contenue. Cet homme manifestait une colère d'autant plus violente, qu'il avait épousé sa jeune femme par amour, et qu'il avait pour elle sacrifié les espérances que pouvait lui donner sa haute position financière; il ne parlait de rien moins que de traîner sa femme devant les tribunaux, et de faire prononcer par eux la rupture de son mariage.

Ce fut au milieu de ces circonstances fâcheuses et vingt-quatre heures après avoir quitté le toit conjugal, que la jeune femme vint nous faire constater son état. Elle nous raconta que les premiers rapports qu'elle avait eus avec son mari avaient été un véritable supplice pour elle, et que même dans l'intervalle de ses embrassements, elle avait entendu son époux se plaindre et accuser de petites déchirures à la verge.

Nous examinâmes avec la plus minutieuse attention les organes génitaux tant externes qu'internes de notre visiteuse, et, après avoir tout pesé avec le soin qu'exigeait la gravité de notre position, nous n'hésitâmes pas à déclarer que la blennorrhagie du mari ne pouvait se rapporter à une cause impure, et que, selon toutes les probabilités, elle était due à l'action des organes génitaux de la femme, qui, par leur étroitesse, avaient froissé la verge de l'homme, et avaient déterminé une inflammation, ainsi que cela arrive quelquefois sous la violence des corps extérieurs.

Nous formulâmes notre opinion par écrit, et nous nous tînmes prêt à la soutenir devant la justice.

Le mari, à qui notre déclaration avait été communiquée, vint nous voir à son tour. Sa colère et son indignation n'avaient rien perdu de leur énergie, mais elles se brisèrent contre la fermeté de notre conviction. Notre attitude et l'assurance que nous lui donnâmes de faire triompher l'innocence de sa femme devant la justice ébranlèrent sa croyance, et lui inspirèrent des doutes sur la cause de son mal.

Ce premier succès était le prélude d'un triomphe complet.

En effet, un peu de calme étant entré dans cette âme troublée, il nous fut plus facile de faire appel à sa raison et de lui montrer la vérité dans tout son jour. Peu à peu, par de douces et logiques paroles, nous chassâmes même le doute de son esprit, et nous y fîmes pénétrer notre propre conviction ; d'ailleurs notre tâche était rendue facile par l'amour de cet homme pour sa femme ; cet amour, un instant éclipsé sous les éclats de la colère, ne demandait rien tant que de reprendre ses droits.

Le cœur bourrelé de regrets et de honte, l'infortuné mari nous pria d'intercéder pour lui le pardon de sa faute, et d'être auprès de sa jeune épouse l'interprète de ses remords, de son affection et de son respect. Nous n'éprouvâmes aucune difficulté sérieuse dans cette mission délicate, et le jour même cet intéressant ménage retrouvait la paix et la concorde qu'en avait un instant chassées l'accident le plus imprévu.

Mais revenons à la blennorrhagie urétrale.

L'époque du développement de la maladie est très-variable et n'a rien de précis. L'écoulement apparaît du deuxième au quinzième jour du coït infectant, et quelquefois même plus tard encore. Le premier symptôme est une sensation de chatouillement le long du canal de l'urètre et de picotement à l'orifice du méat ; cette sensation ne tarde pas à se changer en douleur, surtout pendant l'émission de l'urine ; le gland se gonfle et devient rouge, principalement autour de l'orifice du méat ; alors se déclare un écoulement blanc d'abord, puis jaunâtre et verdâtre, dont la quantité varie en raison inverse de l'acuité de l'inflammation. Lorsque l'inflammation est très-intense, elle peut produire le phimosis ou le paraphimosis par le gonflement énorme du gland, et une espèce de rétention d'urine par le boursouflement de la muqueuse urétrale. Les érections sont involontaires et douloureuses, et la verge, par suite du boursouflement dont nous venons de parler, se courbe fortement en bas comme un arc tendu. Cet état est désigné sous le nom de *chaude-pisse cordée*. Enfin des phénomènes généraux de réaction se manifestent, et il n'est pas rare de voir la fièvre se déclarer à son tour. Hâtons-nous de dire que la maladie est loin d'avoir toujours cette intensité; il est même constant que l'acuité des symptômes n'est réelle que dans la première et la seconde blennorrhagie, ce qui s'explique par une sorte d'endurcissement qu'éprouve la muqueuse de l'urètre après une ou deux inflammations de cette partie.

Les phénomènes que nous venons de décrire constituent l'état aigu de la maladie, pendant lequel celle-ci est toujours contagieuse.

Mais si la blennorrhagie n'a pas été soignée, ou si elle ne l'a été qu'imparfaitement, les symptômes diminuent vers les douzième, quinzième et vingtième jours, et bientôt il ne reste plus qu'un écoulement blanchâtre, dont la quantité peut se réduire à une gouttelette le matin.

La blennorrhagie est alors à l'état chronique; on a ce qu'on appelle la *goutte militaire*, qui n'est jamais contagieuse.

Traitement local de la blennorrhagie chez l'homme.

Le traitement de l'état aigu et de l'état chronique de la blennorrhagie est fort différent; nous allons exposer séparément ce qui convient à l'un et à l'autre.

Traitement de la blennorrhagie aiguë. — Ce traitement se divise en abortif et en curatif.

Le traitement abortif, comme son nom l'indique, se propose de faire avorter la maladie dès son début, d'étouffer l'affection dans son germe. Le succès dépend par conséquent de la promptitude de son emploi. Il se compose spécialement d'injections astringentes, surtout au nitrate d'argent, secondées ou non par le cubèbe ou le copahu à l'intérieur.

Voici la manière dont nous nous conduisons en pareille circonstance : pendant deux jours nous faisons faire six injections par vingt-quatre heures avec la solution suivante :

Eau distillée. . . . . 250 grammes.
Nitrate d'argent. . . . . 1 à 2 grammes.

Nous les suspendons le troisième jour; puis, si, après dix, quinze ou vingt jours, l'écoulement reparaît, nous recommençons les mêmes injections dans les mêmes proportions; nous donnons en même temps 6 grammes de cubèbe ou 2 grammes de copahu.

Les individus irritables s'accommodent mal de la solution précédente; il vaut mieux la remplacer par une des trois suivantes, avec laquelle on fait trois injections par jour :

Injection astringente.

Sulfate de zinc. . . . . 5 à 25 centigr.
Eau de roses. . . . . 30 grammes.

Autre.

Acétate de plomb neutre. . . . . . . 5 à 15 centigr.
Eau distillée. . . . . 30 grammes.

Autre.

Eau de plantain. . . . . 250 grammes.
Mercure doux. . . . . 8 grammes.

Lorsque le traitement abortif n'a pas été employé ou qu'il a échoué, on combat l'état aigu d'abord par les antiphlogistiques, comme des sangsues au périnée, des bains chauds, des onctions émollientes, des boissons rafraîchissantes, acidulées ou mucilagineuses, telles que : orge, chiendent, limonade, orgeat, etc., etc. ; enfin le repos et la diète. Une précaution très-importante, et dont nous parlerons plus longuement tout à l'heure, consiste à faire porter un suspensoir au malade.

Si les érections sont très-douloureuses, si les ardeurs d'uriner sont très-intenses, on fait prendre au malade les pilules suivantes au nombre de 2 à 6 par jour :

Nitre. . . . . }
Camphre. . . . . } 8 grammes de chaque.
Extrait d'opium. . . . . 1 gramme.

On fait 144 pilules.

On remplacera par l'émulsion suivante les pilules, si le malade éprouvait des difficultés à les prendre :

Camphre. . . . . }
Nitrate de potasse. . . . . } 75 centigr. de chaque.
Jaune d'œuf. . . . . 1.
Eau de tilleul. . . . . 90 grammes.

Lorsque les accidents inflammatoires se seront amendés, et que la matière de l'écoulement aura perdu sa couleur verdâtre, on administrera le cubèbe ou le copahu, dont l'action sera alors plus décisive.

Les préparations de ces deux remèdes sont nombreuses ; une des meilleures est celle de Chopart, mais elle a l'inconvénient de dégoûter promptement le malade.

Dans le but de déguiser l'odeur et la saveur du copahu, on a eu l'idée d'enfermer le médicament dans des capsules en gélatine, et tout le monde connaît les capsules de M. Mothes. Cet ingénieux stratagème mérite un reproche grave : il est des estomacs qui se refusent à la solution de ces capsules, lesquelles traversent alors intactes le tube digestif, et ne produisent par conséquent aucun effet.

Il est préférable d'envelopper le médicament dans un morceau de pain à chanter, qui atteint le même but que les capsules de gélatine, sans en avoir le désavantage.

Voici quelques formules dont on pourra faire usage :

Bols de copahu.

Copahu solidifié par la magnésie. . . 8 à 16 grammes.

On fait 12 bols que l'on prend dans la journée.

Pilules de copahu.

Térébenthine de copahu. . . . . . . 30 grammes.
Magnésie décarbonatée. . . . . 24 grammes.

On fait des pilules de 3 décigr. et on en prend de 6 à 8 par jour.

Potion de copahu.

Mucilage de gomme arabique. . . . quantité suffisante.
Baume de copahu. . . . . 25 grammes.
Sucre blanc. . . . . 150 grammes.
Sirop de sucre. . . . . quantité suffisante.

On prend de cette potion de 2 à 4 cuillerées à bouche matin et soir.

Lorsqu'on le peut, il est préférable d'unir le cubèbe au copahu.

Pilules de cubèbe et de copahu.

Copahu. . . . . 8 grammes.
Cubèbe en poudre. . . . . 2 grammes.
Colophane pure. . . . . 15 grammes.

On fait des pilules de 3 décigr. et on en prend de 20 à 30 par jour.

De toutes ces préparations, celle que nous préférons, et qui nous donne constamment les meilleurs résultats, est l'électuaire suivant :

Copahu. . . . . 30 grammes.
Cubèbe en poudre. . . . . 60 grammes.
Essence de menthe. . . . . 2 grammes.

On partage l'électuaire en prises de 12 grammes, on en prend une chaque jour dans du pain à chanter.

Il se rencontre des malades dont l'estomac est pris de nausées et de vomissements à l'odeur seule du copahu ou du cubèbe; il serait dangereux ou tout au moins inutile de vouloir vaincre cette répugnance. Dans ces cas, moins rares qu'on ne pense, on donne ces médicaments par l'anus sous forme de lavement, dont voici les formules :

Lavement au copahu.

Eau de gomme. . . . . quantité suffisante.
Baume de copahu. . . . . 8 à 30 grammes.
Laudanum de Sydenham. . . . . . . 1 gramme.

Lavement au cubèbe.

Cubèbe en poudre. . . . . 24 grammes.
Décoction de lin. . . . . 375 grammes.

Tout en donnant le cubèbe et le copahu à l'intérieur, nous avons l'habitude de faire faire quelques injections astringentes, soit avec les formules que nous avons déjà données, soit avec celles que l'on trouvera plus loin.

On insiste sur tous ces moyens jusqu'à ce que l'écoulement ait entièrement cessé, ou que la maladie soit passée à l'état chronique.

Traitement de la blennorrhagie chronique. — Lorsque la blennorrhagie ne présente plus les symptômes de l'inflammation aiguë, caractérisés par la rougeur et la tuméfaction du gland, par la douleur et la cuisson pendant l'émission de l'urine et par les érections involontaires et douloureuses, la blennorrhagie est dite chronique et exige un traitement spécial.

Les préparations de cubèbe et surtout de copahu peuvent encore ici trouver leur emploi, mais elles sont heureusement remplacées par celles de térébenthine, dont nous donnons deux formules :

Térébenthine. . . . . 30 grammes.
Extrait de rhubarbe. . . . . 12 grammes.
Camphre. . . . . 4 grammes.

On fait des pilules de 20 centigrammes et on en prend 9 par jour en trois fois.

Térébenthine cuite. . . . . , . . 8 grammes.
Cachou. . . . . 8 grammes.
Rhubarbe. . . . . 4 grammes.
Copahu. . . . . 4 grammes.

On fait 140 pilules et on en prend de 12 à 15 par jour.

Les préparations de copahu et de térébenthine seraient complétement insuffisantes, car le traitement de la blennorrhagie chronique est essentiellement local. C'est aux injections qu'il faut accorder la plus grande confiance.

La nature des injections à employer est essentiellement variable ; il faut souvent tâtonner et en essayer plusieurs avant d'arriver à celle qui convient : aussi croyons-nous utile de donner la formule de tous les agents usités en pareil cas.

Injection au sulfate de zinc.

Sulfate de zinc. . . . . 8 grammes.
Eau. . . . . 500 grammes.
Vin d'opium. . . . . 15 grammes.

On étend cette solution dans son tiers d'eau et l'on fait 3 injections par jour.

Injection à l'acétate de plomb liquide (extrait de saturne).

Acétate de plomb liquide. . . . . . . 8 à 16 grammes.
Eau distillée. . . . . 500 grammes.

On remue toutes les fois qu'on veut en faire usage et l'on fait 4 injections par jour.

Injection au sous-acétate de plomb.

Sous-acétate de plomb. . . . . . . } 15 grammes de chaque.
Eau-de-vie.. . . . . }
Eau distillée.. . . . . 500 grammes.
Laudanum.. . . . . 2 à 4 grammes.

2 injections par jour.

Injection au nitrate d'argent.

Nitrate d'argent. . . . . 5 à 10 centigr.
Eau. . . . . 30 grammes.

2 injections par jour.

Injection au proto-iodure de fer.

Proto-iodure de fer. . . . . 1 centigr.
Eau. . . . . 30 grammes.

2 injections par jour.

Injection vineuse.

Vin aromatique. . . . . 15 grammes.
Eau. . . . . 25 grammes.

3 injections par jour.

Lorsque l'écoulement persiste et qu'il résiste aux préparations dont nous venons d'indiquer les formules, nous en triomphons d'ordinaire avec l'injection suivante, que nous employons aussi avec succès avant toute autre injection.

Sulfate d'alumine.	2 gr. de chaque.
Sulfate de zinc.	
Eau-de-vie camphrée.	4 grammes.
Miel.	15 grammes.
Eau.	250 grammes.

Nous recommandons d'une manière toute spéciale cette préparation, avec laquelle on fait trois injections par jour, parce qu'elle nous rend journellement les meilleurs services.

La blennorrhagie n'est pas toujours fixée chez l'homme dans le canal de l'urètre : elle peut avoir son siége entre le gland et le prépuce, et alors elle est nommée *balanite*, *posthite*, *balano-posthite* ; mais comme cette espèce de blennorrhagie n'a aucune influence sur les affections qui font le sujet de ce livre, et qu'elle disparaît d'ailleurs dans la majorité des cas avec des soins de propreté, nous croyons inutile de nous y arrêter davantage.

Il n'en est pas de même des accidents qui peuvent compliquer la blennorrhagie urétrale ; parmi eux il en est un surtout qui doit fixer notre attention, parce qu'il attaque les testicules eux-mêmes, et dont l'action répétée peut entraîner la stérilité et même l'impuissance. Nous voulons parler de l'*orchite,* que les personnes étrangères à l'art désignent en disant que la *chaude-pisse est tombée dans les bourses.*

Orchite. — *Chaude-pisse tombée dans les bourses.*

L'orchite est l'inflammation d'une des parties ou de toutes les parties du testicule. La blennorrhagie, pour l'espèce d'orchite que nous étudions ici, en est essentiellement la cause. Mais au milieu de quelles circonstances se produit-elle, car toute chaude-pisse n'est pas fatalement suivie d'orchite ? La plus grande incertitude règne sous ce rapport ; cependant on peut dire d'une manière générale que cette affection se déclare surtout chez les malades qui ne se soumettent à aucune hygiène pendant l'écoulement, chez ceux qui font des excès de boissons, de longues courses, qui se refroidissent, et chez ceux qui, pendant le traitement, ne se mettent pas à l'abri des excitations vénériennes. Pour nous, la cause déterminante la plus fréquente est l'exercice souvent répété, la marche surtout, quand les testicules ne sont pas soutenus par un suspensoir : aussi est-ce là une de nos premières et des plus importantes recommandations.

L'intensité des phénomènes blennorrhagiques ne paraît avoir aucune influence sur le développement de l'orchite ; la chaude-pisse la plus bénigne peut se compliquer de cet accident. Presque toujours la quantité de l'écoulement diminue alors que se déclare l'inflammation des testicules ; quelquefois même il se tarit entièrement, et il n'est pas rare de le voir reparaître après l'amendement des symptômes du côté des bourses.

Quoiqu'on ait observé des orchites à tous les âges de la vie, nous croyons, d'après nos propres expériences, que les jeunes gens y sont plus sujets que les vieillards et que les hommes de l'âge mûr ; en règle générale, on peut dire que les accidents blennorrhagiques atteignent de préférence dans la jeunesse les testicules, et que, dans les autres âges, ces accidents se passent du côté de la prostate et de la vessie.

Les symptômes que présente l'orchite sont ceux de l'inflammation, c'est-à-dire rougeur, douleur et tuméfaction de la partie.

La rougeur dont se colore la peau des bourses est quelquefois très-intense ; la peau est tendue, lisse, et ne perd pas sa couleur sous la pression du doigt.

La douleur est le premier signe qui se fait sentir ; elle est parfois très-aiguë, surtout vers le troisième, quatrième ou cinquième jour ; arrivée à sa plus grande intensité, elle y persiste d'ordinaire pendant vingt-quatre heures, au bout desquelles elle se calme et devient supportable. Elle est lente à décroître, et il lui faut quelquefois vingt jours pour disparaître entièrement.

La tuméfaction débute presque toujours soit par le cordon, soit par l'épididyme, rarement par le testicule tout entier ; elle marche avec rapidité, et elle a atteint son développement complet au bout du troisième ou du quatrième jour.

A ces symptômes purement locaux se joignent, surtout au début, les phénomènes de réaction générale ; cependant la fièvre s'amende à son tour, et disparaît longtemps avant la fin de la maladie.

Traitement local de l'orchite. — Les moyens préconisés pour combattre l'orchite sont très-nombreux ; l'imagination des médecins s'est donné libre carrière, et, depuis le cataplasme de farine de graine de lin, depuis le coton jusqu'à la terre sigillée, jusqu'au vésicatoire, on a tout employé.

Nous professons peu d'estime pour toutes ces prétendues panacées : l'observation la plus soutenue nous a prouvé que les antiphlogistiques étaient seuls capables de soulager les malades, de hâter la terminaison du mal et de prévenir les complications.

Voici notre manière d'agir :

Dès le début, nous appliquons au périnée des sangsues, dont le nombre est déterminé par l'âge et la force du sujet. Le lendemain, si les phénomènes, tant généraux que locaux, ne se sont pas amendés et si les forces du malade le permettent, nous faisons une seconde application de sangsues.

Nous entourons les bourses d'un grand cataplasme de farine de graine de lin, que nous arrosons avec du laudanum si les douleurs sont trop intenses, et nous soutenons le tout avec un mouchoir faisant office de suspensoir.

Nous secondons cette action calmante par un bain de siége tous les jours, et si le sujet est dans un état général d'excitation, nous remplaçons le bain local par un bain entier.

Le repos le plus absolu est d'une entière nécessité : le malade reste au lit et garde la diète tant que dure la fièvre.

Ces moyens très-simples suffisent dans l'immense majorité des cas ; mais il importe que l'on sache bien que la maladie parcourt toutes ses phases et qu'il lui faut d'ordinaire un laps de temps de vingt et un jours.

Blennorrhagie chez la femme.

En dehors des pertes blanches dont un si grand nombre de femmes sont atteintes et dont nous parlerons ailleurs, la femme présente bien plus souvent que l'homme des écoulements par les parties génitales ; tous ces écoulements sont loin d'être vénériens, alors même qu'ils sont contagieux. Comme chez l'homme, il est impossible de constater *à priori* ceux qui sont le résultat d'un coït impur, et ceux qui sont dus à toute autre cause ; la malade peut seule éclairer les doutes du médecin.

Comme nous l'avons fait pour l'homme, nous ne nous occuperons ici que de la blennorrhagie vénérienne, c'est-à-dire de celle qui survient à la suite d'un coït infectant, sans vouloir décider, pour le moment du moins, si la blennorrhagie est simplement contagieuse, ou si elle est contagieuse et virulente, c'est-à-dire syphilitique.

Sous ce rapport, nous renouvelons ici les réserves que nous avons faites en parlant de la chaude-pisse chez l'homme, et nous renvoyons au chapitre consacré au traitement des accidents primitifs de la vérole les indications qui nous semblent utiles en de pareilles circonstances.

La blennorrhagie chez la femme n'a pas toujours le même siége : on la rencontre tantôt à la vulve, tantôt au vagin, tantôt au col de la matrice et tantôt dans le canal de l'urètre; de là, quatre variétés de blennorrhagie que l'on désigne sous les noms de : 1° *blennorrhagie vulvaire* ou *vulvite;* 2° *blennorrhagie vaginale* ou *vaginite;* 3° *blennorrhagie utérine ;* 4° *blennorrhagie urétrale* ou *urétrite chez la femme;* cependant la vaginite est de toutes la plus commune, mais il n'est pas rare de trouver en même temps, et se compliquant les unes les autres, deux, trois et même les quatre variétés blennorrhagiques.

Chacune de ces variétés offre des caractères particuliers qui la distinguent des autres; mais toutes présentent des symptômes communs que nous allons décrire.

Dans la majorité des cas, la blennorrhagie chez la femme n'a pas l'acuité de celle de l'homme : aussi est-il fort difficile de noter le début de la maladie, surtout si des pertes blanches existent antérieurement; presque toujours on ne reconnaît son existence que lorsqu'elle a atteint son entier développement.

Très-souvent la douleur chez la femme est très-légère, la malade n'éprouve qu'une chaleur incommode, avec un sentiment de pesanteur vers le périnée, l'anus et le rectum. Lorsque l'inflammation est vive, il peut y avoir douleur en urinant, mais seulement dans les cas de vulvite et d'urétrite.

La matière de l'écoulement présente les mêmes caractères que chez l'homme; peu abondante et opaline au début, elle peut devenir très-abondante, alors qu'elle prend la teinte jaune et verdâtre que nous avons signalée dans la blennorrhagie de l'homme.

Cependant l'écoulement peut manquer complétement et

l'on a alors ce qu'on a appelé une blennorrhagie *sèche;* c'est excessivement rare.

Un des signes les plus certains de l'existence de la blennorrhagie chez la femme se tire de l'examen des parties. La surface malade est d'un rouge plus ou moins vif; il y existe une tuméfaction plus ou moins marquée; elle est chaude, et le contact du doigt et surtout de l'instrument dont on se sert pour les examiner y détermine une douleur assez forte. Lorsque la maladie a atteint un certain degré d'acuité, on observe souvent sur les parties enflammées des plaques plus ou moins nombreuses, plus ou moins étendues, *ressemblant à des surfaces de vésicatoires en pleine suppuration.*

Tels sont les signes généraux de la blennorrhagie chez la femme. Les quatre variétés que nous avons admises plus haut présentent chacune quelques symptômes particuliers que nous allons brièvement indiquer.

Disons avant tout que l'examen des parties est le mode le plus sûr de constater le siége de la maladie; cet examen ne peut être fait que par un médecin habile, avec l'aide d'un instrument appelé *speculum.*

La *vaginite,* la plus fréquente des quatre variétés, est caractérisée par l'abondance de l'écoulement, qui, lorsqu'il est devenu tout à fait puriforme, c'est-à-dire jaune et verdâtre, a une odeur forte et nauséabonde.

La *vulvite* est remarquable par la douleur qu'elle occasionne, par la tuméfaction des grandes lèvres et par leur érosion fréquente; l'urine, en passant sur les parties enflammées, y détermine une cuisson très-vive.

L'*urétrite* existe rarement seule; elle marche presque toujours avec la vulvite; cependant nous l'avons rencontrée quelquefois. Ici, l'émission de l'urine est fort douloureuse, et l'orifice du méat présente ordinairement une gouttelette de pus que l'on fait tomber et qui est remplacée par une autre quand on presse d'arrière en avant sur le canal de l'urètre.

Enfin la *blennorrhagie utérine* est remarquable par le peu de douleurs qu'elle occasionne et par la faiblesse de l'écoulement.

La durée de la blennorrhagie chez la femme est, comme chez l'homme, excessivement variable; elle est liée à une foule de circonstances que nous ne pouvons énumérer ici. On a vu quelquefois les règles emporter la maladie; dans la majorité des cas, la blennorragie cède assez promptement à un traitement convenable; chez quelques malades cependant, il en reste des traces qui peuvent transmettre l'affection pendant un temps indéfini, et il en est un certain nombre qui conservent cette propriété alors même que depuis longtemps les symptômes locaux ont disparu.

A ce sujet, nous possédons une observation des plus curieuses et qu'il nous paraît utile de rapporter ici.

Un voyageur d'une maison de commerce de Paris, se croyant guéri d'une chaude-pisse qu'il avait contractée dans ses voyages, communiqua une blennorrhagie vaginale à sa femme, qui fut soignée aussi méthodiquement que possible. Le mari, de son côté, se soumit à un traitement rigoureux, et le médecin leur annonça un jour à tous deux la guérison la plus complète.

Cependant, après un premier rapprochement, le mari vit son écoulement reparaître, tandis que la femme ne présenta aucun symptôme de son ancienne maladie. L'écoulement s'arrêta bientôt sous l'influence de quelques doses de copahu et de quelques injections au nitrate d'argent. Il revit sa femme et l'écoulement ne reparut pas.

Quatre mois se passèrent ainsi, et les deux époux ne pensaient plus à leur ancienne affection.

Les nécessités de sa profession forcèrent le mari à se mettre en voyage, et quand il revint, cinq mois après,

17.

l'écoulement se montra de nouveau après la première nuit passée avec sa femme.

Celle-ci continuait à ne présenter aucun symptôme de maladie, et le médecin qui la visita constata l'intégrité la plus parfaite de ses organes génito-urinaires.

Quelques doses de copahu et quelques injections firent encore disparaître l'écoulement du mari, qui durant trois mois put impunément avoir des rapports avec sa femme.

Après trois mois de séjour à Paris, nouveau voyage de quatre mois, et après son retour, nouvel écoulement succédant aux premières approches conjugales; nouvelle guérison et enfin nouvelle immunité.

Ces circonstances bizarres de contagion et d'acclimatement, pour ainsi dire, se produisant au milieu de la santé la plus florissante de la femme, engagèrent le mari à venir nous consulter. Notre attention se fixa exclusivement sur la femme et, après avoir constaté par nous-même l'intégrité des organes génito-urinaires, nous fûmes conduit à penser qu'il existait un vice humoral, développé sous l'influence de la blennorrhagie, qui, infectant les mucosités sécrétées par la femme, pendant le coït, déterminait par son âcreté une inflammation spéciale sur la muqueuse de l'urètre de l'homme, de la même manière que les règles de certaines personnes; et nous expliquâmes l'immunité dont jouissait le mari après cette première épreuve par une espèce d'acclimatement dont il était impossible de spécifier les conditions, dans l'état actuel de nos connaissances.

En conséquence, nous soumîmes la femme à un traitement dépuratif, composé de sirop de salsepareille concentré et d'iodure de potassium; nous prolongeâmes la médication pendant à peu près trois mois que fut absent le mari, et à son retour celui-ci fut assez heureux pour goutter impunément les plaisirs du mariage.

Les cas de cette nature sont rares, nous en convenons,

mais il est assez commun de voir la blennorrhagie chez la femme passer à l'état chronique, avec tous les symptômes inhérents à cet état et qui servent à le faire reconnaître. Ces symptômes sont la persistance de l'écoulement, augmentant par des excès de quelque nature qu'ils soient, une rougeur anormale de la partie malade, et, dans quelques cas, des érosions, surtout lorsque la blennorrhagie est utérine.

Mais, nous le répétons, la guérison est la terminaison la plus ordinaire de la blennorrhagie chez la femme, et l'état chronique ne se déclare que lorsque le traitement a été incomplet ou interrompu par des excès de boissons ou de coït.

Traitement local de la blennorrhagie chez la femme.

Le traitement de la blennorhagie chez la femme ne doit pas se partager comme chez l'homme en abortif et en curatif. Le traitement abortif, outre qu'il serait la plupart du temps sans résultats, ne saurait être employé sans danger, à cause des grandes surfaces qui sont malades. D'ailleurs, les deux spécifiques de la chaude-pisse chez l'homme, le cubèbe et le copahu, sont presque sans action sur la blennorrhagie de la femme. Il faudra donc ne recourir qu'au traitement ordinaire.

Pendant la période aiguë, les émollients, le repos et un régime doux, associés à des bains locaux ou généraux, suffiront la plupart du temps. Si l'inflammation était très-intense et les phénomènes de réaction très-vifs, il ne faudrait pas reculer devant des émissions sanguines, soit locales, soit générales; dans les cas où la douleur des parties malades s'exaspère par la présence de la canule de la seringue à injections, il faut suspendre ces dernières et se contenter de simples lavages. On peut unir aux émollients quelque léger narcotique, comme une décoction de têtes de pavots, par exemple.

Ces moyens bien combinés et régulièrement employés triomphent ordinairement de la maladie ; mais dans les cas où ils seraient insuffisants, dans ceux où, les symptômes de l'inflammation aiguë ayant disparu, l'écoulement persiste, il faut cesser l'usage des émollients et des narcotiques, qui ne feraient qu'aggraver le mal, et recourir aux injections astringentes.

On peut se reporter pour cet usage aux formules que nous avons données à l'occasion de la blennorrhagie de l'homme, ou employer une des deux suivantes, dans lesquelles ne se trouvent que des substances végétales :

Eau distillée. . . . . 250 grammes.
Extrait de ratanhia. . . . . 4 grammes.
Alcool. 4 cuillerées.

On fait 3 injections par jour.

Eau. . . . . 500 grammes.
Noix de galle pulvérisée. . . . . . . 12 grammes.

Faites bouillir et versez sur :

Cerfeuil. . . . . 1 poignée.

On fait 2 injections par jour.

Si les parties sont dans un état de relâchement trop grand, nous introduisons dans le vagin un tampon de charpie imbibé d'une de ces deux préparations ou de toute autre solution astringente, selon les cas, et nous le laissons à demeure ; nous obtenons ainsi une espèce d'injection permanente dont l'action n'est pas fugitive, comme celle des injections ordinaires. Il faut avoir soin que ce tampon ne soit pas trop volumineux, car la pression qu'il exercerait sur les parties environnantes pourrait bien ne pas être sans dangers. Il est également nécessaire d'attacher ce tampon à un bout de fil que l'on laisse pendre au dehors, et qui sert à extraire sans secousse, sans fatigue et sans peine toute la charpie engagée dans le vagin.

Le siége de la blennorrhagie a peu d'importance sur le

traitement; ce que nous venons de dire s'applique également aux quatre variétés que nous avons précédemment établies; quelques circonstances que l'on ne saurait prévoir peuvent exiger une modification dans la marche que nous avons tracée; mais c'est au médecin, inspiré par la nature et la gravité de ces circonstances, à régler lui-même sa conduite et à se conformer aux prescriptions de la science.

Bubon.

Le bubon ne doit pas nous occuper. Ne faisant pas un traité spécial de syphilis, mais bien un livre sur l'impuissance et la stérilité, nous ne devons nous arrêter qu'aux causes de ces deux infirmités; sans doute, la syphilis est une cause fréquente de l'une ou l'autre de ces maladies et le désespoir de la civilisation moderne; mais le bubon, accident purement syphilitique, et n'ayant aucune influence sur la production de l'impuissance ou de la stérilité, doit être ici simplement indiqué comme un phénomène syphilitique et ne pas nous arrêter davantage.

Traitement général des accidents primitifs de la syphilis.

En parlant du chancre et de la blennorrhagie, nous avons dit les moyens que l'on doit mettre en usage pour combattre ces accidents; si nous voulions faire une médecine superficielle, une médecine de symptômes, comme on l'appelle, nous pourrions nous en tenir là; mais le chancre et, dans beaucoup de cas, la blennorrhagie ne sont que la manifestation d'un virus qui attaque la constitution entière : il est donc nécessaire de détruire au plus vite cette cause de désorganisation, et de ne pas attendre que des symptômes nouveaux viennent révéler les progrès du mal.

Le traitement que nous allons exposer sera donc tout à la fois curatif de la syphilis et préservatif des accidents constitutionnels.

De tous les médicaments (et ils sont nombreux!) qui ont été préconisés contre la vérole, celui que l'expérience a consacré comme le spécifique par excellence est le mercure. On lui a adressé beaucoup de reproches, nous le savons; on l'a accusé de produire des maux, sinon plus terribles, du moins aussi funestes que ceux de la syphilis. Ces reproches sont mal fondés : si des accidents se sont manifestés après l'usage du mercure, il n'en faut pas rendre responsable le remède, mais bien plutôt la main inintelligente qui l'administre. Pour notre compte, et tous les praticiens instruits font comme nous, nous ordonnons tous les jours ce médicament, et jamais, nous pouvons le dire, quand le malade se conforme exactement à nos prescriptions, nous ne l'avons vu déterminer les accidents *graves* que quelques personnes redoutent.

Ainsi donc, la base du traitement, après les accidents primitifs et avant l'apparition des accidents constitutionnels de la syphilis, sera le mercure. On devra, à titre d'adjuvants, seconder l'action de ce médicament par quelques tisanes dépuratives, et notamment la tisane de salsepareille.

Le mercure peut être pris en pilules ou en potion; les frictions sur les cuisses, les jambes, les pieds, les aisselles sont aujourd'hui abandonnées avec juste raison.

Les pilules le plus généralement employées sont celles de Dupuytren ou de Sédillot; voici leurs formules :

Pilules de Dupuytren.

Sublimé.	5 centigrammes.
Opium pur.	25 centigrammes.
Extrait de gayac.	2 grammes.

On fait 15 pilules et on en prend de 2 à 3 par jour.

Pilules de Sédillot.

Onguent mercuriel.	12 grammes.
Savon médicinal.	8 grammes.
Poudre de réglisse.	4 grammes.

On fait des pilules de 4 grammes et on en prend de 5 à 6 par jour.

La potion la plus usitée est celle qui est connue sous le nom de *liqueur de Van-Swieten;* elle se compose comme il suit :

Sublimé.	4 décigrammes.
Alcool rectifié.	45 grammes.
Eau distillée.	460 grammes.

On commence par prendre 8 grammes ou une demi-cuillerée à bouche de ce liquide dans du lait ou de la tisane; on augmente progressivement jusqu'à arriver à 16 grammes ou une cuillerée à bouche au plus.

Nous préférons quelquefois à la liqueur de Van-Swieten la potion antisyphilitique suivante :

Sublimé.	1 décigramme.
Eau distillée.	24 grammes.
Alcoolat de cannelle..	
Sirop de sucre.	32 grammes de chaque.

Et nous en donnons de 1 à 2 cuillerées 2 ou 3 fois par jour.

Les personnes faibles se trouvent mieux du sirop de Larrey *additionné.*

La liqueur de Van-Swieten, notre potion et le sirop de Larrey *additionné* peuvent se prendre dans la tisane de salsepareille, que l'on prépare dans les proportions suivantes :

Salsepareille..	60 grammes.

On fait bouillir jusqu'à réduction de moitié et l'on édulcore avec :

Sirop de cuisinier.	quantité suffisante.

On ne peut préciser d'une manière certaine la durée du traitement; cependant on peut dire d'une manière générale qu'il doit se prolonger sans interruption de six semaines à deux mois. On ne doit suspendre le mercure que dans le cas où son action se ferait sentir sur les gencives; on le reprend quelques jours après, à moins que l'inflammation de la bouche ne continue, auquel cas nous engageons les malades à consulter leur médecin.

Pendant tout le temps que durera ce traitement, on devra suivre un régime très-doux : mêler de l'eau à son vin, et s'abstenir entièrement de café.

2° ACCIDENTS CONSTITUTIONNELS DE LA SYPHILIS.

Les accidents constitutionnels sont aussi divers que variables pour l'époque de leur apparition ; leur énergie n'est ni en raison du siége, ni en raison du nombre, ni en raison de l'étendue, ni en raison de la durée absolue des accidents primitifs ; leur siége peut se trouver sur tous les tissus, mais ils affectionnent plus spécialement la peau, les muqueuses et les os.

Bien qu'en ait dit M. Ricord, plusieurs accidents constitutionnels peuvent se présenter simultanément, et peuvent aussi exister en même temps que les accidents primitifs. L'avoué dont nous avons précédemment parlé portait tout à la fois des chancres à la verge compliqués de phimosis et d'œdème de cet organe, une maladie de la peau qui le força de garder la chambre plus de quinze jours, un tubercule à l'anus, un nodus à la langue, et enfin il se plaignait de douleurs ostéocopes. Ordinairement, il est vrai, la maladie n'envahit pas l'organisme avec cette force et cette impétuosité ; une sorte de succession a lieu entre les symptômes, et le premier apparaît toujours dans les six mois de l'infection.

Souvent le premier symptôme passe inaperçu : tantôt il est caractérisé par quelques plaques muqueuses à la bouche, que les personnes étrangères à la médecine attribuent à une inflammation ordinaire, ou confondent avec les aphthes ; tantôt il se traduit par de légères taches à la peau, qui restent ignorées ou que l'on met sur le compte d'un état général d'irritation. Aussi, on ne saurait trop recommander aux individus atteints d'accidents primitifs et qui ne se soumettent à aucun traitement général, d'observer les moindres phénomènes qui se passent en eux, surtout du côté de la bouche et de la peau.

Ici, se présente une question très-grave au double point de vue de la santé publique et de la responsabilité du médecin : les accidents constitutionnels sont-ils contagieux? en d'autres termes, les accidents constitutionnels peuvent-ils, comme les accidents primitifs, communiquer la syphilis à une personne saine? M. Ricord répond résolûment par la négative, et soutient que la contagion des accidents constitutionnels *n'existe jamais*.

Nous ne partageons pas la sécurité de M. Ricord. Des exemples nombreux infirmant cette opinion sont relatés dans les annales de la science, et nous pourrions nous-même fournir des faits à l'appui de la contagion de la syphilis constitutionnelle. Sans doute, par suite de conditions ou de modifications qui nous sont inconnues, les accidents constitutionnels communiquent moins souvent la syphilis que les accidents primitifs; mais il suffit que l'infection soit possible pour que le médecin prudent et sage défende les rapports sexuels entre les époux. Nous n'entendons pas ici les accidents qui ne donnent lieu à aucune suppuration, comme les douleurs ostéocopes, par exemple; il est évident que, pour que l'infection s'opère, il faut que le virus syphilitique soit porté de la personne malade à l'individu sain, et l'on sait que ce virus n'est saisissable que dans une ulcération.

La syphilis constitutionnelle peut revêtir tant de formes variées, et compliquer tant d'affections diverses, que, pour dénoncer tous les accidents auxquels elle donne lieu, il faudrait passer en revue le cadre entier des maladies, ce qui nous est impossible, on le comprend, dans les limites qui nous sont tracées. Cependant nous examinerons d'une manière rapide les accidents qui se produisent le plus com-

18

munément, ceux surtout qui ne manquent presque jamais dans le développement constitutionnel de la syphilis.

Ces phénomènes se passent principalement du côté de la peau, et constituent une classe spéciale de maladies connues sous le nom de *syphilides*.

Syphilides ou maladies syphilitiques de la peau.

. Les syphilides sont des éruptions de nature syphilitique, ayant leur siége à la peau soit au tronc, soit sur les membres, soit au cuir chevelu, soit aux environs de l'anus et des organes génitaux, et aux membranes muqueuses, soit à la bouche, soit au voile du palais, soit aux amygdales.

La forme sous laquelle ces éruptions se montrent n'est pas constamment la même, et de ses variétés on a fait six types sous les dénominations de *exanthème, vésicules, pustules, papules, squames* et *tubercules*.

Nous allons rapidement donner la description de chacune d'elles.

Syphilide exanthématique. — Elle est caractérisée par des taches irrégulières faisant peu de saillie au-dessus du niveau de la peau, d'une teinte rouge-cuivré d'abord et plus tard d'une teinte grise, ne disparaissant qu'imparfaitement sous la pression du doigt, et ne laissant jamais après elles ni ulcération ni cicatrice.

Cette variété se présente sous deux formes assez différentes : la première, appelée *roséole* et qui s'observe rarement, consiste dans des taches très-légères, très-étendues, surtout à la partie antérieure de la poitrine, tout à fait irrégulières, d'un rouge cuivreux d'abord et plus tard d'une teinte grise, disparaissant lentement sous la pression du doigt, et ne laissant aucune trace de son existence; la seconde forme, sous laquelle se présente la syphilide exanthématique, est caractérisée par des plaques peu étendues, larges ordinairement comme une pièce de un franc, un peu saillantes au début, assez bien arrondies, d'une teinte peu rouge, mais d'un gris brunâtre dès les premiers jours, et ne disparaissant qu'incomplétement sous la pression du doigt.

L'exanthème syphilitique accompagne souvent les accidents primitifs, surtout la blennorrhagie, quand on l'a fait disparaître par une méthode abortive ; ou bien il leur succède immédiatement, et dans ce cas c'est la seconde forme qu'il affecte de préférence.

Syphilide vésiculeuse. — Cette variété est excessivement rare, plusieurs auteurs doutent même qu'elle existe. Nous ne l'avons observée qu'une seule fois ; mais M. Cazenave, qui s'est occupé d'une manière toute spéciale de ce sujet, dit l'avoir rencontrée assez souvent pour établir qu'elle peut se présenter sous toutes les formes qu'affectent les vésicules. On entend par ce mot de petits soulèvements de l'épiderme, renfermant dans leur intérieur un liquide séreux et transparent, qui peut même devenir purulent. Assez ordinairement le liquide épanché se résorbe, ou bien il se forme une croûte légère qui tombe après un certain laps de temps.

Syphilide pustuleuse. — Cette variété, qui se rencontre surtout chez les enfants qui naissent infectés, est caractérisée, comme son nom l'indique, par la collection d'un liquide purulent qui soulève l'épiderme et forme une espèce de tumeur plus ou moins grande. Tantôt la base de la tumeur est enflammée, c'est-à-dire rouge et brûlante, tantôt elle ne présente aucun de ces caractères et est décolorée comme la pustule elle-même ; elle se montre principalement aux épaules, à la face, au front, où elle forme ce qu'on appelle la *couronne de Vénus*. Après quelques jours d'existence la pustule se couvre d'une croûte jaunâtre, dont la chute laisse voir une petite ulcération spécifique.

Syphilide papuleuse. — La syphilide papuleuse est caractérisée par de petites élévations pleines, solides, résistantes, ne renfermant jamais de liquide, et se terminant par résolution ou par légère desquamation, c'est-à-dire peu à peu et par la fonte graduelle des parties constituant l'élévation, ou par petites lames d'épiderme malade. Cette variété peut exister en même temps que les accidents primitifs, ou succéder immédiatement à la roséole.

Syphilide squameuse. — Plaques arrondies, peu élevées, d'un gris rougeâtre, couvertes de squames sèches, se terminant par résolution et affectant diverses formes, selon les endroits de la surface de la peau où elle se trouve : quand elle est aux membres supérieurs et au cuir chevelu, elle offre des plaques de trois à quatre lignes de diamètre, plus élevées au centre qu'à la circonférence; au coude, à l'avant-bras et au genou, les plaques sont planes, plus étendues et sans élévation médiane. Cette variété laisse presque toujours après elle des cicatrices qui ressemblent assez à celles de la petite vérole, à la différence cependant qu'elles sont élevées au lieu d'être enfoncées comme ces dernières.

Syphilide tuberculeuse. — Cette variété se présente sous plusieurs formes : tantôt ce n'est qu'une ulcération plate, offrant une surface grisâtre, suppurant, et d'une odeur repoussante quand elle siége à l'anus ou aux orteils, où elle prend alors le nom de *ragade;* tantôt les tubercules sont arrondis et se développent de préférence aux cuisses, au front et à la face, où ils peuvent s'ulcérer et détruire par exemple une aile du nez, une lèvre, etc.; tantôt enfin, tubercules végétants, et sous les noms de *mûres, groseilles, crêtes de coq, poireaux, choux-fleurs,* à cause de leur ressemblance avec ces objets, ils apparaissent sur le gland, la verge ou aux environs de l'anus, et affectent une marche soit aiguë, soit chronique.

Traitement local des syphilides.

Le traitement des syphilides se compose essentiellement de médicaments pris à l'intérieur pour détruire la cause du mal. Nous exposerons ces moyens généraux à la fin de cet article, alors que nous établirons la médication nécessaire pour combattre la syphilis constitutionnelle.

En cette place nous ne voulons parler que du traitement purement local.

Hâtons-nous de le dire, ce traitement se réduit à fort peu de chose.

On a proposé d'appliquer sur les surfaces malades et couvertes de croûtes des cataplasmes émollients, dans le but de faciliter la chute des croûtes; nous ne partageons pas cette manière de voir. Lorsque les croûtes se détachent ainsi artificiellement, elles laissent à découvert des surfaces ulcérées qui peuvent s'irriter et s'enflammer, et ajouter ainsi une complication au mal déjà existant; d'ailleurs des croûtes nouvelles ne tardent pas à se former, et rendent de cette façon inutiles les soins que l'on prend à les faire tomber. A notre avis, les cataplasmes émollients sont donc superflus, si même ils ne deviennent pas dangereux.

Nous dirons la même chose de la cautérisation, qui, si elle s'exerce sur des surfaces étendues, peut déterminer une inflammation funeste; cependant on peut faire une exception en faveur de la plaque muqueuse ou tubercule plat, qu'il est permis de toucher légèrement avec la pierre infernale. Pourtant nous avons abandonné cette pratique, et nous préférons le lavage de l'ulcère avec le vin aromatique, pratiqué deux fois par jour.

Les bains tièdes ordinaires ou rendus émollients par l'amidon, le son ou la gélatine offrent souvent une ressource précieuse, surtout dans les cas où l'inflammation de la peau accompagne les syphilides.

Dans les cas les plus graves de tubercules, nous employons heureusement les vapeurs cinabrées, dont nous dirigeons un courant sur la partie malade, afin de préserver les autres parties du corps du contact du médicament.

Nous avons depuis longtemps renoncé aux bains de sublimé, un moment mis à la mode, car leur action nous paraît complétement insuffisante.

Tels sont les quelques moyens locaux dont on pourra faire usage; mais, nous le répétons, le traitement des syphilides, comme celui de tous les accidents constitutionnels, est surtout un traitement interne sur lequel nous donnerons tout à l'heure tous les détails nécessaires.

Ulcères syphilitiques constitutionnels.

Les ulcères syphilitiques constitutionnels peuvent succéder ou aux accidents primitifs, ou à des syphilides, ou aux accidents vénériens du côté des os. Dans le premier cas ils constituent une affection distincte, et dans les deux autres leur histoire se confond avec les maladies de la peau ou du système osseux qui leur ont donné naissance. On peut voir à ce sujet ce que nous avons dit à l'occasion des syphilides tuberculeuses et ce que nous dirons tout à l'heure en parlant de la nécrose syphilitique.

Qu'ils soient une affection distincte ou une affection consécutive, les ulcères syphilitiques constitutionnels, qu'il faut bien se garder de confondre avec l'ulcération primitive ou le chancre, présentent plusieurs modifications d'apparence et de siége : tantôt superficiels, on les rencontre à l'anus, aux orteils, au nombril, etc., où ils acquièrent plus de largeur, et se couvrent quelquefois de bourgeons charnus semblables à des champignons; tantôt plus profonds et plus étendus, ils offrent une surface grisâtre, de forme ronde, à bords coupés à pic, et dont la circonférence est rouge et tuméfiée; tantôt enfin succédant à des tubercules, ou ils restent stationnaires, ou ils s'étendent en sillonnant, ce qui leur fait donner le nom d'*ulcères serpigineux.*

Dans tous les cas la cicatrice que laissent après eux les ulcères syphilitiques constitutionnels est blanche, bridée et très-difforme.

Traitement local des ulcères syphilitiques constitutionnels.

Ainsi que nous l'avons fait pour les syphilides, nous ne nous arrêterons ici qu'aux moyens locaux les plus propres à arrêter les ravages ou à faciliter la cicatrisation des ulcères constitutionnels. Ces moyens n'ont encore qu'une valeur secondaire, car la base du traitement est la médication interne.

Cependant avec les soins de propreté, qui sont rigoureusement nécessaires dans tous les cas de solution de continuité, nous employons dans les circonstances qui nous occupent les douches de vapeurs cinabrées, ainsi que nous l'avons expliqué plus haut.

Dans les cas où l'inflammation est trop vive, nous couvrons l'ulcère avec un cataplasme de farine de graine de lin mis entre deux linges, que nous renouvelons deux ou trois fois par jour.

Si, au contraire, aucun accident inflammatoire ne prédomine, nous nous contentons, avec les douches de vapeurs de cinabre, de garantir l'ulcère du contact de l'air et de la malpropreté avec une simple compresse de toile un peu usée.

Ces moyens, combinés avec le traitement interne, suffisent dans la très-grande majorité des cas; ce n'est que dans des circonstances exceptionnelles et qui pourront être seulement appréciées par un médecin, que des modifications doivent être apportées dans cette manière de faire,

Maladies syphilitiques des os.

La syphilis attaque les os de deux manières : tantôt, sans paraître intéresser le tissu osseux, elle y détermine des douleurs spéciales, à caractère tranché ; tantôt, au contraire, elle s'adresse au tissu lui-même, et ou l'enflamme, ou le boursoufle, ou le détruit. On a ainsi quatre accidents bien distincts :

1° Les *douleurs ostéocopes*,

2° L'*ostéite* et la *périostite*,

3° L'*exostose* et la *périostose*,

4° La *carie* et la *nécrose*.

C'est dans cet ordre que nous allons rapidement dire un mot de chacun de ces accidents.

Douleurs ostéocopes. — Ces douleurs ont principalement leur siége dans les os longs, c'est-à-dire les os des membres, de la poitrine, etc. Cependant on les rencontre aussi, mais plus rarement, il est vrai, sur toutes les autres parties du système osseux, et nous en avons observé aux os du crâne, du bassin, etc., etc. Leur siége n'est donc pas un signe caractéristique.

Mais un phénomène étrange, bizarre, inexpliqué les distingue de toutes les autres douleurs : c'est l'intensité qu'elles révèlent pendant la nuit, surtout à la chaleur du lit, et leur diminution, leur suspension même pendant le jour, malgré l'influence du froid et de l'humidité. Les douleurs rhumatismales et nerveuses, avec lesquelles les douleurs ostéocopes pourraient être confondues, présentent un caractère tout différent. D'ailleurs la marche qu'elles suivent est significative ; nous la décrivons d'après M. Lagneau, qui l'a résumée en quelques lignes : « Pour l'ordinaire, dit-il, elles sont si légères, si vagues, si peu senties pendant le jour, que les malades s'en aperçoivent à peine et se livrent sans beaucoup de difficulté à leurs occupations; plusieurs même trouvent que le mouvement et l'action du froid tendent momentanément à effacer le peu qu'ils en ont au sortir de leur lit; mais aussitôt que le soleil se couche, parfois un peu plus tard, les douleurs commencent à s'éveiller et prennent un accroissement progressif jusque vers minuit à peu près. Alors elles sont lancinantes, déchirantes, et font éprouver un sentiment de térébration insupportable, qui arrache des cris de désespoir au malade pendant plusieurs heures. L'aurore amène une diminution dans les souffrances, et le sommeil revient avec les premiers rayons du soleil, instant où elles sont presque inaperçues. Du reste, tous les cas ne sont pas aussi graves. »

Inflammation du tissu osseux. — L'inflammation seule de l'enveloppe des os, du périoste, comme son nom l'indique, est si rare que les meilleurs auteurs doutent même qu'elle existe; elle marche toujours avec l'inflammation du tissu osseux lui-même.

L'ostéite syphilitique attaque presque constamment les os superficiels, comme les tibias à la jambe, les clavicules, les côtes à la poitrine, les cubitus, les radius à l'avant-bras, les métacarpiens à la main, etc., et dans les points où ces os sont le plus rapprochés de la peau.

L'inflammation syphilitique osseuse suit habituellement une marche chronique, lente, et ne revêt qu'exceptionnellement une forme aiguë; c'est dire que la douleur est peu intense et la réaction générale peu marquée. Dans quelques circonstances, moins rares qu'on ne croit, elle est le point de départ des exostoses et des périostoses.

Exostoses, périostoses. — Les exostoses consistent dans un développement anormal de matière osseuse, produisant ordinairement une tumeur circonscrite à la surface de l'os sur lequel elle a son siège.

Tous les os du corps humain peuvent présenter des

exostoses; cependant il en est quelques-uns qui semblent être préférés par cette maladie : ce sont les deux os de la jambe, ceux du crâne et la clavicule; nous avons souvent rencontré l'exostose au coude, aux os des avant-bras et à celui de la cuisse. Nous nous rappelons qu'à l'époque où nous étudiions les maladies vénériennes à l'hôpital du Midi, nous observâmes dans la même salle et à la même date quatre exostoses siégeant au cubitus de l'avant-bras, à son extrémité supérieure, là où il forme le coude.

Les différences qui distinguent les exostoses des périostoses sont peu importantes au point de vue pratique; elles intéressent plus le savant, l'anatomiste que le médecin proprement dit. Que la tumeur n'ait attaqué que l'enveloppe de l'os, ou qu'elle se soit produite au détriment du tissu osseux lui-même, peu importe pour le traitement; celui-ci est le même dans les deux cas. Nous l'exposerons tout à l'heure en même temps que celui des douleurs ostéocopes, de l'ostéite et de la carie dont nous allons nous occuper.

Carie, nécrose. — Quelques auteurs ont prétendu que la nécrose et la carie syphilitiques étaient assez souvent des accidents distincts et sans relations avec d'autres accidents vénériens; c'est une erreur. Tous les accidents syphilitiques des os ont un point de départ commun, l'inflammation du tissu osseux; quelquefois, il est vrai, il est assez difficile de constater cette inflammation, mais la nature même du traitement local qui réussit le mieux dans chaque cas en particulier est un indice certain de son existence. Ainsi l'ostéite a été reconnue en même temps que des douleurs ostéocopes dont elles n'étaient qu'un symptôme; l'exostose succède souvent à une ostéite bien caractérisée, et la nécrose syphilitique ne se comprend pas sans l'ostéite.

La nécrose ou la carie, qui est constituée par la mortification de la partie osseuse malade, peut attaquer tous les os, mais elle s'adresse principalement aux os plats, comme ceux du crâne, du nez, du palais, etc. ; cependant nous l'avons observée sur les os longs, et nous nous souvenons avoir une fois extrait d'un seul tibia trente esquilles ou morceaux d'os nécrosés.

Les parties molles qui recouvrent la nécrose s'ulcèrent plus ou moins rapidement, et rendent un pus sanieux et d'une odeur repoussante. On reconnaît surtout la carie au ramollissement dont est d'abord affectée la partie osseuse malade, et bientôt après à la solution de continuité qui se produit sur cette même partie.

Traitement local des maladies syphilitiques des os.

En dehors du traitement interne de la syphilis, dont nous réservons encore ici les détails, il est, pour chaque maladie du système osseux que nous venons de passer en revue, des moyens locaux capables d'en atténuer la gravité et de seconder heureusement la médication interne.

Nous allons rapidement les faire connaître.

Douleurs ostéocopes. — Lorsque les douleurs ostéocopes ne sont pas très-intenses, on commence par employer les narcotiques en frictions, comme l'opium, ou les cataplasmes émollients, tels que ceux de farine de graine de lin ; si elles résistent à ces moyens très-simples, on aura recours aux sangsues, dont l'emploi sera modéré ; car il faut toujours se rappeler que les douleurs ostéocopes sont presque constamment un symptôme d'ostéite chronique et non aiguë.

Si le mal ne s'améliore pas sous l'influence des sangsues, on n'hésitera pas à recourir au vésicatoire dont nous avons eu souvent l'occasion de nous louer. Voici la manière dont il faut en faire usage : le vésicatoire doit être appliqué sur le lieu même du mal ; lorsqu'il a pris, il faut se contenter de fendre l'épiderme sans l'enlever, afin d'éviter la douleur. On panse alors avec du cérat opiacé, et l'on met par-dessus des cataplasmes chauds, qu'on a le soin de renouveler souvent pour ne pas les laisser refroidir sur place. Quand un premier vésicatoire est sec, on en pose un second, un troisième, et ainsi de suite, si la douleur se reproduit. Dans les cas où la douleur reparaît trop vite après la cessation de la suppuration, on emploie un vésicatoire à demeure ou des vésicatoires volants.

Cependant ce moyen, qui réussit dans la très-grande majorité des cas, échoue quelquefois, et nous nous sommes vu forcé, dans une circonstance, de pratiquer sur la partie malade une profonde incision.

Ostéite, périostite. — Le traitement de l'ostéite et de la périostite au début est celui des douleurs ostéocopes. Plus tard, ces maladies se compliquant soit d'exostose, soit de nécrose, c'est au traitement de ces accidents qu'il faudra avoir recours; nous allons l'exposer.

Exostoses, périostoses. — Nous empruntons à M. Ricord les moyens qu'il met en usage dans ces cas : « Quand la tumeur osseuse est développée, à l'emploi du vésicatoire, qui doit être aussi étendu qu'elle, il faut ajouter le pansement avec l'onguent mercuriel sur la surface dénudée, et à la dose d'un demi-gros à un gros (2 *à 4 grammes*) par jour. Sous l'influence de ce traitement local, le plus puissant, aidé des mercuriaux à l'intérieur, quand il n'y a pas de contre-indication, et surtout des sudorifiques (tisane de Feltz), du proto-iodure de fer dans les complications lymphatiques ou scrofuleuses, et des bains de vapeur, on obtient, quand on arrive à temps, des résultats que nulle autre médication ne donne en égale proportion. »

Sans contester la bonté de ces moyens, nous préférons de beaucoup les frictions faites deux fois par jour sur la tumeur avec la pommade d'iodure de plomb. Sous l'influence de ce médicament, nous avons vu des tumeurs se fondre comme par enchantement dans l'espace de quinze jours.

Il est des exostoses qui ne se dissipent par aucun moyen, et qui finissent par n'être plus qu'une difformité, tous les phénomènes douloureux ayant disparu. On a proposé d'extirper ces tumeurs avec l'instrument tranchant ; sans repousser d'une manière absolue cette opération, nous pensons qu'on ne doit y recourir que dans les cas où l'exostose détermine plus qu'une difformité, mais une gêne, un embarras dans les fonctions, en un mot une véritable infirmité. Hors ces circonstances, nous conseillerons toujours aux malades de se soustraire à une opération qui n'est pas sans dangers, et qui s'accompagne constamment de plus ou moins de souffrances.

Carie, nécrose. — Dans le traitement de ces maladies, il ne faut jamais oublier cet axiome chirurgical, à savoir : que la carie engendre la carie ; par conséquent on aura soin de séparer, si cela se peut, la partie malade des parties saines, ce qui exige d'ordinaire une opération chirurgicale très-compliquée ; mais, dans tous les cas, on doit tout au moins extraire les esquilles qui se détachent ; les accidents les plus graves peuvent résulter du manquement à cette règle, qui ne souffre pas d'exception.

Les moyens locaux à employer contre la carie et la nécrose syphilitiques sont ceux que la chirurgie met en pratique dans les cas analogues, mais indépendants du virus vénérien ; nous ne pouvons en parler ici.

Cependant M. Ricord dit avoir obtenu quelques bons résultats de l'application d'un vésicatoire dans la partie la plus rapprochée de la nécrose ou de la carie. Mais, en présence des désordres rapides que ces maladies déterminent quelquefois, nous n'avons jamais osé recourir à un moyen dont l'action ne nous paraît ni assez instantanée, ni assez énergique. Selon les circonstances, nous lui préférons de beaucoup la rugine, le trépan, la cautérisation avec le fer rouge, etc., etc.

Maladie syphilitique des testicules.

Après le chapitre relatif à la blennorrhagie chez l'homme, nous avons consacré un paragraphe à un accident qui suit quelquefois la blennorrhagie et qui est déterminé par elle; nous voulons parler de l'orchite ou de la chaude-pisse tombée dans les bourses.

L'affection dont nous avons à nous occuper ici a été longtemps confondue avec l'orchite chronique, et ce n'est qu'aux travaux des auteurs modernes que l'on doit d'avoir séparé deux maladies qui n'ont rien de commun, pas même l'origine; car si l'orchite est le résultat de l'inflammation siégeant au canal de l'urètre, l'affection dont il s'agit ici constitue réellement un accident de la syphilis.

L'importance que nous attachons à cette maladie et la place que nous lui réservons dans cet ouvrage s'expliquent par l'influence qu'elle exerce tout à la fois sur la virilité et la fécondité; car, disons-le de suite, quand le mal est méconnu ou qu'il est pris trop tard, ou qu'il résiste au traitement le mieux ordonné, le testicule se fond ou prend des proportions énormes, et dans les deux cas la copulation et la fonction génératrice sont abolies.

Cette affection, nommée *tumeur syphilitique du testicule, sarcocèle syphilitique,* est produite aussi bien par l'infection vénérienne que par l'hérédité; seulement, dans ce dernier cas, elle ne se montre qu'à l'âge de la puberté, alors que les testicules entrent en fonction. Elle peut envahir les deux testicules à la fois ou un séparément, et passer ensuite à l'autre.

Le sarcocèle n'est presque jamais précédé de symptômes qui annoncent que le testicule va se prendre; néanmoins, dans des circonstances très-rares, des douleurs ayant le

caractère des douleurs ostéocopes, c'est-à-dire d'être nocturnes, se font sentir du côté des reins avec une certaine
violence; mais, nous le répétons, le plus souvent rien à
la région lombaire, rien au testicule lui-même n'avertit le
malade de l'affection dont il est atteint : c'est le hasard
qui presque toujours le lui fait découvrir.

« Le plus ordinairement, dit M. Ricord, la scène commence par une altération matérielle dans l'organe qui
devient malade, sans qu'il y ait eu aucune douleur lombaire ou testiculaire. Lorsque l'on suit le développement
de la maladie, voici ce que l'on observe : on trouve sur
un point du corps du testicule, car c'est par le corps du
testicule lui-même que commence généralement l'affection,
et ce n'est guère que sur le corps du testicule qu'elle
sévit; on trouve, disons-nous, un ou plusieurs petits no-
dules d'induration ; on sent, en touchant l'organe avec
soin, un point qui résiste à la pression, qui n'a plus cette
souplesse, cette rénitence normale qui sont conservées dans
les autres parties de l'organe. A mesure que l'affection fait
des progrès, les points résistants s'étendent peu à peu, de
proche en proche. »

Ainsi que nous l'avons dit plus haut, le testicule atteint
de sarcocèle peut ou disparaître ou augmenter de volume.
Dans ce dernier cas le volume de la tumeur devient double
et même triple de celui du testicule à l'état normal.

Dans tous les cas la sécrétion du sperme s'affaiblit progressivement, surtout lorsque les deux testicules sont
pris à la fois; les érections diminuent aussi et finissent par
disparaître complétement; la liqueur séminale perd d'abord
ses animalcules et devient ensuite aqueuse.

Contrairement à ce qui se passe dans l'orchite, la peau
des bourses conserve sa coloration, sa température et sa
mobilité. Un caractère non moins important distingue
aussi ces deux affections l'une de l'autre : l'orchite a une

marche essentiellement aiguë, surtout au début, tandis que celle du sarcocèle, au contraire, est lente et sans douleurs ; non-seulement elle peut durer plusieurs mois, mais même un, deux ou trois ans.

Enfin, le sarcocèle présente un dernier caractère qui, à moins de complications, ne souffre aucune exception ; c'est que jamais il ne suppure, et qu'il n'a aucune tendance à la suppuration.

Eu égard aux deux terminaisons que peut affecter le sarcocèle, on comprend de quelle importance doit être le traitement de cette maladie. Les moyens à lui opposer sont essentiellement ceux des accidents constitutionnels de la syphilis, et l'on peut dire qu'eux seuls sont capables d'enrayer sa marche et de la faire avorter.

Il est inutile que nous nous arrêtions ici à ce traitement, car nous allons l'exposer tout au long dans le paragraphe suivant.

TRAITEMENT GÉNÉRAL DES ACCIDENTS CONSTITUTIONNELS DE LA SYPHILIS.

Des substances sans nombre ont été proposées contre la syphilis ; nous ne pouvons ni ne devons les passer toutes en revue : nous ne nous occuperons ici que des principales, de celles dont les propriétés ont été parfaitement constatées ; et, pour mettre quelque ordre dans leur description, nous les partagerons selon qu'elles appartiennent au règne minéral ou au règne végétal.

MÉDICAMENTS ANTISYPHILITIQUES DU RÈGNE MINÉRAL.

Mercure et ses composés.

A l'occasion du traitement des accidents primitifs de la syphilis, nous avons indiqué quelques préparations mercurielles. Les formules que nous avons données conviennent surtout après le chancre et la blennorrhagie, et avant l'apparition de tout symptôme constitutionnel.

Nous avons ici à nous occuper des préparations mercurielles qui ont une action plus marquée lorsque quelque accident constitutionnel s'est montré, quel que soit le tissu qui en est le siége. Chemin faisant, nous indiquerons aussi les préparations qui conviennent le mieux à chaque accident en particulier.

Iodures mercuriels. — Les iodures de mercure sont des sels qui rendent les plus grands services dans le traitement des accidents secondaires, surtout des syphilides. « De toutes les préparations mercurielles, dit M. Cazenave, qui a fait des études spéciales sur les maladies syphilitiques de la peau; de tous les moyens sans exception qui ont été vantés dans le traitement de la syphilis secondaire, et en particulier des syphilides, il n'y en a aucun qui approche des iodures de mercure. »

Le proto-iodure est incontestablement celui qui mérite la préférence; le deuto-iodure est trop actif, difficile à manier, et rend moins de services que le proto-iodure. Nous donnons ce dernier à la dose de 5, 10, 15 et même 20 centigrammes par jour, d'après l'une des formules suivantes :

Proto-iodure de mercure. . . . . . . 50 centigrammes.
Thridace. . . . . 150 grammes.

On fait 20 pilules; on en prend 1 par jour d'abord et l'on augmente jusqu'à en prendre 4 dans les vingt-quatre heures.

Ces pilules conviennent aux syphilides simples, peu graves, peu anciennes et aux individus irritables.

Les suivantes sont préférables pour les syphilides tuberculeuses, dans les cas où il faut une médication prompte et énergique.

Proto-iodure de mercure. . . . . . . 2 grammes.
Thridace. . . . . 4 grammes.

On fait 40 pilules et on les prend comme les précédentes.

19.

Nous ferons remarquer, avant de quitter ce médicament précieux, qu'il n'agit réellement qu'alors qu'il est administré avec une certaine hardiesse et sans mélange avec l'opium, car ce dernier remède contrarie l'action du premier.

Sulfures de mercure. — Dans le traitement local de divers accidents constitutionnels de la syphilis, nous avons déjà parlé d'un sulfure de mercure, le sulfure rouge ou cinabre ; nous n'y reviendrons pas, car cet agent ne s'emploie jamais qu'à l'extérieur.

Il n'en est pas de même du sulfure noir de mercure ou œthiops minéral, dont quelques auteurs ont beaucoup vanté les propriétés contre les syphilides ; mais aujourd'hui sa réputation a pâli devant celle des iodures de mercure, et on ne recourt guère à lui que lorsque les autres médicaments ont échoué, c'est-à-dire en de très-rares circonstances.

Cyanure de mercure. — Nouvellement découvert, le cyanure de mercure n'a pas été suffisamment étudié pour en conseiller le maniement aux personnes étrangères à la médecine ; nous l'avons expérimenté sur nous-même à des doses assez faibles, et deux fois nous avons éprouvé des symptômes assez marqués d'empoisonnement. Nous l'avons ordonné pour la première fois à l'avoué dont nous avons déjà parlé, parce que son corps était habitué aux autres préparations mercurielles, qui ne faisaient déjà plus d'effet, et les mêmes accidents se sont produits.

Nous avons alors ajouté l'opium à la préparation cyanurée, et nous sommes parvenu à composer des pilules que les malades supportent assez bien. En voici la formule :

Cyanure de mercure porphyrisé. . .	25 centigrammes.
Opium brut. . . , ... -	40 centigrammes.
Mie de pain.	4 grammes.
Miel.	9 grammes.

On fait 96 pilules et on en prend 1 matin et soir.

Nous croyons inutile de parler des autres préparations mercurielles : telles que les acétates, les nitrates et les sulfates de mercure, parce que tous ces sels sont peu employés aujourd'hui, et que quelques-uns ne s'administrent qu'à l'extérieur sous forme d'onguent ou de pommade.

Iode et ses préparations.

Parmi les préparations d'iode il en est une dont l'action est merveilleuse et qui produit des résultats quelquefois miraculeux ; nous voulons parler de l'iodure de potassium. C'est surtout dans les accidents tertiaires qu'il fait des prodiges ; sous son influence on voit les ulcérations syphilitiques prendre une teinte meilleure, les douleurs ostéocopes se calmer et les exostoses se fondre. Nous n'oublierons jamais l'observation suivante, que nous recueillîmes à l'hôpital des Vénériens, au moment où l'iodure de potassium était expérimenté en France. Un capitaine marin, atteint de plusieurs syphilis consécutives, s'aperçut, pendant qu'il était dans un port du Mexique, d'une ulcération qui avait son siège aux bourses. Le mal empira sous l'influence de divers traitements qu'on lui opposa ; le capitaine songea alors à revenir en France, et, pendant la traversée assez longue, les deux testicules se prirent et, lorsqu'il entra à l'hôpital du Midi, toutes ces parties étaient confondues dans un détritus purulent qui répandait au loin une odeur infecte, et qui laissait à peine distinguer les testicules devenus mous et pleins de pus.

L'état général du malade empêcha qu'on fît une opération, car il était à peu près certain que le capitaine, eu égard à sa faiblesse, ne pourrait la supporter. On le mit alors à l'usage de l'iodure de potassium, sans que ce médicament donnât de grandes espérances.

Cependant au bout de huit jours la santé générale

sembla s'améliorer, et la plaie des bourses parut se modifier heureusement.

Le remède fut continué, et à partir du quinzième jour
les progrès vers la guérison furent des plus sensibles. Peu
à peu l'ulcère se nettoya, les parties reprirent leur place,
leur forme et leur fermeté accoutumées, et la cicatrisation
était complète au bout d'un mois et demi. Les deux testicules, dont le malade avait fait son deuil, furent conservés,
et le capitaine, parfaitement guéri, put reprendre le cours
de ses voyages.

Dans une autre circonstance, nous avons vu une exostose,
siégeant au coude, disparaître entièrement après quinze
jours de l'emploi de l'iodure de potassium ; il est vrai que
nous secondions son action par des frictions sur la tumeur
avec la pommade d'iodure de plomb.

Nous n'en finirions pas si nous voulions rapporter tous
les cas où ce médicament nous a été si rapidement utile;
nous l'employons tous les jours, et tous les jours nous
bénissons ses bienfaisantes propriétés.

Nous avons remarqué que son action était d'autant plus
active et plus certaine qu'il n'était mélangé avec aucun
autre médicament; aussi avons-nous l'habitude de le prescrire en solution dans l'eau distillée seule, et nous trouvons que c'est la meilleure manière de l'employer.

Nous avons également l'habitude de le donner à des
doses assez fortes; nous ne lui avons jamais vu produire
des accidents de quelque gravité; il détermine quelquefois
le mal de gorge, et il suffit alors de suspendre le médicament pendant deux ou trois jours. Nous ne craignons pas
de porter la dose du médicament jusqu'à cinq et six
grammes dans les vingt-quatre heures ; nous faisons ordinairement faire la potion suivante :

Iodure de potassium. . . . .   10 grammes.
Eau distillée. . . . .   250 grammes.

Au début du traitement toute la potion doit être prise dans cinq jours, et nous diminuons progressivement le nombre de jours à chaque fois que la potion est refaite, jusqu'à ce que nous arrivions à ce qu'elle soit prise dans trente-six heures.

Nous avons également remarqué que l'iodure de potassium agissait mieux alors que son emploi était suspendu tous les mois pendant dix jours. On le reprend au bout de ce laps de temps à la dose où on le prenait au moment de sa suspension.

Nous dirons plus loin le régime qu'il est nécessaire de suivre pendant le traitement par l'iodure de potassium, régime qui est complétement différent de celui qu'exige la médication mercurielle.

Iodure de fer. — Ce médicament n'est guère utile que dans les cas où la syphilis s'accompagne de l'appauvrissement du sang ou de la scrofule. On peut l'administrer en sirop ou en pilules; nous préférons cette dernière forme et nous prescrivons le remède de la manière suivante :

Proto-iodure de fer. . . . .   2 grammes.
Gomme arabique. . . . .   quantité suffisante.

On fait 36 pilules et l'on en prend 1 par jour; on augmente de 1 tous les deux jours jusqu'à en prendre 8 à 10 dans les vingt-quatre heures.

Or, argent, platine et leurs préparations.

Si nous parlons ici de l'or, de l'argent et du platine, c'est en quelque sorte pour prouver que nous ne laissons dans l'ombre aucun agent à qui on a fait une réputation anti-vénérienne; car, hâtons-nous de le dire, nous n'avons aucune confiance dans les préparations de ces métaux, et notre expérience nous a conduit à les proscrire d'une façon à peu près absolue.

MÉDICAMENTS ANTISYPHILITIQUES DU RÈGNE VÉGÉTAL.

Les quatre bois sudorifiques.

Les quatre bois sudorifiques, qui sont le gayac, la salse-pareille, le sassafras et la squine, ont joui pendant long-temps d'une réputation au moins égale à celle du mercure; mais aujourd'hui ils sont bien déchus de leur antique renommée et ne sont plus guère employés que dans le but de seconder l'action de la médication mercurielle.

Cependant il est des cas où ils sont encore appelés à rendre d'importants services, lorsque, par une raison ou par une autre, les mercuriaux ne peuvent être administrés : c'est en considération de ces circonstances que nous allons dire quelques mots de chacun d'eux.

Gayac. — Vanté avec une certaine exagération par les premiers médecins qui s'en servirent, le gayac demande à être employé de la manière la plus simple, à moins qu'on ne l'associe à des médicaments qui aient autant de vertu que lui, comme la salsepareille, par exemple; on l'admi-nistre en tisane, en poudre ou sous forme d'électuaire.

Salsepareille. — La racine est la partie de la plante dont on fait usage. Il y en a de plusieurs espèces que l'on dis-tingue à leur couleur. Jusque dans ces derniers temps, on ne s'est servi que de la racine grise, plus ou moins noirâtre, qui est connue dans le commerce sous le nom de *salse-pareille de Honduras ;* aujourd'hui, d'après de récentes ex-périences, on préfère à cette espèce, la racine rouge que fournit la Jamaïque, à laquelle on a reconnu des qualités supérieures. La meilleure préparation de la salsepareille est sa décoction ; elle entre seule dans la composition des ti-sanes de Cestoni et de Fordyce et fait la base de celles de Callac, de Feltz, ainsi que du sirop de Cuisinier.

On administre également la salsepareille en poudre, que

l'on prépare en séparant la partie ligneuse de la fécule amylacée dans laquelle gît la portion médicamenteuse de cette racine. Cette préparation convient surtout aux personnes faibles et qui ne peuvent supporter ni la tisane ni le sirop sudorifique. On commence par donner matin et soir quatre grammes de cette poudre dans du chocolat, ou incorporés sous forme d'électuaire avec le sirop de guimauve, et l'on augmente la dose jusqu'à ce que l'on arrive à faire prendre au malade 45 grammes de la poudre dans les vingt-quatre heures.

Cette préparation est aussi avantageuse que la décoction.

Sassafras. — Le sassafras se recommande plutôt par son odeur et sa saveur agréables que par ses propriétés antivénériennes. On l'administre rarement seul ; on l'associe ordinairement soit au gayac, soit à la salsepareille, pour cacher l'amertume de ces deux plantes.

Squine. — La squine n'est guère connue que par les services qu'elle rendit à Charles-Quint. La guérison de ce roi la mit en vogue, mais le succès n'a pas répondu à l'espérance que l'on avait fondée sur elle, et si aujourd'hui on l'associe encore aux autres sudorifiques, c'est plutôt par habitude que par nécessité.

Voici les principales formes sous lesquelles les substances que nous venons d'énumérer sont administrées :

Tisane de gayac.

Gayac râpé. . . . . 120 grammes.
Eau commune. . . . . 2 kilogrammes.

On fait macérer pendant douze heures, on réduit de moitié et on ajoute à la fin :

Racine de réglisse.. . . . . 30 grammes.

Tisane de salsepareille.

Salsepareille. . . . . 120 grammes.
Eau commune.. . . . . 2 kilogrammes.

On fait macérer douze heures ; on broie ensuite les racines dans un mortier de marbre et l'on réduit de moitié.

On peut faire ces tisanes plus faibles en diminuant la dose du médicament et en conservant la même quantité d'eau.

Les tisanes de sassafras et de squine se préparent de la même manière.

Dans le cours de nos recherches sur les médicaments antivénériens, nous avons rencontré la formule suivante attribuée à Cagliostro, dont le gayac, la salsepareille et le sassafras font la base, et qui nous a rendu des services dans quelques circonstances ; c'est une bonne préparation pour les personnes affaiblies par la syphilis. Voici cette formule :

Séné mondé. . . . . }	16 gr. de chaque.
Hermodattes. . . . . }	
Racines de turbith.	24 grammes.
Écorce de gayac. . . . . }	
Salsepareille. . . . . }	16 gr. de chaque.
Sassafras. . . . . }	

On pulvérise le tout que l'on incorpore avec 400 grammes de miel et que l'on réduit à la consistance de sirop par une forte décoction de quinquina ; on prend 15 grammes de cet électuaire le matin, de deux jours l'un.

Il est plusieurs autres végétaux à qui l'on attribue des propriétés antivénériennes ; ces propriétés sont loin d'être constantes, aussi nous contenterons-nous de nommer sans les décrire ces végétaux, qui sont : la racine de *lobelia syphilitica* ou *cardinale bleue*, la racine de *saponaire*, la racine *d'astragale* (*astragalus excapus*) et *l'opium*. Mais, nous le répétons, peu de confiance doit être accordée à ces végétaux, dont l'expérience n'a pas suffisamment confirmé les vertus.

ASSOCIATION DES MÉDICAMENTS ANTISYPHILITIQUES MINÉRAUX ET VÉGÉTAUX.

Nous venons de passer en revue les agents que les régnes minéral et végétal fournissent contre la syphilis;

nous avons en même temps indiqué les formes sous lesquelles ces médicaments doivent être administrés : il nous reste maintenant à donner les principales formules dans lesquelles les remèdes minéraux et végétaux se trouvent unis. Ces préparations sont très-nombreuses, mais nous ne présenterons que celles dont notre expérience propre a constaté les bons effets.

Tisane d'Arnoud.

Salsepareille incisée............	64 grammes.
Gayac râpé............	
Écorce de buis............	
Garou............	8 gr. de chaque.
Colle de poisson............	
Eau............	1500 grammes.

On fait bouillir jusqu'à la réduction d'un tiers ; on passe et on boit la tisane par verre dans la journée.

N° 1. *Décoction de Zittmann* (traitement par).

Salsepareille............	375 grammes.
Eau............	12 kilogrammes.

On fait bouillir pendant deux heures et l'on suspend dans le liquide un nouet composé de :

Sulfate d'alumine............	45 grammes.
Mercure doux............	15 grammes.
Sulfure de mercure............	4 grammes.

On ajoute vers la fin de l'opération :

Réglisse............	45 grammes.
Feuilles de séné............	64 grammes.
Semence d'anis............	15 grammes.

On retire du feu pour laisser infuser et l'on passe pour obtenir 8 kilogrammes de décoction n° 1.

N° 2.

Résidu de première décoction.

Racine de salsepareille............	190 grammes.
Eau............	12 kilogrammes.

On fait bouillir pendant deux heures et on ajoute à la fin :

Écorce de citron............	
Cannelle............	12 gr. de chaque.
Cardamome mineur............	
Réglisse............	24 grammes.

On laisse infuser pendant une heure ; on passe pour obtenir 8 kilogrammes de la décoction n° 2.

20

Pour commencer le traitement, le malade prend, la veille, six des pilules suivantes :

Résine de jalap.	10 centigrammes.
Gomme gutte.	2 centigrammes.
Aloès.	20 centigrammes.

On mêle pour 1 pilule.

On en prend 6 à une heure d'intervalle; le lendemain le malade commence l'usage de la décoction, qu'il prend ainsi qu'il suit :

1° Le matin de bonne heure, la moitié d'une bouteille de la décoction n° 1, par verre, de demi-heure en demi-heure, étant au lit;

2° A midi, une bouteille de la décoction n° 2, tout entière, par verre, de demi-heure en demi-heure;

3° Le soir il reprend, trois heures après le dîner et par verre, la bouteille n° 1.

On suit cette médication pendant vingt-deux ou quarante-cinq jours.

Décoction de Pollini.

Quoique cette préparation soit encore secrète, on en a donné plusieurs formules. Voici celle que M. Bouchardat a publiée dans son formulaire :

Salsepareille coupée.	64 gr. de chaque.
Squine.	
Pierre ponce pulvérisée.	64 grammes.
Sulfure d'antimoine.	125 grammes.
Brou de noix sec.	375 grammes.

On met le sulfure d'antimoine dans un nouet de linge et l'on fait bouillir lentement dans :

Eau.	7500 grammes

jusqu'à réduction de 4500 grammes; on passe, on laisse reposer et l'on décante; on prend cette décoction par demi-verre toutes les heures.

Tisane de Feltz.

Sulfure d'antimoine.	125 grammes.

On l'enferme dans un nouet de linge peu serré; on le fait bouillir pendant une heure au moins; puis on le retire du liquide que l'on met dans un bassin avec :

Salsepareille coupée.	190 grammes.
Ichthyocolle.	18 grammes.
Eau.	9 kilogrammes.

On fait bouillir jusqu'à réduction de moitié; on en prend trois verres par jour : un le matin, un à midi et le troisième le soir.

Sirop de Cuisinier.

Salsepareille	1 kilogramme.
Eau commune.	12 kilogrammes.

On fait macérer pendant vingt-quatre heures et on réduit à 4 kilogrammes ; on répète deux fois la même opération sur le marc après
avoir décanté la liqueur ; on mêle ces trois décoctions auxquelles on
ajoute :

Fleurs de bourrache.	⎫	
Roses blanches.	⎬ 60 gr. de chaque.	
Anis.	⎭	
Séné.	30 grammes.	

On fait bouillir jusqu'à réduction de moitié, on passe et on ajoute :

Sucre.	⎫ 1 kilog. de chaque.
Miel.	⎭

On prend un demi-verre de ce sirop, répété trois fois par jour, en
même temps que l'on prend pour tisane la décoction de salsepareille
que nous avons indiquée plus haut.

On incorpore quelquefois dans ce sirop le sublimé ou toute autre préparation mercurielle. Le sirop de Larrey n'est pas autre chose que
cette association.

Enfin, pour terminer ce qui a rapport au traitement
de la syphilis, il nous reste à dire quelques mots relatifs
au régime. C'est ce que nous allons faire dans le paragraphe suivant.

RÉGIME.

Le régime auquel les malades devront se soumettre
pendant le traitement de la syphilis est en général le régime
adoucissant. En conséquence, on évitera tous les excès
et les échauffants, tels que les liqueurs, le café, les viandes noires, le gibier, les épices, etc., etc. On préférera les
viandes blanches, les légumes frais, les fruits, les œufs, etc.
Le vin sera toujours mélangé avec de l'eau ; on fumera peu
ou pas du tout ; on ne se livrera à des excès d'aucune
sorte, ni de fatigue corporelle, ni de travail intellectuel ;
on habitera la campagne, si l'on peut, où l'air est à la fois
plus vif et plus pur, et l'on se garantira du froid et surtout

de l'humidité. Comme boisson désaltérante, on préférera la limonade et l'on n'usera que très-sobrement de la bière.

Ce régime assez sévère souffre des exceptions : les personnes faibles, scrofuleuses, les femmes atteintes de pâles couleurs, se trouveront mieux d'un régime contraire. Cependant elles ne devront dans aucune circonstance prendre du café et du thé.

Dans l'un et l'autre cas, le rapprochement des sexes est interdit. Tandis que les malades soumis au régime adoucissant prendront des bains chauds, ceux de la seconde catégorie se trouveront mieux des bains froids, surtout dans l'eau courante ou à la mer.

Enfin, les personnes qui seront soumises au traitement par l'iodure de potassium devront s'astreindre à un régime essentiellement tonique. Le vin généreux, les viandes noires et rôties, le gibier, etc., feront la base de leur alimentation; le coït leur est permis, mais à la condition d'en user sobrement; ici, encore, le café et le thé doivent être proscrits ainsi que le laitage.

Comme dernier conseil applicable à tous les individus atteints de syphilis constitutionnelle, quels que soient leur constitution et le mode de leur traitement, nous dirons que la flanelle est de rigueur, et que les malades ne la doivent quitter qu'après leur entier rétablissement.

MOYENS PRÉSERVATIFS DE LA SYPHILIS.

Telle est cette affreuse maladie, qui jette le trouble et la désolation dans un si grand nombre de ménages ! Combien d'époux lui doivent les douleurs les plus poignantes de leur âme, le désespoir de toute leur vie ! Que de larmes ce mal a déjà fait répandre ! Que d'existences il a flétries ! Que d'avenirs il a brisés ! Encore si la science avait trouvé un préservatif ! Mais non, quoi qu'en disent les charlatans, le meilleur moyen de ne pas prendre la syphilis est de pas s'y exposer. Ah! jeunes hommes inexpérimentés, défiez-vous des promesses illusoires, fuyez, fuyez des remèdes trompeurs.

Cependant il est des soins hygiéniques dont on ne devra point négliger l'usage; ils peuvent dans quelques circonstances neutraliser le virus ou en atténuer la force; l'homme sage et prudent fera toujours bien de s'y conformer.

Lorsque le coït est suspect, on exigera de la femme un lavage complet des organes génitaux externes et des injections dans le vagin, soit avec de l'eau seule, soit avec de l'eau aromatisée avec l'eau de Cologne ou du vinaigre.

Secondement, la conjonction sera de peu de durée; on ne devra pas prolonger volontairement les rapports; dans ce moment il faut être égoïste, mais non pas à la manière de madame de Staël qui définissait l'amour de l'égoïsme à deux.

Immédiatement après le coït, l'homme devra uriner; l'émission de l'urine fait alors l'effet d'une injection d'arrière en avant qui peut entraîner au dehors le virus logé dans le canal de l'urètre.

La verge, depuis le gland jusqu'à la base, sera minutieusement lavée, soit avec de l'eau seule froide, soit avec de l'eau blanchie avec quelques gouttes d'extrait de saturne.

Ces soins accomplis, l'homme a fait tout ce qu'il est possible de faire pour se préserver de la contagion syphilitique.

Il est d'autres moyens, il est vrai, que la morale réprouve et dont la débauche fait le plus grand cas; de ce nombre est le *condom*, ou, comme on l'appelle communément, la capote anglaise. M. Ricord a fait ressortir avec esprit et raison les dangers de cette confiance illimitée; nous ne pouvons que nous associer à ses judicieuses ob-

servations : « Il est un moyen, dit-il, qui sans doute garantit souvent, mais qui, comme l'a dit une femme de
beaucoup d'esprit, est une cuirasse contre le plaisir et une
toile d'araignée contre le danger. — Ce *procédé médiat*
est souvent poreux ou a déjà servi ; il se déplace fréquemment ; il fait l'office d'un mauvais parapluie que la tem-
pête peut crever, et qui, dans tous les cas, garantissant
assez mal de l'orage, n'empêche pas les pieds de se
souiller. »

L'attaché d'ambassade dont nous avons parlé dans le
courant de ce chapitre, à l'occasion de chancres qu'il portait au milieu des poils du pubis, avait pris cette précaution inutile. Le condom ne put complétement le garantir
de toutes les chances d'infection.

Les corps gras avec lesquels les chirurgiens protégent
leurs mains pourraient avoir quelque efficacité, s'ils ne
fondaient pas à la chaleur que le coït détermine aux parties génitales des deux sexes.

En résumé, les préservatifs les moins illusoires de la syphilis se résument dans les soins de propreté que nous
avons énumérés plus haut ; la science et la prudence la plus
simple repoussent tous les liquides, toutes les pommades
que l'on a jusqu'à présent vantés ; ce serait s'exposer à de
terribles mécomptes que de courir les chances de la contagion sur la foi de semblables préparations. Nous le répétons encore, en terminant, afin que les époux restent
fidèles à la couche conjugale et ne la souillent pas de baisers tout à la fois adultères et empoisonnés, la seule manière d'éviter la syphilis consiste à ne pas s'exposer à la
prendre.

CHAPITRE SEPTIÈME.

VIEILLESSE.

Les organes des êtres vivants éprouvent, pendant leur activité, des pertes incessantes qui amèneraient bientôt leur anéantissement, si la nutrition ne réparait sans cesse cette usure et cette déperdition ; la vie n'est donc possible qu'à cette double condition, et la santé la plus parfaite, celle qui promet un long avenir à l'exercice de toutes les fonctions, consiste dans le juste équilibre des pertes et des réparations.

Mais il s'en faut de beaucoup que cet équilibre soit toujours conservé, et le plateau de la balance penche tantôt d'un côté, tantôt de l'autre.

Nous avons parlé dans un chapitre précédent des cas où la réparation l'emporte sur les pertes ; nous n'y reviendrons pas.

Nous avons également examiné l'influence des excès débilitants, tels que ceux de boissons, de travail, excès vénériens, etc., etc., dont les résultats sont en quelque sorte immédiats, et qui exercent leurs ravages dans un espace de temps plus ou moins limité.

Dans ce chapitre, nous avons à étudier un état de l'organisme caractérisé par un affaiblissement général de toutes les fonctions, et reconnaissant pour cause soit les lois inhérentes à notre nature, soit un défaut d'équilibre dans les conditions dont nous parlions tout à l'heure. Cet état est la vieillesse.

Nous admettons donc deux espèces de vieillesse : 1° la vieillesse naturelle, 2° la vieillesse acquise.

Nous les examinerons chacune séparément, en ayant soin de nous renfermer toujours dans le cadre de l'impuissance.

1° VIEILLESSE NATURELLE.

Lorsque, réservant toute idée morale, on considère l'homme au point de vue de la philosophie médicale, on est tenté d'admettre que son unique mission sur la terre est de perpétuer l'espèce dont il fait partie et de transmettre à de nouveaux êtres la vie qu'il a reçue d'individus semblables à lui. Tout ce qui l'environne, tout ce qui l'anime semble tendre à ce but unique : le monde extérieur en lui fournissant les moyens soit d'acquérir, soit de réparer, soit de conserver les forces dont il a besoin pour accomplir l'acte de la génération, porte dans son âme, par le spectacle de ses merveilles, l'enthousiasme et le ravissement, sources précieuses et fécondes où s'alimentent sans cesse les doux rêves de l'imagination; bien plus, dans la crainte que l'habitude n'émoussât cet enthousiasme et ne refroidît ce ravissement, la nature a donné à chaque sexe des attributs différents, des goûts et des aptitudes diverses : à la femme, les grâces, la beauté ; à l'homme, l'énergie, la force; à la femme, les tendres inspirations du cœur ; à l'homme, les vastes conceptions du génie.

Et, maintenant, si nous examinons la créature humaine en elle-même, en dehors du monde au milieu duquel elle vit, si nous la suivons à travers les phases de son existence, que voyons-nous? Tout encore seconde plus ou moins directement l'acte de la génération : avant la puberté, tous les organes acquièrent un certain degré de développement, et précèdent dans l'exercice de leurs fonctions les organes génitaux, comme des valets attentifs préparent la maison avant l'arrivée du maître, afin que celui-ci y trouve bonheur et sécurité.

Si le maître ne vient pas (qu'on nous permette de poursuivre la comparaison), si le maître ne vient pas, disonsnous, quelques valets s'éloignent, d'autres s'endorment : il ne reste plus pour veiller que le portier de la maison. La joie, le plaisir ont suivi le maître ; le silence se fait autour de l'habitation, et les plantes parasites, signes de vétusté et d'abandon, envahissent avant le temps les murs noircis de l'édifice.

Si, au contraire, le maître est venu, les joies, les plaisirs de toutes sortes célèbrent son arrivée : les valets sont pleins d'ardeur, leur énergie égale celle de leur maître ; tant que celui-ci n'abuse pas de leurs forces, tant que ses exigences ne les obligent pas à mettre à son service un surcroît de vigueur, les plaisirs continuent, les fêtes se soutiennent.

Cependant cet érétisme du maître se calme peu à peu ; la satiété engendre non le dégoût, mais la fatigue ; les fêtes deviennent plus rares, mais non moins saisissantes ; la fatigue s'accroît, les valets attentifs éloignent le bruit, le fracas des premiers jours ; ils savent que le tumulte des passions ne convient plus au maître ; il faut pour le charmer encore des plaisirs moins bruyants et plus paisibles ; bientôt le plaisir lui-même sera trop lourd, et alors un laquais compatissant ne lui offrira plus que l'ombre ou le souvenir de la volupté.

Le rôle des valets est à leur tour fini. Jusqu'au dernier moment ils ont contenté les caprices du maître ; celui-ci mort ou tombé dans l'enfance, ils s'affaissent dans le repos jusqu'au jour où la maison, que l'âge, leurs plaisirs et ceux du maître ont usée, s'écroule et les engloutit sous ses décombres.

Telle est la vie, tel est l'empire du sens génital.

Nous avons dit, en parlant de la puberté, combien il était difficile de fixer l'âge précis auquel s'éveille l'orgasme vénérien; il n'est pas moins difficile de marquer celui auquel il s'éteint. L'histoire nous a conservé des exemples de *longévité génitale*, si l'on peut ainsi parler, véritablement incroyables, et dont quelques-uns doivent être rapportés ici.

Behr, médecin distingué du siècle dernier, a consigné une observation relative à un vieillard, âgé de quatre-vingt-seize ans, « qui, ayant épousé une femme qui n'en avait que quatre-vingt-treize, remplit trois fois par nuit les devoirs du mariage, aussi vigoureusement que l'aurait pu faire l'homme le plus robuste. Pendant trois ans que cet exercice a duré presque toutes les nuits, ce vieux athlète n'a éprouvé aucune altération sensible dans la santé. »

Les *Mémoires de Trévoux* (novembre 1708) contiennent deux observations du même genre, dont l'une est relative à un homme de robe de distinction, du Puy en Velay, qui, ne pouvant calmer ses désirs amoureux, se maria à l'âge de soixante-quinze ans; l'autre se rapporte à un armurier de Montfaucon qui, ayant tout à coup repris des forces qu'il croyait perdues, se maria à l'âge de quatre-vingts ans et eut de très-beaux enfants, selon le journal que nous citons.

Le duc de Saint-Simon, probablement le père de celui qui nous a laissé des mémoires si intéressants, ne cessa d'engendrer qu'à l'âge de soixante-douze ans.

Valère Maxime rapporte que Massinissa, roi de Numidie, eut un fils, appelé Méthynnate, après sa quatre-vingt-seizième année.

Un historien beaucoup plus moderne a écrit que Wadislas, roi de Pologne, fit deux garçons à l'âge de quatre-vingt-dix ans.

Félix Plater, célèbre médecin, assure que son grand-père était âgé de cent ans, quand il cessa d'engendrer des enfants.

Enfin, nous terminerons cette courte revue des hommes si largement favorisés par la nature, en rappelant l'histoire du célèbre Anglais Thomas Parr. Parr était un pauvre paysan de Shropshire, qui ne vécut pendant presque toute sa vie, qui dura cent cinquante-deux ans et neuf mois, que de vieux fromage, de lait, de pain, de petite bière et de petit lait; à l'âge de cent vingt ans il épousa une veuve, à qui il fit partager de nombreuses voluptés. A sa mort, sa femme affirma qu'il y avait à peine douze ans que le commerce du mariage était interrompu entre eux. La vie de cet homme étrange présente d'autres particularités curieuses qui ne peuvent trouver place ici; les personnes qui voudraient les connaître n'ont qu'à consulter le tome II de la *Collection académique* ou l'année 1668 des *Transactions philosophiques.*

Devons-nous conclure de ces faits exceptionnels que la puissance virile de l'homme, cette déesse capricieuse, n'a d'autres limites que celles de la mort et qu'elle s'éteint avec le flambeau de la vie? Non sans doute; la nature, afin de prévenir le dépérissement de l'espèce, a voulu que l'homme, comme tous les autres animaux, n'engendrât que dans la plénitude de ses forces et transmît à ses descendants un germe de vitalité non encore affaibli par l'usure de ses organes.

La disparition de la faculté génératrice avant l'anéantissement des autres fonctions, est comme un dernier et suprême excitant que la nature a mis en nous, afin de nous engager à accomplir l'acte de la génération. Elle a voulu que, dans le calme de la raison et dans le silence des passions, l'homme pût se contempler dans son œuvre et, se voyant en quelque sorte revivre dans ses enfants, atteindre sans regrets le terme fatal de l'existence.

Ce n'est pas le côté le moins sublime du mariage.

La vieillesse est donc une phase naturelle de la vie humaine; il faut en savoir respecter la quiétude et le repos. Dans aucune occasion on ne doit transgresser les lois de la Providence; la meilleure médecine est celle qui y conforme toutes ses prescriptions, et, dans la circonstance qui nous occupe, cette règle est d'autant plus de rigueur qu'on se heurterait contre des organes affaiblis et usés par l'âge.

On ne répare pas l'irréparable outrage des ans.

Mais il est une vieillesse anticipée, produite moins par les années que par le genre de vie auquel on a été soumis, s'offrant non comme la conséquence des lois naturelles, mais comme le résultat d'excès, de maladies, etc., etc. C'est cette vieillesse que nous appelons acquise et contre laquelle la médecine a le droit et le pouvoir d'intervenir.

2° VIEILLESSE ACQUISE.

Peut-on déterminer d'une manière, sinon précise, du moins approximative, l'époque où finit l'âge mûr et où commence la vieillesse? Dans les considérations générales qui sont en tête de ce livre, nous basant sur la division admise par Hallé, nous avons indiqué l'âge de soixante à soixante-dix ans comme marquant le début de la vieillesse chez l'homme, et celui de cinquante à soixante chez la femme. En statistique, ces chiffres peuvent servir de moyenne, mais en médecine l'observation leur donne à tout instant des démentis.

La vieillesse ne mérite ce nom qu'à la condition d'un certain état que l'âge amène d'ordinaire, mais que diverses circonstances peuvent ou retarder ou avancer. Médicalement parlant, on n'est pas un vieillard parce que l'on compte un nombre déterminé d'années, mais bien parce qu'on présente des caractères d'affaiblissement et d'usure qui ne se rencontrent pas dans les autres âges de la vie. Pourquoi appelle-t-on vieillard un jeune homme brisé et voûté par les excès? Pense-t-on que la vie ait chez lui des racines plus profondes que chez cet homme de soixante-dix ans dont l'existence s'est écoulée dans le calme et l'exercice normal de toutes les fonctions? Nous n'oserions l'affirmer, et nous réserverions bien plutôt le nom de vieillard au premier, qui en offre tous les attributs, qu'au second, qui n'en a que la présomption.

Si l'on se rapporte à ce que nous avons dit des circonstances qui constituent les excès en général, on sera forcé d'admettre qu'une foule de causes peuvent amener une vieillesse anticipée.

Mais si, resserrant notre cadre, nous le limitons à la fonction génératrice, nous trouvons, en analysant tous les chapitres précédents, que certains excès et certaines maladies contribuent plus particulièrement à produire l'impuissance à un âge où le tempérament et la constitution promettent encore quelque vigueur; évidemment ces excès et ces maladies sont ceux dont l'action s'est directement fait sentir sur les organes génitaux.

On comprend déjà que nous voulons parler des excès vénériens et des maladies syphilitiques.

Ce sont là, en effet, au point de vue de l'impuissance, les deux sources les plus fécondes de la vieillesse anticipée.

Ce n'est pas à dire que les organes générateurs ne subissent pas l'influence de la débilité générale de l'organisme; mais dans ces cas, assez nombreux encore, l'impuissance n'est en quelque sorte qu'un effet secondaire; elle résulte de l'affaiblissement général, qui lui-même est amené par une cause quelconque. Dans de pareilles circonstances, on doit presque exclusivement s'adresser au principe de tous les désordres et n'agir que d'une manière incidente sur les organes générateurs.

Nous avons exposé ailleurs les causes de la débilité générale et les moyens par lesquels on la combat. Nous ne reviendrons pas sur ce sujet et nous y renvoyons le lecteur.

Nous ne nous occuperons ici que de cette impuissance qui survient à un certain âge, au milieu de l'exercice normal, ou à peu près, de toutes les autres fonctions.

Nous supposons également que les causes qui l'ont produite, telles que syphilis, pertes séminales, excès de toutes sortes, ont disparu depuis longtemps, et que l'impuissance est le dernier signe persistant de leur passage.

Si cette condition n'était pas remplie, en d'autres termes, si les causes de la paralysie génitale existaient encore, il faudrait, avant toutes choses, les combattre et les extirper, car on lutterait en vain contre un mal dont les sources non taries lui fourniraient sans cesse un nouvel aliment. On trouvera dans les divers chapitres précédents tout ce qui est relatif à ces différentes indications.

L'impuissance qui nous occupe ici est donc entièrement locale; elle n'est sous la dépendance ni du tempérament, ni de la constitution, ni d'une maladie; par conséquent, les moyens curatifs devront être spéciaux, c'est-à-dire ne porter leur action que sur les organes générateurs.

Parmi ces moyens, les uns sont externes, les autres internes.

Au nombre des premiers, l'électricité occupe le rang principal. Nous plaçons d'ordinaire un des pôles de la pile au bas de la colonne vertébrale, dans cette partie qu'on appelle les lombes, et nous promenons l'autre sur la verge, depuis le sommet jusqu'à la base, sur les bourses et sur le périnée. Les premières séances sont habituellement d'une demi-heure, et nous en augmentons peu à peu la durée jusqu'à ce que la sensibilité reparaisse. Quand ce premier effet est obtenu, nous restons stationnaire jusqu'au moment où la verge donne quelques signes de motilité. Nous diminuons alors progressivement la durée, et plus tard le nombre des secousses, en nous réservant de les accroître dans le cas où les forces ne suivraient pas une progression ascendante, et nous arrivons ainsi à faire disparaître cette espèce de paralysie génitale.

Dans les circonstances qui nous occupent, il faut s'armer de patience; il importe essentiellement de ne pas se décourager après quelques épreuves douteuses ou sans résultats apparents. Il nous est arrivé de ne saisir qu'après cinq et six séances les premiers symptômes favorables. Une fois même (le sujet était un homme de cinquante-neuf ans), nous n'avons obtenu les premiers signes de sensibilité que pendant la dixième séance; ces signes ne reparurent plus à la séance suivante, et il nous en fallut cinq nouvelles pour qu'ils se montrassent de nouveau. Quatre fois, durant le cours de la médication, nous fûmes obligé d'augmenter la durée des séances, soit après l'avoir diminuée, soit après l'avoir gardée stationnaire; en un mot, il ne fallut pas moins d'un mois et demi pour obtenir une guérison complète.

L'acupuncture seule ou unie à l'électricité peut être utile dans certaines circonstances; mais ce moyen a quelque chose d'effrayant pour le malade, qui le refuse presque toujours. Nous ne l'avons jamais employée seule, et dans le seul cas où nous l'avons associée à l'électricité, il nous a paru que tout le bénéfice de la médication revenait à cette dernière et non pas à l'acupuncture.

Les frictions sur les parties génératrices doivent occuper, on le comprend, une large place dans le traitement local de la paralysie génitale : ces frictions seront faites avec des substances essentiellement excitantes et surtout *spécifiquement* excitantes, c'est-à-dire agissant plus particulièrement sur les organes générateurs; parmi elles se trouvent la teinture des cantharides, les pommades phosphorées, l'acide formique, et les préparations pour usage externe de la brucine, de la strychnine, de noix vomique, etc., dont nous avons donné les formules au commencement du chapitre précédent.

Les fumigations aromatiques nous ont souvent rendu d'éclatants services. Voici notre manière d'opérer : le malade, ayant mis à nu la partie inférieure du corps, s'assied sur une chaise percée d'une certaine hauteur; sous cette chaise est placé un récipient quelconque, contenant de la braise et des charbons allumés. Un drap, attaché à la ceinture du malade, descend jusqu'à terre et enveloppe complétement la chaise et par conséquent le siége du patient. L'appareil ainsi préparé, un aide, en soulevant à peine un coin du drap protecteur, répand sur les charbons enflammés de petites pincées de substances aromatiques réduites en poudre, lesquelles, transformées aussitôt en vapeurs, donnent une espèce de douche aux parties génitales du malade.

La durée de ces fumigations, si la chaise percée est suffisamment élevée pour que la chaleur soit supportable, sera d'une demi-heure au plus, surtout au début, et on ne produira une évaporation de substances que toutes les cinq minutes.

Les médicaments que l'on peut ainsi employer sont nombreux : nous commençons d'ordinaire par un mélange de poudre de thym, de romarin, de fenouil et de serpolet; quelquefois, selon des particularités individuelles, nous donnons la préférence à un mélange de sauge, de lavande mâle et de millefeuilles. Après quelques fumigations de cette nature, nous nous servons à peu près indistinctement, à moins d'indications particulières, d'anis, d'arnica, de basilic, de cannelle, des cardamomes et de presque toutes les substances aphrodisiaques dont la nomenclature remplit l'avant-dernier chapitre de ce volume.

La médication interne doit se proposer pour but d'agir exclusivement sur les organes génitaux ; par conséquent on donnera la préférence aux agents essentiellement aphrodisiaques.

Nous avons longuement parlé de ces remèdes dans le chapitre précédent[1] ; nous y renvoyons le lecteur ainsi qu'aux deux derniers chapitres de cet ouvrage, où il trouvera un complément de formules qui n'ont pu trouver place dans le courant de ce livre. Nous rappellerons seulement que le cubèbe, dont nous avons le premier annoncé les propriétés excitantes et qui ne présente pas les inconvénients des cantharides et du phosphore, que le cubèbe, disons-nous, a une action toute particulière dans les circonstances qui nous occupent ; nous avons obtenu avec lui les plus beaux résultats après quelques jours seulement de son emploi. Dernièrement encore nous l'avons administré avec succès à un malade de soixante ans, frappé depuis plusieurs années d'impuissance, et qui se préparait à épouser une jeune orpheline, dans le but de lui assurer avec sa fortune un nom et une position dans le monde.

Assez ordinairement, afin que la guérison soit plus assurée et arrive plus rapidement, nous faisons marcher ensemble la médication interne et la médication externe. Nous ne dévions guère de cette règle générale que dans les cas où la constitution ou quelque maladie s'opposent à un trop fort ébranlement ; dans ces circonstances et si rien ne nous en empêche, nous commençons par le traitement externe, et nous ne passons aux médicaments internes que lorsque les moyens locaux ont échoué ou qu'ils n'ont pas donné des résultats complétement satisfaisants.

En dehors des excitants médicaux dont nous venons de parler, il en est d'autres qui ont leur source dans l'imagination et dans des attouchements érotiques, qu'il faut éga-

[1] Voir les pages 160 et suivantes.

lement savoir mettre en œuvre. Les anciens avaient grande confiance dans un moyen que la morale condamne et dont l'explication qu'ils fournissaient est aujourd'hui complétement inadmissible. David, le grand roi des Juifs, faisait coucher dans son lit, afin de ranimer ses organes génitaux, une jeune fille saine et belle ; l'illustre Boerhaave racontait souvent à ses disciples qu'un vieux prince d'Allemagne, se trouvant extrèmement infirme et affaibli, fut engagé à coucher entre deux jeunes filles également sages et aimables ; ce qui, ajoute l'historien auquel nous empruntons ce fait, produisit, en peu de temps, un si bon effet sur sa santé, qu'on jugea à propos de faire cesser le remède.

Si on demande aux anciens l'explication de ces sortes de régénérations, ils répondent avec l'auteur anonyme des *Anecdotes de médecine* ; « Nos corps sont de vrais cribles. Des milliers de petites pompes s'ouvrent à leur surface, et tout ce qui les entoure y verse les germes d'une santé constante ou d'une altération destructrice : il importe donc d'avoir des amis sains, et il n'est donc pas indifférent de prendre une femme d'une bonne complexion ou d'une santé qui vacille. »

Sans rien préjuger des conséquences que notre auteur tire sur le choix de nos amis et de nos femmes, il est plus naturel et plus logique d'admettre que le roi David et que le prince d'Allemagne cité par Boerhaave, en faisant coucher de jeunes filles avec eux, avaient l'intention bien plutôt de s'échauffer l'imagination, et par suite les organes génitaux, que de recueillir les émanations de leurs corps ou *les germes d'une santé constante.*

Les excitations morales sont donc nécessaires aux vieillards ; la lecture de romans agira moins sur eux que la vue de tableaux érotiques, de spectacles licencieux : les ballets de l'Opéra semblent n'avoir été inventés que pour exciter la luxure des personnes blasées et des impuissants.

Parlerons-nous de ces pratiques honteuses que la morale réprouve et auxquelles ont recours quelques vieux débauchés? La flagellation, l'urtication, le massage, réveillent, nous le savons, les sens endormis; mais ces moyens, nous le répétons, indignes de la couche conjugale, doivent être laissés dans ces lupanars où l'amour ne pénètre jamais. Tirons le voile sur de pareilles manœuvres, et contentons-nous d'être forcé d'en parler dans l'avant-dernier chapitre de ce livre, consacré d'une manière générale à tous les agents et à tous les moyens capables de pousser aux plaisirs de l'amour.

CHAPITRE HUITIÈME.

DE L'IMPUISSANCE CHEZ LA FEMME.

En parlant, dans le deuxième chapitre de ce livre, des vices de conformation qui peuvent atteindre les organes génitaux des deux sexes, nous avons énuméré ceux qui rendent la femme inhabile à recevoir les caresses de l'homme. Il est des maladies qui amènent le même résultat et qui méritent d'autant plus de nous occuper qu'elles se déclarent presque toujours pendant le mariage, et que, dans la majorité des cas, elles sont la conséquence de l'acte le plus important de l'union conjugale, c'est-à-dire de l'accouchement.

Ces maladies déterminent l'impuissance chez la femme, en d'autres termes, l'impossibilité de l'introduction de la verge dans le vagin, ou en oblitérant l'entrée de ce canal, ou en obstruant son intérieur même.

L'oblitération de l'entrée du vagin est produite soit par l'adhérence des grandes ou des petites lèvres, soit d'une manière mécanique.

ADHÉRENCE DES GRANDES OU DES PETITES LÈVRES.

L'adhérence des grandes ou des petites lèvres est toujours le résultat de l'inflammation.

Cette inflammation peut être franche, c'est-à-dire ne reconnaître que les causes ordinaires de cette maladie, ou spécifique, c'est-à-dire être sous la dépendance d'un virus quelconque, comme celui de la petite vérole, de la syphilis, etc.

Que l'inflammation soit franche ou spécifique, les manœuvres nécessaires pour détruire l'adhérence sont les mêmes; nous les avons exposées dans le chapitre où nous avons traité de l'adhérence des grandes et des petites lèvres comme vice de conformation, nous n'avons rien à y changer.

Cet accident est plus commun qu'on ne pense, surtout dans les affections spécifiques. Nous l'avons observé une fois chez une jeune personne âgée de dix-sept ans, atteinte de la petite vérole. Les boutons varioliques avaient envahi la vulve; les parents de la malade, voulant sans doute ménager la pudeur de leur fille, et ne soupçonnant pas les conséquences de leur silence, cachèrent au médecin l'éruption qui avait son siége aux organes génitaux, et ce ne fut qu'un mois après, à l'époque du retour des menstrues, que l'on s'aperçut de l'oblitération de l'entrée du vagin. Heureusement cet accident n'a rien de grave et une incision suffit presque toujours pour le faire disparaître.

Cette maladie est surtout fréquente chez les femmes atteintes de syphilis; les chancres qui siégent à la partie interne des grandes lèvres ont beaucoup de tendance à se transformer en plaques muqueuses, c'est-à-dire en petites ulcérations suppurantes, très-rapprochées les unes des autres, de telle sorte que, chez quelques femmes, la face interne des grandes lèvres semble ne présenter qu'une large surface ulcérée. Assez généralement, lorsque les femmes n'ont pas voulu suivre nos conseils, nous avons presque constamment remarqué l'adhérence qui nous occupe d'une manière plus ou moins complète. Il importe, pour prévenir cet accident, de faire tenir un morceau de linge en toile usée, soit sec, soit enduit de cérat, entre les deux grandes lèvres, pendant tout le temps que dure l'inflammation. Ce moyen très-simple suffit toujours pour prévenir l'oblitération du vagin par l'adhérence des grandes ou des petites lèvres.

Cette oblitération peut encore être occasionnée par la présence d'une tumeur, qu'elle soit produite soit par le déplacement d'un organe, comme dans les chutes de la matrice, soit par le développement d'un tissu anormal, comme dans les cas de polypes.

Nous allons examiner en particulier chacune de ces circonstances.

CHUTE DE MATRICE.

Cette maladie, que l'on appelle *prolapsus de la matrice*, présente trois degrés qui ont reçu des noms différents et empêchent plus ou moins complétement l'acte du mariage.

1° *Abaissement.* C'est le premier degré de l'affection, le moins grave et le moins gênant. La matrice est simplement placée un peu plus bas que dans l'état normal ; elle a déjà envahi le vagin, mais seulement dans sa partie supérieure ; de telle sorte que l'intromission de la verge n'est pas impossible, mais qu'elle s'accompagne toujours de douleurs plus ou moins vives pour la femme, à cause du choc que la verge imprime à la matrice.

2° *Descente.* Ce second degré est caractérisé par la présence à la vulve du museau de tanche. La matrice, pas même son col, n'ont encore franchi l'entrée du vagin, mais ils remplissent son intérieur et rendent complétement impossible la copulation. Le vagin, entraîné par l'utérus, s'est retourné sur lui-même, comme un doigt de gant dont on presse le sommet.

3° *Chute.* La matrice a franchi tout à fait la vulve; elle pend entre les cuisses. Elle est recouverte par le vagin tout à fait retourné, lequel contient alors la matrice, ses annexes, la vessie et quelques portions d'intestin. On comprend qu'un pareil état ne peut permettre en aucune manière le rapprochement des sexes.

Avant de passer au traitement curatif de cette affection, il est nécessaire d'indiquer les causes qui lui donnent naissance, parce que la connaissance de quelques-unes d'entre elles nous fournira les moyens de prévenir parfois la maladie.

Parmi les vices de conformation qui prédisposent au prolapsus de la matrice, il faut mettre la largeur du bassin, qui ne fournit plus à l'utérus ses points d'appui naturels; le relâchement du vagin et sa brièveté congéniale, qui exercent sur l'utérus des tractions de bas en haut.

Tout ce qui augmente le poids de la matrice favorise la chute de cet organe : c'est ainsi qu'agissent les engorgements, les tumeurs dont il peut être le siége et les maladies des ovaires.

Mais la cause la plus fréquente de cette maladie est, sans contredit, le relâchement des ligaments qui servent à fixer l'utérus dans sa position normale. Ce relâchement dépend lui-même de plusieurs circonstances, qui toutes n'ont pas la même valeur, et qui agiront d'ailleurs plus ou moins puissamment selon que les ligaments offriront une plus ou moins grande résistance primordiale. Parmi les circonstances qui peuvent occasionner ce relâchement sont les chutes sur les pieds, les efforts violents et souvent répétés, les coups sur le ventre, la constipation habituelle, à cause des efforts de défécation qu'elle détermine ; mais sa cause capitale réside dans la fréquence des accouchements, leurs difficultés et leur longueur. Cette cause est tellement la plus commune, que l'on rencontre rarement des prolapsus de matrice chez les vierges et les femmes qui n'ont pas eu d'enfants.

Les accoucheurs ne sauraient donc avoir trop de soins et ne sauraient apporter trop de ménagement dans la délivrance des femmes, puisque les tractions sur l'utérus peuvent si facilement amener sa chute. C'est le moyen le plus sûr pour prévenir cette maladie.

Il est toujours facile de constater l'affection qui nous occupe, quel que soit le degré auquel elle se présente ; le toucher est dans ce cas le guide le plus sûr, à moins que la matrice ne pende entièrement hors du vagin, ce qui rendra le diagnostic encore plus aisé.

Cependant il est quelques symptômes généraux que les personnes étrangères à la médecine, et par conséquent peu familières au toucher, doivent connaître. Les signes qui apparaissent ordinairement les premiers sont des tiraillements dans les aines, dans les lombes, et des douleurs sourdes dans cette dernière région ; bientôt après se fait sentir une pesanteur à la partie inférieure du rectum, qu'accompagnent souvent des épreintes et la constipation. La malade éprouve, du côté des organes génitaux, la sensation d'un corps qui se déploie, et elle voit apparaître un écoulement variable dans son abondance, et qui s'accompagne de troubles divers dans les fonctions de l'estomac ; ces troubles, dans quelques cas, précèdent même l'écoulement. Lorsque la matrice a franchi la vulve, que le prolapsus est arrivé à l'état de chute complète, la membrane qui la recouvre change ordinairement d'aspect; elle devient rouge, fongueuse, et fournit une sécrétion abondante; mais bien plus souvent, lorsque la maladie dure depuis quelque temps, la membrane revêt tous les caractères de la peau. Cette transformation peut amener des méprises fâcheuses, et c'est à elle qu'il faut attribuer l'erreur des magistrats de Toulouse, qui forcèrent Marguerite Malaure à porter des habits d'homme, tandis qu'elle était affectée d'une chute de matrice.

Si le prolapsus de la matrice est souvent une cause d'impuissance, elle n'est pas toujours une cause de stérilité. Nous traiterons ailleurs cette question, et nous montrerons que le troisième degré de cette maladie est seul capable de s'opposer à la fécondation de la femme.

Dans le traitement du prolapsus de la matrice on doit se proposer avant toute chose de remettre et de tenir en place l'organe dérangé; à cet effet, si le prolapsus est complet, on fera rentrer l'utérus en pratiquant sur lui une manœuvre appropriée; cela fait, on soutient la matrice au moyen d'un instrument qu'on appelle *pessaire*.

Le pessaire a varié de forme et de nature : on en a fabriqué de ronds, d'ovales, d'allongés, etc.; on s'est servi pour sa composition de l'argent, de l'ivoire, etc. Le pessaire le plus généralement usité aujourd'hui est en caoutchouc ou gomme élastique, et a la forme de ce petit bonbon appelé *gimblette,* qui lui a donné son nom; il représente une espèce d'anneau ou un disque, creusé d'une ouverture évasée sur les deux faces, et principalement sur celle qui correspond à la matrice.

Avant de l'introduire dans le vagin, il faut avoir soin de le graisser, afin d'en faciliter le glissement. On le présente de champ à l'entrée de la vulve, et, quand il a pénétré dans le vagin, on lui imprime un mouvement de bascule, afin que la face du pessaire qui offre l'ouverture la plus évasée se trouve tournée du côté de la matrice; on se conduit de manière à ce que le col de l'organe entre dans l'ouverture et à ce que son corps repose sur la surface de l'instrument.

Quand on veut le retirer, on lui imprime avec le doigt un mouvement de bascule en arrière qui dégage le col de l'utérus, et qui permet alors de tirer le pessaire au dehors sans crainte de blesser les parties environnantes.

Les femmes qui portent des pessaires doivent avoir de grands soins de propreté; elles auront l'habitude de retirer l'instrument à des intervalles assez rapprochés et de l'essuyer avant de le remettre, car presque toujours un petit écoulement, dû à l'irritation déterminée dans le vagin, persiste pendant tout le temps que dure le traitement.

Quand des indications particulières ne s'y opposent pas, comme par exemple la faiblesse du vagin, nous préférons le pessaire à gimblette aux pessaires de toute autre forme, parce que avec lui la copulation est possible ainsi que la fécondation.

Ce moyen, secondé par le repos et la position horizontale, suffit quelquefois pour amener la guérison. Mais nous avons l'habitude, et l'expérience nous en démontre tous les jours les avantages, de faire en même temps des injections, soit toniques, soit astringentes, dans le double but de combattre le léger écoulement dont nous avons parlé, et de raffermir le vagin qui soutient le pessaire et les ligaments relâchés de la matrice. Nous employons à cet effet tantôt la décoction de feuilles de noyer, tantôt le vin, tantôt l'eau de mer, et le plus souvent la décoction froide de bois de quinquina.

Cependant si l'irritation du vagin était trop forte, il serait prudent de s'abstenir de ces injections, et de les remplacer même au besoin par des injections émollientes. Mais dans tous les cas, nous le répétons, le repos et la position

horizontale longtemps prolongés sont d'une absolue nécessité.

Il est encore quelques autres déplacements de la matrice
qui, sans empêcher complétement la copulation, peuvent
du moins la contrarier en blessant la femme : ce sont des
déplacements du corps de l'organe, qui se déjette tantôt en
avant, tantôt en arrière, et tantôt sur les côtés ; mais ces
circonstances ayant une influence bien plus marquée sur la
fécondation, nous en renvoyons l'examen au chapitre consacré à la stérilité de la femme.

Il nous reste, pour terminer celui-ci, de parler des tumeurs de formation anormale qui obstruent l'entrée ou
l'intérieur du vagin ; ces tumeurs ont leur siége soit sur le
vagin lui-même, soit sur la matrice. Nous allons rapidement dire quelques mots des unes et des autres.

TUMEURS DU VAGIN.

Ces tumeurs sont assez rares : les unes, comme les tumeurs fibreuses, n'appartiennent presque jamais en propre
au vagin ; elles se développent dans l'intérieur du bassin,
et viennent faire saillie à travers la paroi vaginale ; les autres sont des polypes dont la rareté est si grande que quelques auteurs nient même leur existence ; elle est pour nous
incontestable, car nous en avons observé un cas à l'Hôtel-
Dieu de Paris, dans les salles de M. Blandin, alors que
nous faisions un service dans cet hôpital. Autant que possible il faut exciser de bonne heure ces polypes, qui n'offrent alors aucun danger, et qui présentent toutes facilités
pour l'opération.

TUMEURS DE LA MATRICE.

Ces tumeurs sont plus communes que celles du vagin ;
mais comme toutes ne s'opposent pas à la copulation, nous

ne parlerons que de celles qui amènent ce résultat ; on leur a donné le nom de *polypes.*

Les *polypes* ne naissent pas toujours à la même place ; on les rencontre dans trois endroits différents : 1° dans l'intérieur de la matrice ; 2° dans l'intérieur du col ; 3° à l'ouverture vaginale de ce col.

La description de la première de ces variétés nous dispensera de celle des deux autres, car, ainsi qu'on le verra, elle les comprend toutes.

Quand le polype est à son début, et que le toucher ne peut encore en constater la présence, il s'annonce d'ordinaire par des écoulements blanchâtres, jaunâtres, verdâtres et purulents, quelquefois même par des hémorrhagies. Ces symptômes sont habituellement accompagnés d'un sentiment de gêne et même de douleurs dans le bassin.

A mesure que le polype grossit, les symptômes que nous venons d'énumérer se dessinent mieux, et quelquefois les promenades à pied ou en voiture sont pénibles et le coït douloureux. A moins de circonstances particulières, le toucher ne fait encore rien reconnaître, car la tumeur est toujours contenue dans l'intérieur de l'utérus.

Enfin, parvenu à un volume assez considérable, le polype peut rester dans la matrice qu'il distend, et simuler une grossesse. Tous les symptômes de ce dernier état se montrent : constipation avec envie d'aller à la selle ; sollicitation de l'émission des urines, et pourtant rétention de ce liquide ; douleurs de reins, tiraillements aux aines, engorgements aux pieds, aux jambes, aux cuisses, varices, etc., etc.

Les choses ne se passent pas toujours ainsi, et le polype peut s'échapper de la matrice, soit que par ses progrès il dilate le col, soit que sa sortie soit déterminée par une chute, un violent effort, et même par d'énergiques contractions utérines, comme pendant l'accouchement.

Une fois dans le vagin, le polype augmente encore de volume ; par conséquent il comprime davantage la vessie et le rectum, et la rétention d'urine et la constipation ne perdent rien de leur ténacité.

Enfin le polype finit par arriver à la vulve, et la franchit ou peu à peu ou brusquement ; il pend alors entre les cuisses, entraînant quelquefois avec lui l'utérus, et dans tous les cas rendant le coït entièrement impossible.

Il n'est pas de notre sujet de dire ce que devient la tumeur quand elle est ainsi hors des organes génitaux ; qu'elle s'ulcère ou se transforme en cancer, elle forme toujours un obstacle au rapprochement des sexes et à l'accomplissement de l'acte du mariage.

Cette maladie n'est guérissable qu'au moyen d'une opération chirurgicale ; on comprend que nous ne pouvons ici exposer les divers procédés qui ont été recommandés à cette occasion ; ces procédés ne peuvent être mis en pratique que par des hommes de l'art, à qui les moindres particularités anatomiques de cette région sont connues.

Tels sont, avec les vices de conformation que nous avons décrits ailleurs, les cas dans lesquels la femme est inhabile au coït. Ces cas, on en conviendra, sont beaucoup moins nombreux que ceux où l'homme perd sa virilité.

Mais si, dans le plus grand nombre des circonstances, la femme peut se prêter à l'acte conjugal, elle est atteinte plus souvent qu'on ne le pense d'une indifférence physique qui la prive de savourer les jouissances de l'amour. Cet état s'appelle *frigidité;* il fait souvent le désespoir de la femme et éveille la jalousie dans le cœur du mari. Nous avons été si souvent consulté pour cette fâcheuse disposition, que nous croyons utile de lui consacrer le chapitre suivant.

CHAPITRE NEUVIÈME.

DE LA FRIGIDITÉ DE LA FEMME.

La frigidité est un état particulier à la femme, dans lequel celle-ci n'est que passivement présente à l'acte de la copulation. Nous disons que cet état est particulier à la femme, parce que l'homme, pour accomplir le même acte, éprouve des désirs et entre dans une érection de la verge, qui sont déjà une espèce de jouissance, sans parler de l'émission du sperme, qui s'accompagne toujours d'une sensation plus ou moins voluptueuse.

La frigidité n'empêche ni la copulation ni la fécondation. Quelques auteurs ont prétendu que cet état était dans un très-grand nombre de cas un signe de stérilité; nous ne partageons pas cette opinion, car nous avons rencontré autant, sinon plus, de femmes froides fécondes que de femmes froides stériles.

La frigidité est presque aussi souvent que l'impuissance chez l'homme une source d'antipathie et de haine entre les deux époux. Le mari, trouvant sa femme insensible à ses caresses et ne la voyant pas partager ses plaisirs, l'accuse d'abord de ne pas l'aimer, et bientôt de réserver pour une couche étrangère les transports dont est privé le lit conjugal. L'épouse indignée repousse de pareils reproches; ses raisonnements, ses protestations, ses larmes même viennent se briser contre la jalousie du mari, qui, ainsi

22.

que cela arrive toujours, trouve précisément dans ces accents de l'innocence des indices nouveaux pour ses soupçons.

La frigidité devait donc trouver place dans un ouvrage dont le but est l'amélioration du mariage, et qui, dans la pensée de l'auteur, doit concourir dans une proportion, quelque minime qu'elle soit, au maintien de la société et de la civilisation.

Les causes qui peuvent donner naissance à l'anomalie qui fait le sujet de ce chapitre sont de natures diverses; nous allons rapidement les passer en revue.

ABSENCE DU CLITORIS.

Le clitoris, qui est l'organe essentiel de la volupté chez la femme, peut manquer entièrement ou n'atteindre que des proportions insuffisantes pour la manifestation du plaisir. Assez généralement l'absence du clitoris n'est pas complète, du moins naturellement; cependant nous en avons vu deux cas bien réels, l'un chez une jeune fille de dix ans, et l'autre chez une femme mariée, dont la frigidité bannissait toutes les joies du lit conjugal.

Le plus souvent le clitoris disparaît à la suite de maladies, dont la plus commune est, sans contredit, la syphilis. Un chancre rongeant, un ulcère constitutionnel siégeant sur cet organe, déterminent fréquemment sa mortification et sa chute. Il n'est pas de médecin, quelque peu adonné qu'il soit au traitement des affections syphilitiques, qui n'ait rencontré dans sa pratique des cas de cette nature. Pour notre compte, sans dire que nous en observons tous les jours, nous en voyons assez souvent pour proclamer que, sous ce rapport, la syphilis entraîne encore les plus funestes conséquences.

Que le manque du clitoris soit un vice de conformation

ou le résultat d'une maladie, la médecine est impuissante : elle ne peut faire ni reconstruire un organe absent; cependant il peut arriver que toute sensibilité ne soit pas perdue par cette absence, et que la femme ne soit pas condamnée à une frigidité perpétuelle.

Le clitoris, il est vrai, est le siége principal du plaisir; mais l'ensemble des organes générateurs est pourvu d'un système nerveux et d'un tissu érectile qui, dans certaines circonstances et sous l'influence de désirs et d'excitations soit naturelles, soit artificielles, peuvent jusqu'à un certain point suppléer l'organe par lequel d'ordinaire se manifeste la volupté. Ainsi Héloïse écrivant à Abeilard mutilé :

> Je ne me souviens plus de ton destin funeste;
> Couvre-moi de baisers, je rêverai le reste!!

exprime bien cet état de surexcitation générale, capable d'enfanter le plaisir sans la titillation ou le frottement du clitoris.

Mais, comme toutes les femmes n'ont pas l'exaltation et les ardeurs d'Héloïse, nous avons dû chercher des moyens plus à la portée de tout le monde et plus en harmonie avec le calme de la couche conjugale.

Ces moyens sont moraux ou physiques.

Les moyens moraux consistent dans les excitations que fournissent la lecture des romans, la vue de tableaux licencieux, les bals, les spectacles, etc., etc., tout ce qui, en un mot, fournit à l'imagination des pensées de sensualité.

Les moyens physiques sont ou simplement hygiéniques ou médicaux proprement dits.

Au nombre des premiers il faut mettre d'abord l'équitation, les bains chauds, une nourriture succulente et tonique, une vie molle, efféminée, etc., etc.

Les moyens médicaux qui nous ont le plus fréquemment réussi sont, à l'intérieur, les préparations de cantharides ou de phosphore : le cubèbe n'a ici aucune action; il est inutile de l'employer. Avec ces médicaments, dont nous avons donné ailleurs les formules [1], nous faisons faire deux fois par jour des lavages avec l'infusion concentrée de fleurs de camomille puante.

Nous le répétons, pour qu'on ne se méprenne pas sur notre pensée, tous ces moyens réunis sont capables de donner à la femme le pouvoir de partager les transports de l'homme. Nous en avons quelques exemples; mais ils sont loin de réussir dans tous les cas, et ce n'est qu'au bout· d'un temps plus ou moins long qu'ils produisent des effets.

PARALYSIE DU CLITORIS.

La paralysie du clitoris résulte, dans la très-grande majorité des cas, des excès vénériens; rarement elle est la suite d'une maladie et plus rarement encore un état congénital; cependant nous l'avons rencontrée quelquefois sans qu'il nous fût possible de la rattacher à aucune cause. Un des cas les plus remarquables que nous possédions sous ce rapport est celui d'une jeune femme, originaire de Milan. Cette femme, que nous voyions dans le monde, était pour nous le type du tempérament passionné : cheveux noirs et soyeux, yeux largement fendus et un peu proéminents, regard ardent, nez effilé, mais ouvert à son extrémité, lèvres légèrement pendantes et lubriques, présentant à leurs deux angles quelques poils courts et noirs, sourcils bruns et nettement dessinés, peau blanche, mais nuancée par le sang, dont l'énergique circulation se trahissait au dehors; poitrine large, seins bien développés, taille bien prise, stature superbe. A l'âge de vingt ans, cette personne épousa un militaire dont les forces physiques nous rassurèrent sur son avenir. Sous ce rapport, les deux époux paraissaient à tout le monde on ne peut mieux assortis, et

[1] Voir les pages 166 et suivantes.

nous crûmes nous-même, ne jugeant que sur les apparences, à la convenance parfaite de cette union.

Mais quel ne fut pas notre étonnement, quelques mois après le mariage, de recevoir la visite de la jeune femme, qui venait tout à la fois nous faire la confidence de sa frigidité et nous demander le moyen d'y remédier. Nous constatâmes la présence du clitoris et l'intégrité des autres organes génitaux ; nous nous assurâmes que cette insensibilité n'était due ni à une affection de la moelle épinière ou du cerveau, ni à la masturbation ; bien plus, nous reconnûmes que le clitoris n'était pas frappé d'une paralysie complète, puisqu'il se montra sensible au pincement et à une piqûre. La sensibilité génitale était donc seule atteinte, car la malade était pleine de désirs et d'amour pour son mari. L'ardeur de son tempérament et de sa passion était trahie par l'organe de la volupté, et la malheureuse femme nous implorait pour faire cesser un supplice qu'elle disait plus grand que celui de Tantale.

Quoique le cas fût difficile et embarrassant, nous étions trop bien secondé pour ne pas avoir confiance dans les ressources de la médecine. Nous employâmes d'abord infructueusement plusieurs moyens ; mais nous parvînmes enfin à lui rendre le sentiment du plaisir avec l'aide de l'électricité.

Les observations de cette nature sont rares, et, nous le répétons encore, on trouve très-peu de paralysies de clitoris ne se rattachant à aucune cause rationnelle ou apparente.

Parmi celles-ci la masturbation et les excès du coït sont les plus fréquentes. Nous allons rapidement dire quelques mots de ces deux causes de frigidité.

MASTURBATION.

La masturbation produit sur les femmes, comme sur les hommes, deux effets bien distincts qui amènent pourtant le même résultat, la frigidité : l'un, purement physique, exerce son action destructive sur la sensibilité génitale; l'autre, essentiellement moral, éteint les désirs par lesquels les sexes se rapprochent.

L'effet physique de la masturbation chez la femme porte sur l'ensemble de l'appareil génital : toutes les parties se flétrissent et se relâchent, et ce relâchement peut aller jusqu'à la paralysie. On reconnaîtra cet état à la flaccidité de tous les tissus et à la stérilité de la femme, dont les organes sont incapables de retenir le sperme. D'ailleurs la malade avoue presque toujours ses habitudes solitaires quand elle consulte un médecin, car cet aveu lui est rendu facile par la confidence qu'elle fait des secrets les plus intimes de la couche conjugale.

L'effet moral est celui qu'éprouvait Narcisse. La femme qui se masturbe préfère les plaisirs qu'elle se procure, et professe pour les rapports sexuels une répugnance quelquefois insurmontable. Nous avons cité [1] l'observation de ces deux époux qui, livrés à l'onanisme avant le mariage, restèrent assez longtemps à goûter, chacun de son côté, les jouissances génitales, et ne se rapprochèrent que dans un but essentiellement étranger à l'amour.

Ainsi que nous l'avons dit en parlant de la masturbation chez l'homme, la première condition à remplir pour combattre les effets des habitudes solitaires est la cessation complète de ces habitudes. Les moyens pour atteindre ce premier résultat ont été exposés dans le chapitre que nous venons de citer ; il est donc inutile d'y revenir ici.

Nous ne redirons pas également les soins hygiéniques nécessaires pour réparer la constitution délabrée; nous ne nous arrêterons qu'aux indications spéciales que réclame le cas qui nous occupe.

Ces indications consistent à fortifier les organes génitaux

[1] Voir la page 123.

affaiblis et relâchés : à cet effet les bains froids ou les bains de mer sont excellents. A défaut de bains et pendant l'hiver, où ils pourraient ne pas être sans danger pour la santé générale, on les remplacera par des lavages et des injections. L'eau qui servira aux uns et aux autres sera autant que possible froide, aromatisée avec l'essence de cannelle, de menthe, de romarin, etc., etc., ou blanchie avec quelques gouttes d'extrait de saturne.

Lorsque les organes génitaux se seront un peu raffermis, lorsqu'ils auront perdu leur flaccidité, l'usage des réfrigérants et des astringents sera abandonné; on le remplacera par celui des préparations opiacées, qui ont en ces circonstances un avantage marqué. On fera des injections avec une décoction tiède de têtes de pavots, ou simplement avec de l'eau contenant quelques gouttes de laudanum de Rousseau. Les lavages des parties externes de la génération se feront avec les mêmes préparations.

Ces moyens fort simples, unis à l'hygiène et au régime que nous avons indiqué pages 148 et suivantes, suffisent dans la majorité des cas pour faire cesser la frigidité, surtout si des rapports conjugaux ont lieu de temps en temps.

EXCÈS DE COÏT.

Les excès de coït produisent la frigidité d'une manière toute différente que la masturbation; tandis que celle-ci relâche et affaiblit les tissus, les premiers durcissent la membrane muqueuse qui tapisse tout l'appareil génital, tarissent la sécrétion qui la lubréfie, et en font une espèce de peau ou de parchemin qui ne jouit plus que de l'obtuse sensibilité dont est pourvue l'enveloppe cutanée. Cette transformation de la muqueuse est si réelle et si connue, qu'elle sert, dans un certain langage, à désigner les femmes qui ont abusé des plaisirs de l'amour.

La frigidité ayant pour cause les excès de coït est facilement reconnaissable à la sécheresse et à la rigidité de la muqueuse vaginale, à la température du vagin, qui n'a plus cette chaleur caractéristique que tout le monde connaît, et à un certain embonpoint de la femme : « Il paraît, dit Virey, par l'excessif embonpoint auquel parviennent plusieurs femmes publiques, surtout après des traitements mercuriels, qu'elles sont réellement refroidies. L'abus du coït les a rendues tout au moins indifférentes dans cette condition méprisable, qui n'est désormais pour elles qu'un métier lucratif; elles ne péchent plus que par avarice. Complétement étrangères à la luxure momentanée d'un inconnu, elles ont bientôt acquis dans la pratique cette impassible tranquillité tant recommandée par les philosophes dans le feu des passions. »

La cause de la frigidité et l'espèce de mécanisme par lequel elle est produite, indiquent suffisamment les moyens par lesquels il convient de la combattre.

D'abord et avant toutes choses il faut faire cesser le coït; les organes génitaux doivent rentrer dans un repos absolu, et être privés de toute excitation morale et physique.

Le régime alimentaire sera doux, calmant et nutritif; les vêtements chauds et la température du corps toujours élevée.

Une fois par jour on prendra un bain de siége chaud, tenant en dissolution soit de l'amidon, soit de la gélatine, et dans le courant de la journée on fera souvent des lavages et des injections, soit avec une eau analogue à celle des bains, soit avec de l'eau de son, soit avec une décoction de graines de lin.

Quand ces moyens sont insuffisants pour rendre la souplesse à la membrane muqueuse, nous faisons avec succès des onctions légères avec l'huile d'olives tiède; il est rare que la muqueuse résiste à ces onctions répétées pendant quelques jours.

Dans les cas où tous les moyens précédents ont échoué, il ne faudrait pas hésiter à déterminer sur un point des organes génitaux, au moyen d'un vésicatoire volant, une irritation bénigne qui, par l'afflux de sang qu'elle y appellerait, ramollirait et lubréfierait cette surface. C'est le vagin que nous choisissons ordinairement pour le siége de cette irritation, que l'on soigne d'ailleurs avec les émollients ordinaires.

Le coït, et ceci est bien important, ne devra être repris qu'après le retour complet de l'état normal.

TEMPÉRAMENT.

Il n'existe pas de tempérament entièrement froid. Un état qui amènerait la frigidité ne serait plus un tempérament, mais bien une maladie ; seulement il est des tempéraments qui prédisposent plus ou moins aux plaisirs de l'amour, ou qui, exagérant les caractères qui les distinguent, cessent d'être tempéraments et deviennent états maladifs, comme le tempérament lymphatique par exemple, qui passe quelquefois à l'état scrofuleux.

Dans le premier cas la femme n'est pas entièrement froide, mais elle a besoin, pour sortir de son apathie, d'excitants nombreux et souvent répétés. Le bonheur conjugal en est quelquefois troublé, parce que la femme trop lente à s'émouvoir se laisse toujours distancer par l'homme, qui atteint le but avant même qu'elle ait pu secouer sa torpeur ordinaire. A moins de recourir à une espèce de masturbation préparatoire ou à des manœuvres que repousse la morale, la femme est presque toujours lésée dans ses droits, et des soupçons injurieux, comme nous le disions au début de ce chapitre, peuvent entrer dans l'esprit de l'homme et le troubler.

Dans ces circonstances comme dans celles où le tempérament se transforme en état maladif, la médecine n'a à

23

intervenir que pour modifier les conditions de ce tempérament ou pour guérir l'affection qui en a été la suite. Ces considérations ont été plusieurs fois exposées dans le courant de cet ouvrage; nous n'y reviendrons pas ici.

Mais avant de terminer ce qui a rapport au sujet qui nous occupe, nous dirons d'une manière générale que le tempérament a sur l'ardeur voluptueuse de la femme moins d'empire qu'on ne pense; son influence peut être annihilée par une foule de circonstances. On rencontre tous les jours des femmes que leur tempérament lymphatique semble condamner à un calme presque absolu, et qui sont dans les luttes conjugales d'une énergie peu commune; d'autres, au contraire, qui, avec un tempérament de feu, restent insensibles aux caresses les plus ardentes. Ces étranges anomalies ne se peuvent expliquer que par l'influence de l'imagination et de ces mille petits riens qui agissent si fortement sur l'organisation délicate de la femme. Nous allons voir en effet que les causes morales jouent le principal rôle dans la production de la frigidité.

CAUSES MORALES.

La frigidité qui est due à une cause morale n'est jamais absolue, mais seulement temporaire ou relative. Il est fort heureux qu'il en soit ainsi, car ces causes sont innombrables et aussi diverses que les circonstances de la vie : tantôt ce sera la pudeur de la femme qu'on n'aura pas assez ménagée; tantôt ce sera la crainte d'être surpris; tantôt ce sera une préoccupation d'esprit née d'un bruit étrange, de la vue d'un objet inusité, d'une jarretière trop peu élégante, ou d'une chemise malpropre, etc., etc.

Mais de toutes ces causes la plus ordinaire et la plus persistante se rencontre dans la partie affective de la femme; depuis l'indifférence jusqu'à la haine, tous les degrés du sentiment répulsif produisent la frigidité. Les

motifs qui donnent naissance à ce sentiment sont nombreux ; nous avons vu la répulsion la plus prononcée se
déclarer à la découverte d'un cautère que portait le mari ;
une autre fois un caleçon de flanelle en fut la cause. Le
cœur de la femme est, dit-on, un labyrinthe dont personne ne connaît les détours. Cela est vrai jusqu'à un certain point, parce que son organisation physique, d'une
esquise sensibilité, subit l'influence de mille choses qui
passent inaperçues pour nous.

En ces circonstances, le médecin doit faire place à l'ami :
les conseils, les remontrances d'une personne chérie,
comme ceux d'une mère, d'un père, d'un parent, d'un
ami, auront plus d'influence que toutes les médications
possibles. Le médecin a également un rôle à remplir, car
sa mission n'est pas seulement de guérir avec les médicaments, mais encore et surtout de porter la consolation et
le calme dans les âmes troublées et dans les familles dont
lui seul connaît quelquefois tous les secrets. On ne peut
d'avance prescrire aucune règle ; la conduite à tenir varie
avec tant de circonstances, qu'il est impossible d'indiquer
à priori les moyens de réussite : on s'inspire tout à la
fois de son cœur et de son esprit.

LIVRE DEUXIÈME.

DE LA STÉRILITÉ.

La stérilité, cet état bizarre et particulier caractérisé par l'impossibilité de reproduire son semblable, est, autant que l'impuissance, un motif de relâchement du lien conjugal. L'habitude engendre la satiété; lorsque les désirs des époux se sont émoussés aux libres et faciles jouissances du lit marital, lorsque le plaisir s'est endormi dans un océan de délices, et qu'on n'a plus, pour le réveiller, l'aiguillon de la nouveauté, en un mot lorsque l'amour a fait place à la simple amitié, le mariage n'est plus qu'un vain mot, si des nécessités tout aussi pressantes que celles du plaisir ne resserrent une union qu'une foule de circonstances tendent à rompre. L'intérêt est, dans beaucoup de cas, impuissant à maintenir le nœud conjugal; les convenances sociales, la morale, la religion voient également leur empire méconnu, et l'on peut dire que dans l'immense majorité des cas, la présence d'enfants empêche seule la dissolution du mariage.

La société trouve donc dans la fécondité des unions matrimoniales une garantie contre des abus et des excès de toutes sortes. Combien de femmes, en pensant à leur titre de mère, ont réprimé de désirs coupables! Combien ont fortifié leur vertu chancelante dans un regard d'enfant ! ! Un ménage stérile est presque à coup sûr voué à des douleurs de toute espèce : la discorde, avec les querelles et les larmes qu'elle engendre ; l'adultère, avec la honte et le remords qui le suivent ; et enfin la séparation avec le scandale qui l'accompagne, marquent souvent les phases des mariages veufs d'enfants.

La civilisation n'est donc pas moins intéressée que la nature à la fécondité des unions conjugales ; les lois établies par l'une et par l'autre ne sont possibles qu'à cette condition ; sans elle la première s'éteindrait dans des désordres infinis, et la seconde retournerait au chaos.

Ces considérations, dont on ne saurait mettre en doute la portée, font de la médecine un véritable sacerdoce. Y a-t-il, en effet, une mission plus sublime que celle de conserver ou de rendre à l'être humain le pouvoir de se reproduire, de sauvegarder les lois de Dieu et des hommes, et d'assurer aux époux un gage d'union dans leur mariage, et des appuis dans leur vieillesse ! !

Comme pour l'impuissance, nous ferons nos efforts pour être à la hauteur de ce beau rôle.

La stérilité peut atteindre chacun des deux époux séparément, ou tous les deux à la fois, ou bien être le résultat de certaines conditions purement relatives.

Nous aurons donc à examiner la stérilité à part : 1° chez l'homme ; 2° chez la femme ; 3° dans l'état de mariage.

Chacune de ces divisions formera le texte de trois chapitres différents.

CHAPITRE DIXIÈME.

STÉRILITÉ CHEZ L'HOMME.

La fécondité, du côté de l'homme, s'opère au moyen d'un liquide particulier appelé *sperme* et au milieu de certaines circonstances déterminées ; par conséquent, si une ou plusieurs de ces circonstances indispensables viennent à manquer, ou si le sperme ne réunit plus les conditions de composition assignées par la nature, la fécondité sera impossible.

Il importe donc, pour se rendre un compte exact de la stérilité chez l'homme, et pour combattre cette infirmité d'une manière rationnelle, d'établir avant toutes choses, d'une part, les circonstances nécessaires à la fécondation, et, d'autre part, les éléments constitutifs de la liqueur séminale.

C'est ce que nous allons rapidement faire dans les deux paragraphes suivants.

CONDITIONS DE LA FÉCONDATION CHEZ L'HOMME.

L'éjaculation, c'est-à-dire le lancement du sperme dans les organes génitaux de la femme, est une condition nécessaire de la fécondation. Spallanzani n'a pu parvenir à féconder artificiellement les animaux, qu'en imprimant au sperme une certaine force de projection au moyen d'une seringue. Il en est de même dans l'espèce humaine : nous avons déposé plusieurs fois du sperme réunissant toutes les propriétés fécondantes, soit sur le vagin, soit sur le museau de tanche, sans jamais avoir obtenu de résultats. L'observation médicale confirme en tous points cette expérience : les individus atteints de pertes séminales, chez lesquels le sperme s'écoule en fusant, sont généralement stériles ; il est vrai d'ajouter que chez ces malades la nature de la liqueur prolifique est presque constamment altérée, et que, dans ces cas, la stérilité peut se rattacher à deux causes. Cependant il est des circonstances où le sperme est parfaitement normal, et dans lesquelles la non-fécondation ne peut être rapportée qu'à l'absence de l'éjaculation, due au défaut d'excitation suffisante.

L'éjaculation elle-même n'a lieu que dans un état particulier de la verge, l'érection. On a cité des exemples d'éjaculation sans érection ; nous-mêmes en avons observé un cas ; mais ce sont là des exceptions qui justifient en quelque sorte la règle.

On peut donc dire d'une manière générale que l'état caractérisé par l'absence d'érection, c'est-à-dire l'impuissance, est presque toujours une cause de stérilité.

Ce n'est pas tout : le sperme doit être lancé directement contre l'utérus, et tout ce qui pourra le détourner de cette direction sera lui-même une cause de stérilité. Ces obstacles peuvent se rencontrer chez l'homme et être constitués soit par un vice de conformation, soit par un état maladif; quelquefois ces obstacles sont purement relatifs, et s'expliquent par des dispositions intempestives entre les deux époux.

Ainsi, en résumant ces premières conditions de la fécondation chez l'homme, il faudra qu'il y ait tout à la fois érection et éjaculation, de manière que le sperme aille frapper la matrice de la femme ; par conséquent, tout ce qui s'opposera à la réalisation d'une de ces trois circonstances devra être considéré comme cause de stérilité.

NATURE DU SPERME.

La présence du sperme chez l'homme est la condition réellement indispensable de la fécondation ; on a cité des faits exceptionnels, anormaux, bizarres même, dans lesquels la fécondation s'était opérée en dehors de toutes les règles connues, mais jamais on n'a rapporté des cas de fécondation en dehors de la liqueur prolifique.

L'absence du sperme ne peut être complète et absolue que par le manque des organes qui le sécrètent, c'est-à-dire les testicules. Par conséquent, tout vice de conformation ou tout accident qui aura pour résultat soit d'empêcher le développement des testicules, soit de faciliter leur perte, soit enfin de s'opposer à l'exercice de leurs fonctions, devra être considéré comme cause de stérilité. Mais disons par anticipation, car nous reviendrons plus loin sur cette question, que ces vices de conformation ou ces accidents ne déterminent pas toujours l'impuissance, car les faits d'eunuques, par exemple, capables d'entrer en érection, ne sont pas rares, et nous en ferons ailleurs connaître quelques-uns.

Mais revenons au sperme.

Il ne suffit pas que ce liquide existe et qu'il soit lancé avec une certaine force pour que la fécondation s'opère; il faut encore qu'il ait conservé les propriétés physiques et chimiques qui le constituent liqueur fécondante.

Le sperme, au moment où il sort de l'urètre, est composé de deux substances : l'une, liquide, légèrement opaline ; l'autre, épaisse, presque opaque. Abandonnées à elles-mêmes, ces deux substances se mêlent et se liquéfient assez promptement. Le sperme a une odeur forte, particulière, *sui generis ;* sa saveur est salée et même un peu âcre. Il a donné à l'analyse chimique de Vauquelin :

eau, 900 ; mucilage animal, 60 ; soude, 10 ; phosphate de chaux, 30.

Si on examine le sperme au microscope, on aperçoit une multitude innombrable d'animalcules, qui paraissent avoir une tête arrondie et une queue très-longue ; ces êtres singuliers se meuvent avec rapidité, fuient la lumière, et semblent se plaire davantage dans l'obscurité.

Ces animalcules, qui se rencontrent aussi chez les animaux, n'existent chez ceux-ci qu'à l'époque du rut, et chez l'homme que dans le sperme des individus aptes à la fécondation. Certaines maladies, certains excès, les affections tristes, tous les états, en un mot, dans lesquels la stérilité a été constatée, les font disparaître. M. Bory de Saint-Vincent n'a pu les trouver chez deux hommes jeunes et vigoureux qui avaient subi la peine capitale ; il les a rencontrés au contraire sur des militaires tués par le boulet. Il est incontestable que les animalcules spermatiques sont nécessaires à la fécondation.

Cependant Spallanzani a émis une opinion entièrement opposée, et il a soutenu que la présence ou l'absence de ces petits animaux n'avait aucune influence sur la fécondité. Mais les expériences plus récentes de MM. Prévot et Dumas, sans parler de l'avis de Buffon, et l'observation journalière tant de l'homme que des animaux, ne laissent aucun doute sur la nécessité de ces petits êtres. Plus d'une fois leur absence, constatée par l'inspection microscopique, nous a permis d'annoncer la stérilité.

L'altération des autres éléments du sperme ne paraît pas avoir sur la fécondation une importance aussi grande que celle des animalcules. A moins qu'elle ne devienne entièrement aqueuse et qu'elle ne perde ses propriétés physiques, c'est-à-dire l'odeur, la saveur et la viscosité qui la caractérisent, la liqueur prolifique remplit le but qui lui est assigné, car le sperme proprement dit ne paraît pas avoir d'autre mission que celle de servir de véhicule aux animalcules. D'ailleurs, lorsque le fluide séminal est altéré dans ses propriétés physiques ou chimiques, l'expérience prouve que les animalcules disparaissent, emportant avec eux le pouvoir fécondant de l'homme.

D'après tout ce qui précède, nous pouvons partager les causes de la stérilité chez l'homme en cinq catégories, qui formeront le texte d'autant de paragraphes ; ces catégories sont :

1° Vices de conformation de la verge ;
2° Maladies de la verge ;
3° Vices de conformation des organes spermatiques ;
4° Maladies des organes spermatiques ;
5° Altération du sperme.

Ces états divers des organes, dont la nature est en quelque sorte palpable et qui tombe sous l'appréciation de nos sens, ne sont pas les seuls à déterminer la stérilité chez l'homme : il est un état nerveux et moral dont l'essence intime nous est inconnue, que nous n'apprécions que par ses résultats, et sous l'influence duquel la stérilité paraît également se produire.

Cet état doit donc constituer une sixième cause de stérilité, et former par conséquent un sixième paragraphe.

C'est dans l'ordre que nous venons d'indiquer que nous développerons le sujet de ce chapitre.

1° VICES DE CONFORMATION DE LA VERGE.

Ces vices de conformation doivent constituer un obstacle à la libre sortie et au jet direct du sperme ; par conséquent ils ne peuvent avoir d'autre siége que le canal de l'urètre et le prépuce.

Les vices de conformation du canal de l'urètre ne doi-

vent point oblitérer complétement ce canal, car cette difformité serait promptement une cause de mort ; il ne peut
y avoir que rétrécissement ou ouverture extérieure anormale.

Les rétrécissements de naissance occupent ordinairement
le méat urinaire seul ; il est très-rare qu'ils siégent sur
une autre partie du canal. Cependant, nous avons observé
un petit enfant sur lequel nous fûmes obligé d'employer
la sonde pour faire cesser une rétention d'urine qui devenait menaçante ; mais, nous le répétons, dans l'immense
majorité des cas, le rétrécissement n'occupe que le méat
urinaire.

Quand l'oblitération incomplète n'est due qu'à une adhérence des lèvres du méat urinaire, l'incision de cette
adhérence suffit pour rétablir les fonctions de l'urètre.

Mais si le rétrécissement tient à la petitesse de l'ouverture, on agrandira peu à peu celle-ci au moyen de sondes,
dont on augmentera graduellement le volume.

Dans d'autres circonstances, le méat urinaire ne se
trouve point rétréci, mais n'arrive pas jusqu'au bout du
gland ; il s'ouvre avant d'atteindre ce point, tantôt à la
partie inférieure et tantôt à la partie supérieure de la
verge ; on dit alors qu'il y a, dans le premier cas, hypospadias, et dans le second épispadias.

Ces deux états, surtout le dernier, s'opposent presque
constamment à l'acte de la fécondation, en forçant le
sperme à couler en nappes, et en l'empêchant, par conséquent, d'arriver par l'éjaculation jusqu'au col de la matrice.

L'hypospadias présente trois variétés : le canal de
l'urètre s'ouvre ou au-dessous du gland, ou entre lui et
les bourses, ou derrière les bourses, c'est-à-dire au périnée. On comprend que cette dernière variété rend complétement impossible la fécondation, puisque le sperme

s'échappe en dehors même du vagin. Cette variété est incurable; les deux autres sont susceptibles d'une opération chirurgicale qui, sans rétablir entièrement les fonctions de l'urètre, améliore suffisamment l'organe pour permettre quelquefois la fécondation.

Il n'en est pas ainsi de l'épispadias : cet état est toujours incurable, car il s'accompagne d'une perte de substance des corps caverneux, que la médecine et la chirurgie sont impuissantes à remplacer.

Le prépuce, de son côté, peut être affecté d'un vice de conformation qui s'oppose à la libre sortie du sperme : c'est le phimosis. Ainsi que nous l'avons dit page 38, cet accident consiste dans l'impossibilité de découvrir le gland, soit à cause de l'ouverture trop étroite du prépuce, soit à cause de l'adhérence de celui-ci et du gland. L'éjaculation de la liqueur séminale peut être contrariée dans le phimosis de deux manières différentes : 1° si l'ouverture du prépuce ne se trouve pas exactement en regard du méat urinaire, le sperme sera éjaculé dans la poche formée par le prépuce, et ne s'écoulera au dehors que par nappes, ou goutte à goutte; 2° si l'ouverture du prépuce se trouve en regard du méat urinaire, le gland, qui est de forme conique, s'engagera, pendant l'acte de la copulation, dans cette ouverture étroite, mais s'y trouvera comprimé de telle sorte qu'un rétrécissement factice se produira dans le point correspondant du canal de l'urètre, et l'émission du sperme ne pourra plus avoir lieu dans les conditions normales.

Le phimosis, quelle que soit d'ailleurs la variété qu'il présente, n'est guérissable qu'au moyen d'une opération chirurgicale. La nature de cet ouvrage ne nous permet pas de décrire les divers procédés opératoires mis en usage contre le phimosis, pour le traitement duquel l'intervention d'un homme de l'art est toujours nécessaire.

2° MALADIES DE LA VERGE.

La difformité dont nous venons de parler sous le nom de phimosis, et que nous avons considérée comme vice de conformation, peut également se produire d'une manière accidentelle, comme, par exemple, à la suite d'ulcérations syphilitiques siégeant sur cette partie. Les considérations que nous avons présentées sur le phimosis congénital s'appliquent également au phimosis accidentel; nous ne les reproduirons donc pas ici.

Nous ne ferons aussi que mentionner le paraphimosis, parce qu'il est et doit être essentiellement une maladie passagère, et, comme tel, n'ayant qu'une influence bien secondaire sur la fécondité.

Mais il n'en est pas ainsi des maladies qui ont pour résultat de rétrécir le canal de l'urètre, et, par conséquent, de créer des obstacles plus ou moins énergiques à l'émission de la liqueur séminale.

Ces maladies peuvent siéger en dehors de l'urètre, ou sur les parois du canal lui-même.

La première catégorie comprend les tumeurs de la verge pressant de dehors en dedans sur l'urètre.

La seconde renferme des états divers caractérisés et désignés par un de leurs symptômes les plus saillants, le rétrécissement du canal de l'urètre.

Nous allons successivement examiner chacune de ces deux classes de maladies.

a. — *Tumeurs de la verge.*

Si nous voulions parler de toutes les tumeurs de la verge, il nous faudrait passer en revue les principales maladies organiques : ainsi, le squirrhe, le cancer, etc., forment des proéminences qui peuvent plus ou moins

24

gêner la sortie du sperme, etc., etc. On comprend que le cadre de ce livre ne peut s'étendre à tout le domaine de la médecine, et que, pour des affections aussi générales que le cancer, il nous doit suffire de les signaler.

Mais il n'en est pas de même de certaines tumeurs qui se développent dans les corps caverneux et que l'on nomme *nœuds ou ganglions des corps caverneux.*

La cause de ces tumeurs est peu connue; elles paraissent obéir à des influences diverses : les uns les considèrent comme produits par une espèce d'apoplexie; les autres les rattachent à des contusions et en font des foyers sanguins non encore résorbés ; d'autres enfin les rapportent à la syphilis.

Nous croyons que tout le monde a raison, car ces tumeurs peuvent se produire sous ces diverses influences. Bien plus, nous avons observé un cas de cette nature après une injection astringente trop énergique de nitrate d'argent.

Presque toujours ces tumeurs existent sans douleur, excepté au moment de l'érection, où un tiraillement incommode se produit au niveau du ganglion. Elles occupent un seul des corps caverneux, où elles siégent sur l'un et l'autre; le plus ordinairement elles affectent le corps de la verge, bien qu'on les rencontre quelquefois à la racine de cet organe.

Lorsqu'elle n'est produite ni par la syphilis, ni par des contusions, ni par une cause entièrement accidentelle, cette maladie attaque plus particulièrement les hommes avancés en âge, surtout ceux qui se sont trop abandonnés à la vivacité de leur tempérament.

Quand les tumeurs sont d'un volume médiocre, elles ne gênent pas trop sensiblement l'émission du sperme; mais lorsqu'elles acquièrent une grosseur considérable, l'éjaculation devient difficile et même impossible. Le li-

quide séminal, arrêté derrière la tumeur, ne commence à
s'échapper que lorsque l'érection diminue, et alors il sort
en bavant au lieu d'être lancé comme l'indique le mot
éjaculation.

La médication à employer contre cette maladie est peu
connue. Les cas où elle cède le plus facilement sont ceux
qui reconnaissent la syphilis pour cause ; alors, le mercure
à l'intérieur et en frictions est, comme toujours, le médicament par excellence.

Dans les autres circonstances, les douches d'eau de
Baréges, dirigées sur l'organe malade, sont de tous les
moyens ceux qui nous ont procuré les meilleurs résultats.
C'est par elles que nous sommes parvenu à faire fondre
deux de ces ganglions chez un homme de cinquante-cinq
ans, qui n'avait jamais eu de maladie vénérienne, mais
qui, marié à une créole, avait trop souvent contenté le
tempérament fougueux de sa femme. Chacun des corps
caverneux était occupé par une tumeur à peu près d'un
volume égal, et qui rendaient très-difficile l'émission de
l'urine et impossible celle du sperme. Le traitement par
les douches de Baréges dura environ trois mois, pendant
lesquels tout rapport sexuel lui fut complétement interdit.
La guérison a été complète et ne s'est pas démentie depuis cinq ans.

On pourrait également, dans quelques circonstances,
essayer comme fondants le mercure et l'iode ; ce dernier
médicament, sous forme de pommade d'iodure de plomb,
nous a rendu dans un cas d'importants services. Mais,
nous le répétons, le meilleur moyen pour guérir ces tumeurs, lorsqu'elles ne sont pas le résultat du virus syphilitique, c'est l'emploi des douches locales d'eau de Baréges.

b. — *Rétrécissement de l'urètre.*

On appelle rétrécissement de l'urètre la diminution du

diamètre de ce canal, quelle que soit la manière dont cette diminution s'opère. Les causes qui peuvent amener le rétrécissement siégent ou en dehors de l'urètre, comme les ganglions des corps caverneux dont nous venons de parler, ou dans l'intérieur du canal, comme un corps étranger, une excroissance, etc., ou sur les parois elles-mêmes de l'urètre.

Nous ne devons nous occuper ici que de cette dernière variété.

Elle est constituée par l'endurcissement et l'épaississement de la membrane qui forme la paroi du canal de l'urètre, et reconnaît pour cause l'inflammation qui accompagne les plaies et les contusions de l'urètre, l'urétrite, ou blennorrhagie, et les injections cautérisantes.

Parmi les plaies et les contusions, ce sont les plus profondes, les plus irrégulières, qui produisent le plus fréquemment les strictures les plus rebelles.

Parmi les urétrites, celles qui ont été mal soignées, négligées, qui sont chroniques et comme invétérées, sont les plus fécondes en rétrécissements.

Enfin, parmi les injections cautérisantes, celles qui sont faites au début de la blennorrhagie d'après la méthode abortive, donnent souvent lieu à l'épaississement de la paroi urétrale.

Le canal de l'urètre n'est jamais rétréci dans toute son étendue ; mais un ou plusieurs points de ce conduit peuvent être atteints.

Par suite d'une loi naturelle, quand un canal est rétréci sur un point de son étendue, la partie de ce canal postérieure au rétrécissement se dilate et augmente de volume. Ce phénomène est très-facile à expliquer dans l'urètre. Lorsqu'un rétrécissement existe, l'urine, arrivée au point rétréci, est forcée de s'accumuler derrière l'obstacle, puisqu'elle ne peut s'écouler aussi rapidement qu'elle est ver-

sée par la vessie. Cette accumulation de l'urine souvent
répétée distend la partie de l'urètre qui en est le siége, et
par suite de cette distension, cette partie du canal perd sa
contractilité, de telle sorte qu'il arrive un moment où
l'urine ne peut plus être retenue, et que la même cause
qui déterminait la rétention d'urine produit alors l'incontinence.

On comprend quelle influence un pareil état doit avoir
sur l'émission du sperme. En supposant que le rétrécissement ne ferme pas d'une manière complète le canal, et
permette encore le passage de la liqueur séminale, celle-
ci, parvenue dans l'urètre, n'éprouve plus l'action de la
contractilité qui facilite l'éjaculation, et, comme l'urine,
s'écoule goutte à goutte. C'est à la présence d'une pareille
dilatation derrière un rétrécissement que tenait l'état singulier d'un de nos malades qui, après l'acte de la copulation,
perdait du sperme pendant au moins un quart d'heure,
alors qu'il ne s'en écoulait pas une goutte au moment du
plaisir.

Les symptômes auxquels on reconnaît les rétrécissements
de l'urètre varient selon que la maladie est plus ou moins
étendue ou plus ou moins ancienne. Le jet d'urine peut être
plus délié, moins long, moins fort. Sa direction est changée, surtout quand le rétrécissement est latéral ; sa forme
est modifiée : il est aplati comme une lame de couteau ou
tortillé en vrille, ou en spirales entrelacées ; souvent il se
bifurque, il est *fourchu*, comme le dit A. Paré. Chez
quelques malades une de ses branches s'élance plus ou
moins loin, tandis que l'autre tombe sur les souliers, ou
bien il s'éparpille ; il semble alors que l'urine sorte par
quatre ou cinq petites ouvertures et que le gland soit percé
en arrosoir. Dans l'état ordinaire, le jet diminue progressivement à mesure que la vessie se vide, et la courbe qu'il
décrit s'efface peu à peu ; mais, quand il existe un rétré-

cissement, cet arc est pour ainsi dire brisé, et l'urine s'arrête brusquement. La vessie ne se vide donc pas en entier; aussi le besoin d'uriner se renouvelle bientôt, le malade est obligé d'y obéir; mais pour évacuer en partie le contenu du réservoir, il lui faut un temps considérable. On peut dire qu'il urine plus longtemps, plus souvent, et néanmoins il reste toujours de l'urine dans la vessie. Il en reste aussi dans l'urètre derrière le rétrécissement, et cette portion tombe par gouttes un moment après que le malade croit avoir achevé d'uriner; une émotion vive, un changement de température peuvent augmenter les difficultés d'uriner : tel malade ne peut rendre les urines que dans un appartement dont la température est assez élevée.

Quant au sperme, son émission est modifiée comme celle de l'urine. Ainsi que nous l'avons dit plus haut, le moindre rétrécissement arrête l'éjaculation et la liqueur s'écoule lorsque l'érection a complétement cessé. Dans quelques circonstances, le sperme rebrousse chemin, et, au lieu de se diriger vers le gland, il tombe en partie ou en totalité dans la vessie. Petit rapporte avoir trouvé la liqueur séminale dans la vessie d'un homme qui avait eu une pollution pendant la nuit qui précéda sa mort. Nous-même, sondant un jour un malade atteint d'un rétrécissement, nous constatâmes du sperme, mêlé à l'urine, qui s'échappait par l'instrument. Lorsque le fluide fécondant est tombé dans la vessie, il ne sort qu'avec les urines, mais par petits filaments qui se réunissent et forment des nuages floconneux.

Les accidents que nous venons de signaler sont déjà bien graves au point de vue du bonheur conjugal : le rapprochement des sexes ne se fait plus avec une complète intégrité d'organes et son but ne peut plus être atteint; bien plus, l'innervation est souvent modifiée par l'existence d'un rétrécissement, surtout s'il est ancien; le malade devient d'une irascibilité extrême, et il n'est pas rare de le voir tomber dans l'hypocondrie la plus triste. On comprend donc de quelle importance est la guérison de cette maladie, et combien il importe pour la félicité du mariage que l'époux n'en soit pas affligé. Le secours d'un médecin est d'une absolue nécessité; il faut introduire des sondes ou des bougies dans le canal de l'urètre, et souvent cette opération ne serait pas sans dangers si elle était faite par des mains inexpérimentées; le rétrécissement oppose un obstacle qu'il faut savoir franchir, et les personnes étrangères à la médecine s'exposeraient, en le voulant vaincre, à déchirer l'urètre et faire ce qu'on appelle une fausse route.

Il est encore quelques autres maladies de l'urètre qui empêchent le sperme de parvenir pendant le coït jusqu'au col de la matrice, comme, par exemple, les fistules urétrales; mais ces maladies sont tellement du domaine exclusif de la chirurgie, que les décrire ici serait entièrement sortir du cadre qui nous est tracé.

3° VICES DE CONFORMATION DES ORGANES SPERMATIQUES.

Les organes spermatiques offrent très-peu de vices de conformation capables d'empêcher la sécrétion du sperme : les vésicules séminales n'en ont jamais présenté, ou tout au moins la science ne possède aucun cas de cette nature. Les vices de conformation des testicules sont plutôt des anomalies dans le nombre et la position de ces organes, anomalies, nous le répétons, qui n'ont presque aucune influence sur la sécrétion spermatique. Quelquefois les testicules sont arrêtés dans leur développement, se fanent et disparaissent; dans d'autres circonstances, mais excessivement rares, ils ne paraissent jamais et ne donnent aucun signe de leur existence. La perte et l'absence de ces organes nous occuperont dans le paragraphe suivant, alors que nous parlerons de la castration.

4° MALADIES DES ORGANES SPERMATIQUES.

La seule affection des vésicules séminales dont l'influence sur la puissance fécondante de l'homme soit bien constatée est la *spermatorrhée* ou *pertes séminales*, que nous avons examinée ailleurs [1]. Nous y renvoyons le lecteur.

Parmi les maladies des testicules, deux nous ont également occupé dans une autre partie de ce livre : ce sont l'*orchite* [2] et le *testicule syphilitique* [3]. Nous ne les examinerons donc pas de nouveau ici.

Nous ne nous occuperons pas davantage des plaies et des contusions des testicules, parce que ces accidents, quoique assez communs, n'ont de l'importance, au point de vue de la fécondation, que par les suites qu'ils entraînent, et que nous allons nous arrêter à ces accidents consécutifs.

Le premier qui se présente est l'atrophie des testicules, c'est-à-dire la diminution du volume de ces organes, qui va quelquefois jusqu'à leur disparition complète.

Cette affection peut être le résultat d'un défaut de développement, et être par conséquent alors congénitale; ou bien la suite d'une maladie, et arriver dans ce cas à des époques très-diverses de la vie.

Lorsque l'atrophie des testicules est congénitale, elle coïncide le plus souvent avec des affections des centres nerveux, dont elle n'est probablement qu'une conséquence, comme dans le cas suivant, rapporté par un illustre médecin anglais, Curling : « Un idiot, dit-il, âgé de dix-neuf

[1] Voir les pages 131 et suiv.
[2] Voir les pages 191 et suiv.
[3] Voir les pages 218 et suiv.

ans, sujet à des attaques épileptiques, mourut de fièvre typhoïde dans la maison d'asile de Hackney-Union. — Comme les circonstances de ce cas étaient curieuses, M. Hovell de Clapton eut l'obligeance de m'en informer, et m'engagea à assister à l'examen du corps. Le jeune homme était de petite stature, et les formes du corps n'indiquaient point le sexe auquel il appartenait; elles étaient plutôt arrondies, comme chez les femmes; il n'y avait aucune trace de poils sur la face ni sur le pubis; l'abdomen et les autres parties étaient couvertes d'une épaisse couche de graisse; le pénis et le scrotum étaient remarquablement exigus, et pas plus développés qu'ils ne le sont ordinairement chez un enfant de deux ou trois ans; les deux testicules étaient dans le scrotum; le droit pesait moins de 1 drachme et le gauche pas plus de 23 grains; le testicule du côté droit était descendu un peu en dessous de l'anneau abdominal; les vaisseaux du cordon étaient très-petits; la structure glandulaire et les deux épididymes étaient très-peu distincts et le canal déférent très-mince; on n'observa rien de remarquable dans la structure du cerveau. Les vésicules séminales ne furent malheureusement pas examinées. »

Beaucoup d'auteurs et nous-même avons observé des faits semblables à celui que nous venons de rapporter.

Mais de toutes les causes qui peuvent produire l'atrophie des testicules, les plus nombreuses sont les maladies du testicule lui-même et parmi elles l'inflammation, qu'elle soit le résultat de plaies, de contusions ou du virus vénérien.

L'atrophie des testicules est donc, au point de vue qui nous occupe, de la plus haute gravité. Malheureusement quand la maladie s'est produite, quand les testicules sont atrophiés, la médecine est impuissante à refaire des organes qui n'existent plus.

Si la cause du mal n'était pas connue, c'est-à-dire qu'on

ne pût rapporter l'affection ni à une compression, ni à une inflammation, ni à la syphilis, ni à un état particulier de l'organisme, comme la scrofule par exemple, le malade devra suivre l'hygiène la mieux combinée, n'avoir que modérément des rapports sexuels, et éviter également l'excès de continence et l'excès contraire.

Parlerons-nous maintenant de ces dégénérescences organiques des testicules, comme la tuberculisation, le cancer, etc., qui amènent plus ou moins promptement la perte de ces organes et souvent même la mort des malades? Qui ne sait que ces maladies affreuses sont à peu près incurables et que l'ablation du testicule affecté, en privant l'homme de tout ou partie de sa faculté fécondante, n'est la plupart du temps qu'une première étape de douleurs sur le chemin de la tombe? Ces affections, par leur gravité même, exigent le concours d'un homme de l'art, et en les rappelant ici nous voulons seulement prouver que nous ne laissons dans l'ombre aucune cause de stérilité, et combien nous attachons d'importance à la félicité conjugale, qui est comme une assise de notre civilisation.

5° ALTÉRATION DU SPERME.

Jusqu'à présent l'étude des causes de la stérilité chez l'homme n'a offert aucune difficulté; ces causes étaient des vices de conformation ou des maladies appréciables aux sens, c'étaient des lésions de tissus que nos yeux pouvaient voir ou que nos instruments pouvaient constater; par conséquent le doute et l'ignorance n'étaient permis qu'aux esprits bornés ou inexpérimentés.

Mais ici les difficultés se présentent. Sans doute les moyens dont nous disposons, analyse chimique, inspection microscopique, etc., nous permettent de constater quelques altérations de la liqueur séminale; mais il est certains états de ce liquide qui nous échappent entièrement, et sur la nature desquels il nous est impossible de rien dire de précis. En de pareilles circonstances comme en beaucoup d'autres parties de la médecine, l'expérience est notre seul guide et l'observation notre unique pierre de touche.

Nous parlerons donc d'abord des altérations dont nous pouvons nous rendre compte, et nous terminerons par celles dont la nature intime nous est inconnue.

Nous avons dit plus haut que le sperme était composé d'eau, de mucilage animal, de soude et de phosphate de chaux, dans des proportions que nous avons déterminées d'après l'analyse de Vauquelin. Quoique Spallanzani ait prétendu le contraire, ce liquide paraît insuffisant pour la fécondation ; il fait en quelque sorte l'office de véhicule, et paraît n'avoir d'autre destination que celle de conserver vivants les animalcules et de les transporter dans les organes génitaux de la femme. Pour que les animalcules puissent vivre dans le sperme, il faut que celui-ci ait conservé intacts ses éléments constitutifs ; de même que les animaux terrestres et les poissons ont une organisation harmonique avec les milieux dans lesquels ils sont destinés à vivre, et que des altérations dans les éléments de ces milieux entraînent leur mort, de même les animalcules spermatiques ne sauraient vivre dans un milieu qui ne serait plus en rapport avec leur organisation.

Les altérations chimiques du sperme ont été peu étudiées ; c'est une lacune regrettable que nous avons tenté de combler. Nous ne pouvons ici consigner les résultats de toutes nos expériences ; mais nous dirons d'une manière générale que l'altération la plus fréquente, celle surtout qui détermine le plus sûrement la disparition des animalcules, porte sur le mucilage animal.

La composition du sperme peut encore être altérée par l'addition d'une substance qui lui est étrangère et qui est

incompatible avec l'existence des animalcules ; le pus et
le sang paraissent être dans ce cas. Nous avons donné des
soins à un malade atteint d'un abcès au testicule, dont le
sperme était privé d'animalcules et par conséquent impropre à la fécondation.

Enfin, il est une troisième circonstance qui, sans porter
précisément atteinte à la nature même de la liqueur séminale, semble lui faire perdre sa propriété fécondante, ainsi
que nous l'avons observé deux fois : c'est l'absence du
fluide prostatique. La prostate, cette glande qui se trouve
à la jonction du canal de l'urètre et du col de la vessie,
sécrète une humeur visqueuse dont la quantité est rendue
plus considérable pendant le coït, qui lubréfie le canal de
l'urètre et qui se mêle en plus ou moins grande abondance
avec le sperme. Deux fois, avons-nous dit, la sécrétion
prostatique était tarie par suite de l'atrophie de la glande,
et deux fois nous constatâmes une stérilité absolue. Nous
devons ajouter que les faits de ce genre sont rares ; mais
nous avons dû consigner cette cause d'infécondité, puisque
son existence était possible.

D'après tout ce qui précède, on peut classer sous trois
chefs principaux les altérations du sperme qui rendent ce
liquide impropre à la fécondation : 1° altération portant
sur la nature et les proportions des éléments qui le composent ; 2° altération produite par l'addition d'une substance incompatible avec l'essence du fluide spermatique ;
3° enfin, altération déterminée par l'absence d'un agent
complémentaire, l'humeur prostatique.

Les deux dernières espèces d'altération n'exigent aucune explication ; il suffit de les nommer pour les comprendre et savoir les moyens qui peuvent les combattre. Il
est bien évident que si un abcès a son siége sur les testicules,
si un des organes génitaux ou urinaires, comme les vésicules séminales ou la vessie par exemple, laissent échapper

du sang ou du pus, quelle qu'en soit la cause, il est bien évident, disons-nous, qu'il faudra s'adresser à ces maladies et leur opposer les moyens que la médecine met en usage, et que nous n'avons pas à exposer ici.

Nous ne devons nous occuper que des altérations qui attaquent la composition même du sperme.

Comment se produisent ces altérations? quel est leur mécanisme? quels procédés la nature emploie-t-elle pour changer les proportions chimiques des éléments du fluide séminal? La réponse à ces questions est impossible dans l'état actuel de nos connaissances. Si nous surprenons les résultats des opérations de la nature, nous n'avons point encore pénétré le secret de sa manière de faire et d'agir. Nous savons que le quinquina coupe la fièvre intermittente, mais nous ignorons de quelle façon il la coupe; nous savons que le mercure guérit la syphilis, mais nous ignorons par quelles transformations passe le virus vénérien avant sa disparition de notre corps; de même nous savons que la partie mucilagineuse du sperme s'altère et disparaît dans certaines circonstances, mais nous ignorons complétement par quels procédés s'opère cette altération.

La solution de ce problème, intéressante sans doute surtout au point de vue du traitement, ne nous laisse cependant pas, par son absence, entièrement désarmé devant le mal. L'observation, l'expérience et la connaissance des causes suppléent à ce qui nous manque, et peuvent, comme dans les autres parties de la médecine, être prises pour guides sûrs et fidèles.

Les causes les plus fréquentes de l'altération du sperme sont les excès vénériens. Ces excès, qu'ils soient les résultats de la masturbation ou du coït, tarissent en quelque sorte la source de la puissance fécondante, et n'excitent plus dans les organes affaiblis qu'une sécrétion aqueuse sans consistance et sans mucilage.

La syphilis, surtout la blennorrhagie mal soignée et passée à l'état chronique, est souvent le point de départ de pertes séminales dont les effets ne sont pas moins désastreux que les excès vénériens, sur les propriétés fécondantes du sperme.

Nous nous sommes assez étendu ailleurs sur chacune de ces maladies [1] pour qu'il soit inutile d'y revenir ici; il nous suffit de rappeler seulement leur influence sur la fécondité de l'homme, car nous avons exposé d'assez longues considérations sur chacune d'elles dans les diverses parties qui les concernent. Cependant nous devons ajouter quelques mots touchant le traitement relatif à la stérilité.

Dans la plupart des cas il suffit, pour ramener la puissance fécondante, de faire cesser la cause qui l'avait tarie. Ainsi, les excès de masturbation et de coït seront réprimés, la syphilis guérie et les pertes séminales arrêtées; le régime fortifiant que nous avons indiqué pour réparer les pertes de l'économie ne devra pas être oublié. Nous recommandons ordinairement le chocolat et les confitures de coing, qui paraissent avoir sur la composition du sperme une influence particulière; il est évident que les viandes noires et succulentes, le vin généreux, en un mot une alimentation confortable, doivent seconder l'action du chocolat et des coings.

Dans quelques circonstances où l'abstinence de plaisirs et le régime ne répareraient pas assez vite les désordres causés par les excès vénériens, nous avons retiré des avantages marqués du remède suivant :

Œufs. . . . . 4.

Battez-les bien ensemble avec un demi-verre d'écume de limaçon à coque, puis ajoutez :

[1] Pour les excès vénériens, voir les pages 109 et suivantes; pour la syphilis, les pages 171 et suivantes; et pour les pertes séminales, les pages 131 et suivantes.

Sel de cuisine............	⎫ 10 centigr. de chaque.
Gingembre en poudre........	⎭
Gen-seng pulvérisé.........	80 centigrammes.

On fait cuire le tout comme une omelette, que l'on mange tous les deux jours.

Après les excès vénériens, la syphilis et les pertes séminales, les excès de travail intellectuel occupent une place assez large. On sait que les anciens, voilant toutes les vérités sous d'ingénieuses allégories, disaient que les Muses étaient vierges ; ils donnaient à Minerve, la déesse du génie, un surnom qui signifiait *sans mamelles*, et qu'ils protégeaient avec la tête de Méduse contre les traits de l'Amour. Destouches fait la même observation quand il fait dire à la soubrette du *Philosophe marié* :

> On dit qu'on n'a jamais tous les dons à la fois,
> Et que les grands esprits, d'ailleurs très-estimables,
> Ont fort peu de talent pour former leurs semblables.

L'histoire nous apprend en effet que Newton mourut vierge, ainsi que W. Pitt; Kent haïssait les femmes, et Bacon remarque qu'aucun grand homme de l'antiquité ne fut très-adonné aux voluptés; nous avons ailleurs développé l'influence que les travaux de cabinet exercent sur l'énergie des organes génitaux [1]; cette influence n'est pas moins funeste sur la faculté fécondante, et les conseils que nous avons donnés alors sont exactement applicables ici, car nous disons avec l'illustre Tissot : « Si l'on pouvait trouver un remède qui suspendît sans danger la faculté de penser, ce serait le spécifique des maladies des gens de lettres. »

Le luxe et la paresse, en amollissant toutes les parties de l'économie, et en faisant prédominer le système nerveux sur toutes les autres fonctions de l'organisme, liquéfient en quelque sorte le sperme et lui font perdre cette

[1] Voir les pages 88 et suivantes.

viscosité mucilagineuse que nous avons dit être indispensable à l'existence des zoospermes. L'histoire de tous les peuples prouve cette grande vérité : Rome, conquérante et pauvre, put suffire pendant cinq siècles à la reproduction d'un nombre inouï d'hommes qu'elle perdait dans ses guerres continuelles, car ses armées n'admettaient point les esclaves et ne comptaient que quelques alliés ; mais Rome, enrichie par le luxe et l'opulence de toute la terre, présentait à peine, sous les premiers empereurs, un cens de citoyens égal aux anciens âges de la République. Tite-Live remarque cette décroissance avec étonnement ; Auguste, ainsi que nous l'avons dit au début de ce livre, ordonne aux chevaliers romains de se marier ; vaine précaution ! Le luxe l'emporte, les Romains ne se reproduisent plus ; des étrangers entrent au sénat et montent sur le trône ; l'empire devient presque désert et finit par tomber en proie aux nations pauvres mais fécondes du Nord. En Orient, les Turcs, les Persans, les Asiatiques, sous un climat heureux et fertile, ayant la faculté de prendre plusieurs femmes, manquent de bras pour défendre leur empire et défricher leurs campagnes. En Amérique, l'homme se multiplie aux États-Unis, tandis qu'il périt presque sans postérité dans les possessions espagnoles voisines ; c'est que le premier est laborieux et sans luxe, le second remplit de paresse et de faste. En Europe, les pays pauvres alimentent sans cesse d'hommes les cités populeuses où se remarquent surtout les grandes inégalités de fortune : la Suisse, la Savoie, l'Auvergne, la Galice versent chaque année des essaims d'hommes laborieux dans les grandes villes et réparent le déficit qu'y laissent toujours les richesses. Dans nos cités même si l'on compare les quartiers les plus pauvres avec les quartiers de luxe, on verra les premiers fourmiller d'enfants, tandis que les seconds en sont presque privés.

Sans doute, d'autres causes ont également une influence marquée sur la population des empires ; qui ne sait que les nations esclaves dépérissent et que les peuples libres se reproduisent à l'infini ? Qui ne sait aussi de quelle importance sont pour la fécondité d'un État ses institutions sociales, religieuses et hygiéniques, ses conditions topographiques et atmosphériques ? Certes, nous ne prétendons pas nier la valeur de toutes ces données, mais nous pensons que le luxe exerce non-seulement une funeste influence sur la reproduction de tout un peuple, mais encore sur la propriété fécondante de l'individu.

Un exemple pris dans les notes de nos malades va faire comprendre cette vérité. Un jeune homme très-riche, héritier d'un nom illustre, avait vécu jusqu'à vingt-huit ans dans tout le faste d'une haute position sociale et dans tout le luxe d'une grande fortune ; ses parents le pressaient depuis longtemps de se marier, moins pour mettre un terme à des plaisirs qui outrageaient la morale et compromettaient sa santé, que pour ne pas laisser éteindre un nom consacré par une longue suite de générations. Enfin, à vingt-huit ans, le jeune homme céda aux sollicitations de sa famille, qui lui promit l'entière possession d'un château aux environs de Paris le jour où le jeune ménage aurait un enfant. Le désir de posséder un château qu'il convoitait depuis longtemps remplit le nouvel époux d'une ardeur sans pareille et le poussa à des efforts que leur insuccès irritait au lieu de calmer ; toutes les nuits il exerçait le coït, et chaque mois les règles de sa femme montraient l'inutilité d'une semblable énergie. Enfin, il vint nous consulter. Il est inutile, lui dîmes-nous, de lutter plus longtemps contre la nature ; de nouvelles tentatives ne feraient qu'aggraver votre état. Éloignez-vous pendant quelque temps du lit conjugal, fuyez le luxe et le faste qui vous amollissent et vous énervent ; allez dans les Alpes, vivez-y pendant six mois de la vie agreste des montagnards; chassez le chamois, gravissez les monts; levez-vous de grand matin et couchez-vous à la nuit; gardez-vous de toute pensée licencieuse et éloignez-vous des femmes. A ces conditions, mais à ces conditions seulement, vous recouvrerez la faculté de donner un héritier à votre nom, et vous conquerrez ce château, objet de vos convoitises.

Le malade suivit nos conseils. Au lieu de six mois, il passa une année entière dans les Alpes; il revint au bout de ce temps avec une santé parfaite et prouva bientôt à sa famille que les absents n'ont pas toujours tort.

Ainsi qu'on vient de le voir, lorsque la stérilité a pour cause les excès vénériens ou le luxe, il suffit presque toujours, pour rendre au sperme toutes ses propriétés, de faire cesser ces excès ou de changer le genre de vie du malade; il en est à peu près de même pour les excès de toute autre nature, comme ceux de la table, du vin, etc., etc.

Mais il est d'autres conditions qui, sans porter précisément atteinte à la nature du sperme, en éloignent les animalcules, ou les rendent inféconds, si on saisit encore leur trace sous le microscope.

Ce sont ces conditions qui nous restent maintenant à examiner.

C'est par elles que nous terminerons ce chapitre.

6° INFLUENCE DU MORAL ET DU SYSTÈME NERVEUX.

La source la plus féconde à laquelle s'alimente cette espèce de stérilité est sans contredit l'imagination; par conséquent il faut la rattacher aux aberrations du cerveau, siége des facultés intellectuelles, et à celles du système nerveux, qui est sous la dépendance de l'organe cérébral. Qui ne sait en effet que les personnes atteintes de maladies nerveuses sont pour la plupart stériles? que les hypocondriaques, les maniaques, etc., ont toutes les peines du monde à avoir des enfants?

De ces observations on ne peut plus légitimes découle fatalement une induction, qui doit nous amener à établir les causes ou tout au moins les prédispositions de cet état de stérilité.

Parmi ces prédispositions, nous noterons en première ligne le tempérament mélancolique, car ce tempérament offre tous les caractères moraux de certaines affections nerveuses. « Le mélancolique, dit Virey, paraît miné de tristesse; mécontent de tout, rêveur et méditatif, il fuit l'éclat, il évite toute apparence et se retire en lui-même; solitaire, sobre, ennemi des plaisirs, on le trouve constant, modeste, profond, taciturne; il aspire au repos, à la tranquillité et à la vie contemplative. » Ces caractères ne sont-ils pas ceux de l'hypocondrie?

Heureusement, au point de vue qui nous occupe, le tempérament mélancolique existe rarement à cet état de simplicité; il se combine avec d'autres conditions de l'organisme, et devient alors tantôt mélancolico-nerveux, tantôt mélancolico-sanguin, etc., ou bien il s'altère avec l'âge et perd peu à peu ses principaux caractères. C'est par cette transformation que s'expliquent certains faits étranges de fécondité inattendue. On rencontre tous les jours dans le monde des hommes dont la stérilité était constante et avérée; puis, tout à coup, à l'âge de trente-cinq ans, quelquefois un peu plus tard, ils fécondent une couche jusqu'alors stérile. Généralement on s'étonne, on veut savoir l'explication de cette anomalie : les esprits méchants, parodiant le mot de Benserade au marquis de Langeais, aplanissent toutes les difficultés en reconnaissant que l'on ne pouvait mettre en doute que l'épouse du nouveau père *ne fût capable d'engendrer;* les autres se contentent de ranger le fait parmi ceux que la science ne peut expliquer et que l'on regarde comme bizarres et exceptionnels; le médecin attentif repoussera cette double explication; car, s'il scrute un peu profondément la vie de l'homme jusqu'alors stérile, il constatera des modifications notables et des changements dans ses habitudes, ses mœurs, ses tendances, sa manière de voir; en un mot, il reconnaîtra une espèce de transfiguration de son tempérament. Il nous a été donné de faire plusieurs fois de semblables observations, et toujours les changements survenus dans la puissance séminale se liaient à une métamorphose du tempérament.

D'après ce qui précède, il ne faudrait pas conclure que tous les mélancoliques sont stériles; notre pensée est loin d'être aussi absolue ; nous disons seulement que le tempérament mélancolique est une prédisposition à la stérilité, et qu'à ce titre il mérite toute l'attention du médecin.

Ces considérations sur le tempérament mélancolique doivent nous faire présager le rôle que jouent, parmi les causes de la stérilité chez l'homme, les passions tristes, les chagrins, en un mot, toutes les douleurs morales vivement senties. On ne sait ce qui se passe alors dans le système nerveux; mais il s'y fait un changement étrange qui altère à peu près toutes les fonctions de l'économie : l'estomac languit et n'opère que difficilement la digestion ; les sécrétions se ralentissent et des dépôts de tout genre se forment dans plusieurs organes; le sommeil disparaît ou est troublé par des cauchemars; le caractère s'aigrit et tombe sous la dépendance d'une irascibilité que tout agace et que tout irrite; les fonctions génératrices ne restent pas intactes au milieu de ce désordre général, et les organes qui les exercent, s'ils ne sont pas atteints d'impuissance, sont tout au moins frappés de stérilité.

Evidemment, avant d'entreprendre une médication, il faut éloigner la cause du mal, c'est-à-dire éteindre les passions tristes, dissiper les chagrins, en un mot enlever à l'âme les douleurs qui l'étreignent et la font saigner. Dans un très-grand nombre de cas, il suffit d'atteindre ce but pour rappeler la puissance fécondante ; mais, il faut le dire, l'éloignement de la cause est la partie sans contredit la plus difficile du traitement. Le cœur de l'homme est un labyrinthe dont on n'a jamais pénétré tous les détours ! Et puis que de peines secrètes, que de douleurs voilées par la crainte, cachées par la pudeur, dissimulées par la vanité ! ! Que de blessures profondes s'ulcèrent dans le silence et dans l'isolement ! Les souffrances les plus aiguës n'aiment pas à s'étaler en public; elles fuient tout à la fois la pitié et les consolations ; elles trouvent une certaine volupté dans la contemplation muette de leurs larmes et de leurs déchirements, et mettent au service de leur funeste égoïsme une merveilleuse adresse, qui déroute presque toujours les regards les mieux exercés.

Il est impossible de déterminer *à priori :* 1° les moyens capables de nous faire pénétrer les motifs d'une douleur morale, 2° ceux non moins importants de les combattre et de les faire cesser.

Nous le répétons donc : aucune règle ne peut être tracée pour surprendre le secret d'un esprit maladif; le tact, l'adresse sont les meilleurs guides, ainsi que pour le choix des moyens capables de calmer ou de dissiper les douleurs de l'âme.

Mais, comme nous le disions plus haut, lorsque les passions tristes ont eu une certaine durée, elles exercent sur la faculté fécondante de l'homme une influence funeste, que le médecin doit s'attacher à combattre. Parmi les agents que la médecine possède et que l'expérience a démontrés utiles en de pareilles circonstances, les plus efficaces sont fournis par les grenouilles, les limaçons et les tortues. On prépare avec la chair de ces animaux des bouillons qui n'ont rien de désagréable au goût, et on en prend deux ou trois tasses par jour. Voici dans quelles proportions nous faisons ordinairement faire ces préparations.

Bouillon de limaçons.

Chair de limaçons.	125 grammes.
Eau.	1000 grammes.
Capillaire du Canada.	8 grammes.

Les bouillons de tortues et de grenouilles se font dans les mêmes proportions et se prennent aux mêmes doses.

Une préparation non moins efficace et que nous préférons pour les individus dont la constitution a été ravagée par de longs chagrins, est la gelée des mêmes espèces animales que l'on obtient en bouillie jusqu'à consistance de sirop. Nous ajoutons alors une quantité suffisante de sucre pulvérisé et nous laissons le tout sécher lentement. Cette gelée durcie se mange comme la pâte de jujube, de lichen, etc., c'est-à-dire qu'on en met dans la bouche un morceau que l'on dissout avec la salive.

Les Chinois, pour lesquels la stérilité est une honte et un grand nombre d'enfants un titre à la considération publique, emploient de préférence la salamandre et le crapaud. Ils dépouillent d'abord ces batraciens de leur peau coriace et ne se servent guère que du train de derrière. Ils préparent avec cette partie soit des bouillons, soit des gelées, dont les livres chinois vantent les propriétés étonnantes. Ils obtiennent aussi, par la dessiccation lente de l'arrière-train de ces animaux, une poudre avec laquelle ils font des pilules qu'ils appellent tour à tour *l'honneur des familles* et les *soutiens du monde*.

Nous n'avons pu encore nous procurer directement ni de ces pilules, ni de cette poudre; mais nous avons obtenu par le même procédé de la poudre de crapaud et de salamandre, et, faut-il le dire, les résultats n'ont pas toujours répondu aux espérances que nous avaient fait concevoir les livres chinois; ces insuccès doivent sans doute être attribués à la différence qui existe entre les batraciens de l'Europe et les batraciens de l'Asie. Aussi avons-nous renoncé momentanément à leur emploi, que nous remplaçons avec avantage par les bouillons et les gelées de grenouilles, de limaçons ou de tortues.

Nous espérons que l'été de 1852 ne se passera pas sans que nous recevions enfin les véritables poudres et pilules chinoises.

Nous ne pouvons terminer le chapitre relatif à la stérilité chez l'homme, sans indiquer une cause de cette infirmité, passagère et relative, il est vrai, mais qui donne l'explication d'un fait que l'on observe souvent dans le monde. Nous voulons parler d'une trop grande ardeur dans les plaisirs de l'amour.

Combien ne voit-on pas de nouveaux ménages n'être sanctionnés par la fécondation qu'après une époque plus ou moins éloignée du mariage? Six mois, un an quelquefois, s'écoulent dans la stérilité la plus complète, et au bout de ce temps, tout à coup, sans aucun changement bien apparent, cet état cesse, et la jeune épouse reconnaît les premiers indices de la maternité.

C'est encore un effet de l'imagination.

Dans le monde de délices où elle est transportée, l'âme s'approprie pour ainsi dire toutes les fonctions organiques, et le système nerveux, obéissant à la puissance qui le domine, partage l'extase de celle-ci et laisse dans le trouble les fonctions qu'il est chargé de diriger.

Mais l'habitude émousse tout, même l'amour le plus ardent, et les désirs les plus impétueux s'éteignent dans les jouissances mêmes qu'ils ont le plus rêvées. Le poëte l'a dit :

L'amour (hélas! l'étrange et la fausse nature!)
Vit d'inanition et meurt de nourriture !

C'est en effet lorsque le délire des premières voluptés
s'est calmé et qu'il a fait place à une douce et tendre amitié,
que les caresses conjugales sont les plus fécondes.

Mais, ô jeunes époux qui nous lisez, ne tentez rien
pour dissiper ce délire; il ne s'évanouira que trop tôt,
hélas! D'ailleurs les moyens physiques que vous pourriez
appeler à votre aide ne feraient que tourmenter vos organes,
sans affaiblir les ardeurs de votre âme; quant aux expédients moraux, fuyez cette triste ressource, car votre
amour pourrait se changer en haine et votre cœur se remplir de dégoût. Un jour un jeune époux, voulant calmer
des désirs insatiables et une ivresse peu compatible avec
la couche conjugale, eut la folle idée de découvrir et même
au besoin de supposer des défauts à sa femme. Une fois
lancé sur cette pente fatale, il lui fut impossible de s'arrêter; chaque pas qu'il faisait dans cette voie étrange était
marqué par la perte d'une illusion, et chaque illusion
tombée était infailliblement suivie d'un nouveau désen-
chantement. Bientôt non-seulement tout prestige avait
disparu, mais encore la réalité, travestie par une imagination malade, entraîna le malheureux époux dans un abîme
sans fond de haine et de dégoût. Les désirs des premiers
jours firent place à une répugnance invincible, et les organes génitaux, d'abord trop excitables, finirent eux-
mêmes par tomber dans une prostration invincible.

Le remède, comme on voit, était cent fois pire que le mal.

Nous vous le répétons, jeunes époux, jouissez sans remords de votre première ivresse; trop tôt, hélas! elle se
dissipera d'elle-même, et votre couche, remplie jusqu'alors
de délices et de voluptés, deviendra féconde sous des caresses moins délirantes, il est vrai, mais auxquelles un
doux abandon et une tendre amitié réservent plus de
charmes.

CHAPITRE ONZIÈME.

STÉRILITÉ CHEZ LA FEMME.

Ainsi que nous l'avons fait dans le chapitre précédent, il est indispensable, afin de se rendre un compte exact des causes de la stérilité chez la femme, d'établir avant toute chose le rôle que joue celle-ci dans le grand acte de la fécondation. Nous n'irons pas au delà du mécanisme par lequel s'opère la transmission du sperme des organes de l'homme dans ceux de la femme ; nous n'avons pas la prétention de vouloir sonder le mystère de la génération. Déjà dans le cadre étroit que nous nous traçons bien des difficultés surgissent, bien des problèmes attendent encore une solution ; cependant quelques notions certaines sont acquises à la science, des faits nombreux et récents ont porté la lumière sur quelques parties encore obscures, et, en nous appuyant sur les uns et les autres, nous espérons jeter quelques clartés sur un sujet jusqu'à présent laissé dans l'ombre.

De la fécondation chez la femme.

Nous avons dit dans la partie anatomique de cet ouvrage [1] que la matrice, organe principal de la gestation, s'ouvrait dans le vagin par une extrémité allongée, arrondie à sa base, appelée *museau de tanche*, et percée d'une ouverture servant à mettre en communication le vagin et

[1] Voir la page 34.

l'intérieur de l'utérus; nous avons dit aussi qu'aux parties latérales et supérieures de la matrice était de chaque côté une ouverture excessivement étroite, début d'un canal non moins étroit, creusé dans un organe nommé *trompe de Fallope*; que cette trompe, flottante dans le bas-ventre, était terminée par des dentelures qui, dans l'acte de la fécondation, s'appliquaient sur les ovaires, appendus de chaque côté de la matrice.

Si on a bien saisi les rapports existants entre ces divers organes, on comprendra sans peine le mécanisme de la fécondation, c'est-à-dire la marche que doit suivre le sperme pour arriver jusqu'aux ovaires.

La liqueur séminale, lancée avec une certaine force par les organes génitaux de l'homme contre le museau de tanche, pénètre dans l'intérieur de la matrice par l'ouverture que nous avons dit exister sur l'extrémité arrondie qui termine le col de l'utérus. Comment ce passage s'opère-t-il? est-ce par un effet organique ou par un effet purement physique? Nul ne le sait. L'action est tellement rapide que la nature ne peut être prise sur le fait; le résultat seul est connu, une portion imperceptible de sperme arrive dans l'intérieur de l'utérus en passant par l'ouverture du museau de tanche.

Cette portion de sperme atteint l'ouverture des trompes de Fallope, parcourt celles-ci, qui, sous son influence, viennent embrasser l'ovaire, lequel reçoit à son tour l'imprégnation de la liqueur fécondante.

Tous les mouvements exécutés dans cette marche admirable du fluide séminal sont des problèmes dont la solution est encore à donner. Comment le sperme parvient-il de la partie inférieure de la matrice jusqu'aux trompes de Fallope? comment chemine-t-il dans ce canal étroit? par quelle puissance surnaturelle ces trompes vont-elles précisément se poser sur les ovaires? enfin, par quelle magie un ovule se détache, monte dans la trompe, tombe dans l'utérus et se transforme en un être exactement semblable au père ou à la mère? Voilà tout autant de mystères pour l'explication desquels bien des hypothèses ont été faites, bien des théories ont été émises, bien des arguments ont été dépensés; mais rien jusqu'aujourd'hui n'a pu déchirer le moindre petit coin du voile sous lequel la nature cache ses secrets. Nous n'ajouterons pas ici de nouvelles suppositions à toutes celles qui ont été faites, car ce que nous savons du mécanisme de la fécondation suffit au sujet qui nous occupe. Évidemment la femme, dans l'acte de la génération, remplit en quelque sorte un rôle passif; tout se réduit chez elle à prêter ses organes; elle n'a pas, comme l'homme, à sécréter et à préparer de longue main un liquide particulier, et à faire subir à ses organes un changement d'état; elle n'a besoin, pour accomplir sa mission, ni des rêves de l'imagination ni des excitants de la sensualité; de plus, la volupté qui chez l'homme accompagne toujours l'émission du sperme, est, pour ainsi dire, indépendante de la fécondation chez la femme, si l'on a égard à la position du clitoris loin des parties essentielles à la génération : c'est que l'un avait besoin pour entrer en activité d'un incitateur puissant, tandis que l'autre pouvait même se passer de tout mobile, car sa volonté reste étrangère à l'acte de la fécondation. Aussi, toutes choses égales d'ailleurs, on compte un bien plus grand nombre de femmes froides que d'hommes impuissants. En ce qui regarde la stérilité, la proportion est à peu près la même dans les deux sexes, car les organes génitaux de la femme sont tout à la fois très-compliqués et soumis à de nombreuses altérations.

Ces altérations constituent autant de causes de stérilité chez la femme; nous les partagerons, eu égard aux organes qu'elles affectent, en :

1° Vices de conformation de la matrice,

2° Maladies de la matrice,

3° Vices de conformation des trompes,

4° Maladies des trompes,

5° Vices de conformation des ovaires.

6° Maladies des ovaires.

Enfin, il est un état spécial affectant soit l'économie tout entière, soit les organes génitaux seuls, qui, ainsi que nous l'avons vu pour l'homme, jette la perturbation et le trouble dans les fonctions génératrices. Cet état constitue une septième cause de stérilité chez la femme, et formera par conséquent le sujet du septième paragraphe de ce chapitre.

1° VICES DE CONFORMATION DE LA MATRICE.

Des auteurs excessivement recommandables, tels que Colombus, Theden, Richerand, Lamettrie, Baudelocque, etc., ont rapporté des faits d'absence complète de l'utérus. Sans révoquer en doute la vérité de ces observations, il faut reconnaître que cette anomalie est excessivement rare et qu'elle n'a plus été constatée, depuis que les études anatomiques ont fait des progrès.

Mais il n'en est pas ainsi de la petitesse de cet organe; ce vice de conformation est assez fréquent, et, quand il est poussé un peu loin, les résultats sont les mêmes que si la matrice manquait tout à fait. En disséquant un jour dans les pavillons de Clamart, nous avons rencontré sur une femme de vingt-cinq ans un utérus gros tout au plus comme une noisette; le fond du vagin était imperforé, de sorte qu'il était impossible de toucher avec le doigt le museau de tanche. Cette imperforation du fond du vagin se lie presque toujours avec la petitesse de l'utérus, et l'on a ainsi une double cause de stérilité. La médecine est impuissante à réparer ces singulières anomalies, et la femme qui en est atteinte doit pour toujours se condamner à la solitude et au célibat.

L'ouverture qui se trouve au museau de tanche et qui fait communiquer le vagin avec l'intérieur de la matrice peut être naturellement oblitérée. A notre sens quelques auteurs ont admis une trop grande fréquence de ce vice de conformation. L'erreur en cette matière est excessivement facile; les déviations de l'utérus, qui sont loin d'être rares, ainsi que nous le dirons tout à l'heure, portent le museau de tanche tantôt en avant et plus souvent en arrière, de sorte que lorsqu'on explore ces parties sans songer à ces déviations, on touche une paroi du col, et on déclare que le col est imperforé. Nous avons souvent découvert l'ouverture de la matrice chez des femmes dont le col avait été noté comme oblitéré par des médecins trop légers, en allant la chercher tantôt en avant, tantôt en arrière, et quelquefois même sur les côtés. Nous ne nions pas la possibilité de cette imperforation naturelle, car il existe des faits bien authentiques de premières règles retenues dans la matrice par suite d'un obstacle insurmontable dans le col; mais nous croyons que ce vice de conformation est plus rare qu'on ne pense. Il n'en est pas de même de l'oblitération accidentelle; celle-ci est assez fréquente, et nous dirons plus loin à son occasion les ressources que possède la médecine, pour détruire cette oblitération soit naturelle, soit accidentelle.

Déplacements de la matrice.

Les déplacements de la matrice peuvent être rapportés à trois catégories :

1° Déplacements de la totalité de l'organe,

2° Déplacements par rapport à l'axe vertical ou grand axe de l'utérus,

3° Déplacement des différentes parties de l'organe par rapport aux autres.

Nous avons déjà examiné les déplacements de la totalité de la matrice sous les noms de *prolapsus*, *abaissement* et *chute* [1]; nous n'y reviendrons pas ici.

Les déplacements de la troisième catégorie constituent une maladie tellement grave et si rapidement mortelle qu'on ne peut les considérer comme une cause de stérilité; d'ailleurs ces déplacements se produisent toujours à la suite d'un accouchement, et rentrent dans le domaine de la médecine générale ; ils ne doivent ni ne peuvent donc trouver place dans cet ouvrage.

Mais il en est tout différemment des déplacements de la seconde catégorie ; non-seulement quelques-uns de ces déplacements sont des causes de stérilité, mais encore sont compatibles avec une santé parfaite ; il importe donc de les exposer et de les faire connaître avec soin.

Les déplacements de l'utérus par rapport à son grand axe affectent quatre directions différentes : tantôt le corps de l'organe se porte en avant, tantôt il s'incline en arrière, tantôt enfin sur les côtés, à droite ou à gauche. Dans le premier cas on dit qu'il y a *antéversion*, dans le second *rétroversion*, et dans les deux autres *obliquités latérales* à droite ou à gauche. Dans ces états divers, la position du col est toujours opposée à celle du corps de l'utérus; si celui-ci est penché en avant, le col sera porté en arrière, tandis qu'il sera déjeté en avant s'il y a rétroversion. Quand ce déplacement utérin est peu prononcé, la fécondité de la femme n'a pas sensiblement à en souffrir; mais lorsqu'il devient un peu considérable il produit fatalement la stérilité, en présentant au sperme éjaculé non plus le museau de tanche, par l'ouverture duquel la liqueur séminale s'introduit dans l'intérieur de la matrice, mais bien

[1] Voir les pages 249 et suivantes.

une paroi du col sur laquelle l'éjaculation s'amortit et le sperme glisse pour retomber dans le vagin.

De tous les déplacements de la matrice, la rétroversion est celui qui présente le plus de dangers pour la santé de la femme ; par suite de la pression qu'éprouvent tout à la fois la vessie et la dernière portion de l'intestin, la sortie des urines et des matières fécales est arrêtée, et les accidents les plus funestes peuvent résulter de cette double rétention. La gravité de la rétroversion augmente encore si ce déplacement se produit pendant la grossesse.

Cet état nécessite des manœuvres chirurgicales que nous ne pouvons exposer ici ; d'ailleurs il se présente rarement et n'est jamais un vice de conformation.

L'antéversion au contraire est assez commune, surtout pendant la grossesse et après l'accouchement. Il n'y a pas longtemps, nous l'avons constatée chez une jeune femme qui, après un premier accouchement, ne pouvait plus devenir enceinte, bien qu'aucune condition apparente de fécondité n'eût été changée. Nous dirons tout à l'heure par quel moyen nous lui rendîmes la faculté génératrice. Dugès et madame Boivin rapportent dans leur ouvrage une observation à peu près semblable à celle que nous avons notée; seulement la femme qui leur offrit cette cause de stérilité, après un premier accouchement, avait changé de mari, de telle sorte que l'on ne pourrait positivement assurer si l'infécondité était relative ou avait pour cause l'antéversion. Dans notre observation, au contraire, le doute sur les motifs de la stérilité ne saurait être admis, car le déplacement de la matrice était le seul changement survenu dans les conditions antérieures de la femme.

L'antéversion peut être un accident de naissance, mais le plus ordinairement elle suit la grossesse, ou est produite par la tuméfaction de la lèvre antérieure du museau de tanche, qui, dans ce cas, fait basculer le corps de la matrice.

Quand le déplacement n'est pas très-prononcé, la malade éprouve de fréquentes envies d'uriner et d'aller à la garderobe; quand, au contraire, l'accident est considérable, il existe de la constipation et de la rétention d'urine.

Le moyen le plus sûr de reconnaître l'antéversion est le toucher, soit par le vagin, soit par le rectum.

Aux pessaires que les auteurs recommandent pour s'opposer à cette infirmité, nous préférons le moyen suivant, qui nous a complétement réussi dans le cas que nous rapportions plus haut. Nous préparons et nous ployons en demi-cercle un morceau d'éponge que nous introduisons derrière le col de la matrice, entre ce col et le vagin. Bientôt l'humidité naturelle de la cavité vaginale fait gonfler l'éponge, et celle-ci repousse alors le col en avant de manière à lui rendre à peu près sa position normale. Ce moyen fort simple permet tout à la fois le coït et la fécondation, et souvent l'antéversion disparaît complétement par le fait de la grossesse.

Les obliquités latérales sont presque toujours des vices de conformation; elles accompagnent une déviation du bassin ou sont le résultat de la diminution d'un des deux ligaments qui soutiennent la matrice. Il est peu de moyens pour obvier à ces infirmités; heureusement elles sont peu fréquentes et rarement assez étendues pour s'opposer à la fécondation. Dans les cas où ces obliquités sont assez prononcées pour être une cause de stérilité, il est fort heureux qu'une grossesse ne puisse pas se produire, car elle ne serait pas sans danger pour la vie de la femme.

2° MALADIES DE LA MATRICE.

Les maladies de l'utérus sont de deux sortes : 1° celles qui sont caractérisées par la présence, dans l'intérieur de la matrice, soit de corps étrangers, soit de productions anormales ; 2° celles qui affectent le tissu propre de l'organe.

Les cas dans lesquels des corps étrangers se trouvent dans l'utérus sont assez rares ; ces corps sont ordinairement des détritus d'enfants, de placenta, que l'on appelle *môles* ; quelques auteurs, anciens il est vrai, ont prétendu y avoir rencontré de véritables calculs, c'est-à-dire des pierres lentement formées et développées dans cette place. Ces observations n'ont point été confirmées par les recherches anatomiques des modernes, et il est probable que ce que l'on a pris pour des concrétions pierreuses n'était autre chose que des polypes ou des tumeurs fibreuses passés à l'état osseux.

Quant aux productions anormales, telles que polypes et corps fibreux, qui naissent dans l'intérieur de la matrice, nous en avons parlé longuement dans un paragraphe spécial [1], auquel nous renvoyons le lecteur.

Il nous reste donc à examiner les maladies qui affectent le tissu propre de l'organe.

Inflammation de la matrice.

L'inflammation de la matrice que l'on appelle *métrite,* peut se présenter à l'état aigu ou à l'état chronique ; dans les deux cas elle est souvent un obstacle insurmontable à la fécondation.

Métrite aiguë. — La métrite, surtout la métrite aiguë, affecte les femmes principalement pendant la période de la menstruation, c'est-à-dire pendant le temps où elles sont aptes à être fécondées. Elle est excessivement rare avant l'établissement des règles et après l'âge critique. L'écoulement dont quelques enfants sont atteints et que l'on appelle *leucorrhée,* ne reconnaît pas la métrite pour

[1] Voir les pages 254 et suivantes.

cause, mais tient plutôt à une augmentation de sécrétion de la muqueuse du vagin ou de la matrice.

Les femmes d'une constitution molle, lymphatique, scrofuleuse, sont très-disposées à la métrite, qui s'accompagne de pertes blanches ; souvent même cette prédisposition suffit pour produire la maladie, ainsi que les saisons et les climats froids et humides. Les autres causes de l'inflammation de l'utérus sont les brusques changements de température, les aliments malsains, insuffisants ou trop aqueux, la disparition trop rapide de certaines maladies de la peau, du rhumatisme, de la goutte, et la suppression brusque des menstrues, surtout lorsque ce flux ne fait que commencer, et qu'il coule d'ordinaire avec abondance. Nous ne parlons pas de l'avortement déterminé par des moyens coupables, et qui occasionne presque toujours une métrite dont les symptômes sont tout différents de ceux qui caractérisent l'inflammation de l'utérus, dans le cours de certains accouchements naturels.

On a souvent accusé le coït immodéré de produire la métrite par les chocs directs que la verge fait subir à la matrice ; cela est possible. Mais si l'on considère combien les courtisanes sont rarement atteintes de cette affection, on sera forcé de reconnaître que l'on a donné une trop grande importance à cette cause, dont le rôle est ici tout à fait secondaire.

Une circonstance bien plus réelle est la syphilis, qui, avec l'inflammation, détermine à l'utérus des phénomènes spéciaux dont la description ne peut trouver place ici.

Dans beaucoup de cas, surtout quand l'inflammation n'est pas très-intense, la maladie s'annonce seulement par des pertes blanches et une douleur légère ; mais quand l'inflammation est plus aiguë, une douleur poignante se fait sentir au bas du ventre, aux aines, et une cuisson assez vive accompagne l'émission des urines. Nous donnons actuellement des soins à une jeune femme de chambre atteinte de métrite, dont les glandes des aines se sont engorgées et sont devenues excessivement douloureuses. C'est la seconde fois que nous observons de pareils symptômes, qui n'ont rien d'ailleurs que de très-rationnel, mais qui n'accompagnent ordinairement que la métrite syphilitique.

Aux phénomènes que nous venons d'indiquer, on reconnaîtra facilement la maladie qui nous occupe ; cependant, si quelques doutes restaient encore, on pourrait avoir recours au toucher par le vagin ; alors on sentirait un boursouflement et une chaleur anormale du col ; la matrice paraîtrait plus lourde, et la malade accuserait une douleur qui s'exaspère quand on presse sur le museau de tanche.

La métrite n'a rien de grave pour la santé générale de la femme, mais elle est souvent, comme nous le disions plus haut, une cause de stérilité.

Elle peut amener ce résultat de deux manières : directement ou secondairement ; directement, en troublant les fonctions ou plutôt en altérant les propriétés de la matrice; et secondairement, en donnant naissance à des accidents qui seuls déterminent la stérilité, comme l'oblitération, par exemple, de l'ouverture du museau de tanche, des trompes, etc., etc.

Dans le premier cas, il suffit de guérir la métrite pour rendre à la femme la fécondité ; dans le second, il faut non-seulement arriver à ce premier résultat, mais encore détruire les accidents qui en ont été la suite. Tout à l'heure, en nous arrêtant à chacun d'eux, nous dirons les ressources que la médecine possède pour les combattre ; mais ici nous devons simplement achever ce qui a rapport à la métrite elle-même, c'est-à-dire à son traitement.

Avant toutes choses, il faut que la malade garde un repos absolu, non-seulement de l'organe souffrant, mais encore de tout le corps. Cette double condition est d'une indispensable nécessité, et sans elle tous les autres moyens sont illusoires.

Ces moyens, quand l'inflammation est intense, sont la saignée et les sangsues à la partie supérieure des cuisses ou à la vulve, des cataplasmes émollients sur le ventre et la diète. Quand l'inflammation commence à baisser, on met la malade dans un bain entier ou de siége, et on lui ordonne des injections adoucissantes ; enfin, quand l'inflammation touche à son terme, on remplace les injections émollientes par des injections légèrement toniques ou astringentes.

Malgré ces moyens et malgré tous les soins que l'on a mis à la combattre méthodiquement, la métrite aiguë ne guérit pas quelquefois d'une manière complète et passe à l'état chronique.

Métrite chronique. — La métrite chronique est une maladie excessivement commune ; elle reconnaît pour causes non-seulement toutes celles de la métrite aiguë, mais encore cette dernière affection et plusieurs circonstances qui n'agissent que par une action peu énergique, il est vrai, mais souvent répétée ou constante, comme les abus du coït, la présence d'un pessaire dans le vagin, etc., etc.

Les symptômes sont ceux de la métrite aiguë, mais avec une moindre intensité ; cependant l'écoulement ou pertes blanches sont quelquefois tellement abondantes que la plupart des organes contenus dans le ventre participent plus ou moins au trouble des fonctions de l'utérus ; l'estomac est habituellement celui qui s'affecte le premier : les digestions deviennent difficiles et souvent même pénibles, certains aliments en particulier sont plus rebelles que d'autres, quelques-uns inspirent du dégoût ; assez fréquemment il existe de la constipation.

La métrite chronique, eu égard à la durée de la vie, est

une affection très-légère; mais si l'on considère les incommodités qu'elle entraîne et les ennuis dont elle s'accompagne, c'est une maladie d'autant plus fâcheuse qu'elle est très-lente à guérir, non parce que la médecine manque de ressources, mais parce que les malades fônt facilement des écarts de régime ou de coït.

Le régime qui, avec l'abstinence conjugale, constitue la base du traitement de la métrite chronique devra être approprié au tempérament de la malade. Ce serait s'exposer à aggraver le mal, si l'on ordonnait le lait, les viandes blanches, les légumes, etc., aux femmes lymphatiques; aux tempéraments mous et lâches, on prescrira les toniques et une alimentation réconfortante; aux tempéraments sanguins et robustes, au contraire, on administrera les émollients et une nourriture rafraîchissante.

A ces moyens tirés de l'hygiène, on ajoutera les soins médicaux qui varieront avec les phénomènes que présentera la maladie. S'il existe de la douleur, on aura recours aux bains, aux injections émollientes; si, au contraire, la chronicité est bien franche, c'est-à-dire si les pertes blanches ne s'accompagnent d'aucune douleur, on emploiera de préférence les injections toniques et astringentes, soit avec des eaux minérales, naturelles ou artificielles, soit avec des solutions ou des décoctions végétales, telles que les solutions de tannin, de quinquina, de feuilles de noyer, d'alun, les eaux de Baréges, etc. Depuis longtemps nous nous sommes convaincu que ces injections amenaient un résultat plus promptement favorable, quand à leur action médicamenteuse on ajoutait l'action mécanique de la douche.

Voici de quelle manière nous procédons ordinairement:

La femme étant couchée, le siége relevé par un coussin et les cuisses écartées, nous introduisons le spéculum dans le vagin, jusqu'à ce que le col de la matrice vienne faire saillie à l'ouverture supérieure de l'instrument. La femme maintient elle-même le spéculum dans cette position; nous prenons alors une seringue, armée d'une canule droite ordinaire et remplie du liquide qui doit être injecté; nous dirigeons le bout de la canule vers le col de la matrice à la distance d'un ou deux pouces environ, et alors nous poussons vivement le piston de manière à ce que le liquide aille directement frapper le museau de tanche. Le contenu d'une seringue ordinaire nous sert à donner ainsi trois ou quatre douches, dans l'intervalle desquelles nous vidons le liquide amassé dans le spéculum, en inclinant légèrement celui-ci vers le sol.

Quand ces moyens sont restés insuffisants, nous envoyons les malades aux bains d'eau minérale naturelle, et nous leur conseillons de préférence les eaux d'Enghien, de Plombières, de Vichy, de Baréges, etc., auxquelles il est rare que la maladie résiste.

Pour terminer ce qui a rapport à l'inflammation de la matrice, nous devons signaler les accidents capables de produire la stérilité, qui viennent à la suite de la métrite. Parmi ces accidents nous signalerons la dégénérescence de l'utérus, l'occlusion des trompes de Fallope, les pertes blanches et l'occlusion de l'ouverture du museau de tanche.

La dégénérescence de l'utérus ou le cancer ne peut évidemment rentrer dans le cadre de cet ouvrage; la femme atteinte de cette affection se livre peu au coït, et il suffit, afin de ne rien laisser dans l'ombre, de la noter seulement comme cause de stérilité, sans nous y arrêter davantage.

L'occlusion des trompes de Fallope constitue une maladie si peu connue que nous renvoyons son appréciation au paragraphe relatif aux vices de conformation de ces organes.

Les pertes blanches sont dans la majorité des cas produites par une métrite aiguë ou chronique; mais il est des circonstances où elles paraissent complétement indépendantes de cette affection; aussi, afin d'envisager ce sujet important sous toutes ses faces, nous renvoyons son examen à la fin de ce chapitre, alors que nous traiterons des modifications que subit l'utérus.

Reste donc l'occlusion de l'ouverture du museau de tanche. C'est par cet accident que nous terminerons le paragraphe relatif à l'inflammation de la matrice.

Oblitération du conduit vaginal de la matrice.

Nous avons dit, en parlant des vices de conformation de l'utérus, que l'oblitération naturelle de son orifice vaginal était rare, tandis qu'il était assez commun de rencontrer son oblitération accidentelle. C'est peut-être une des causes les plus fréquentes de la stérilité chez la femme, et celle qui peut le plus facilement induire en erreur un superficiel observateur.

Le conduit inférieur de l'utérus qui fait communiquer l'intérieur de cet organe avec le vagin, traverse tout le col de la matrice et en a par conséquent toute l'étendue qui, ainsi qu'on le sait, varie avec chaque femme. Ce conduit peut être oblitéré dans des points divers de son parcours; si l'oblitération a son siége à l'ouverture vaginale, le regard ou le doigt exercé la constatent facilement; mais, si en laissant libre l'orifice vaginal, elle se trouve à l'orifice utérin, ou sur quelque point intermédiaire aux deux ouvertures, on est forcé, pour la reconnaître, de recourir à une espèce de cathétérisme.

C'est ce moyen fort simple que beaucoup de gens ignorent ou dédaignent de mettre en pratique, et cependant sans lui il est impossible de constater cet état anormal du col de l'utérus. Qu'on ne croie pas que la présence des règles soit un signe de l'état contraire ; jamais l'occlusion accidentelle n'est assez complète pour empêcher le passage du sang menstruel, qui fuse au travers des brides formées par le rétrécissement, tandis qu'elle s'oppose entièrement à la marche du sperme qui, s'il rencontre un obstacle, tombe dans le vagin et glisse de là au dehors.

Pour reconnaître si le conduit utérin est oblitéré dans quelque point de son étendue, nous introduisons, avec toutes les précautions convenables, dans l'orifice vaginal, une petite sonde droite, que nous poussons doucement jusqu'à ce que nous soyons arrivé dans l'intérieur de la matrice, ce que l'on sent facilement en imprimant à la sonde quelques mouvements latéraux. Si la sonde rencontre un obstacle, nous en déterminons la largeur et la hauteur à laquelle il est situé ; en un mot, ce cathétérisme nous procure une foule de renseignements de la plus haute importance.

Quand on est bien fixé sur toutes les circonstances de l'oblitération, la conduite à tenir est toujours facile à déterminer. Quand l'oblitération a une certaine étendue et qu'il serait dangereux de la détruire tout d'un coup, nous taillons un morceau d'éponge en forme de cône, et nous l'introduisons par son extrémité effilée dans l'orifice vaginal, en le poussant le plus haut possible. Bientôt l'éponge augmente de volume et fait ainsi subir au conduit une dilatation graduelle ; le lendemain, nous remplaçons ce premier cône par un second plus grand, et ainsi de suite jusqu'à ce que le canal soit complétement et partout dilaté. Quand, au contraire, l'oblitération est peu étendue et qu'on n'a pas à craindre des accidents inflammatoires, nous prenons un bâton de nitrate d'argent (pierre infernale) que nous recouvrons au préalable d'une couche de cérat, et nous le plongeons rapidement dans le conduit utérin afin qu'il brise l'obstacle et le cautérise tout à la fois. Nous ne comptons plus aujourd'hui le nombre des femmes auxquelles nous avons ainsi rendu la faculté génératrice, et le moyen que nous employons est si simple et si inoffensif qu'il pourrait facilement passer pour miraculeux.

Dans quelques cas, l'oblitération dont nous parlons est produite par la simple juxtaposition des parois du conduit, juxtaposition déterminée elle-même par le gonflement ou l'engorgement du col de l'utérus. Dans de pareilles circonstances, le traitement que nous venons d'indiquer serait des plus funestes ; il faut s'attacher à combattre l'engorgement du col, et avec lui disparaîtra l'oblitération. Cet engorgement étant toujours le résultat d'une métrite chronique, c'est au traitement de celle-ci qu'il faudra avoir recours. Si on se rappelle ce que nous avons dit des eaux minérales naturelles, on s'expliquera ces exemples fréquents de femmes stériles qui reviennent enceintes après une saison de bains.

Nous ne parlerons pas des autres maladies de la matrice, telles que plaies, déchirure, gangrène, etc., parce que ces affections essentiellement accidentelles mettent la femme qui en est atteinte dans une position telle que la pensée du coït n'est même pas possible.

3° et 4° VICES DE CONFORMATION ET MALADIES DES TROMPES DE FALLOPE.

Les trompes de Fallope sont, ainsi que nous l'avons dit ailleurs, des conduits tortueux qui naissent des parties supérieures et latérales du fond de la matrice. Ces conduits sont d'abord fort étroits, et souvent même leur ouverture utérine ne peut être aperçue qu'à la loupe ; mais ils s'élargissent à mesure qu'ils s'éloignent de la matrice en se portant sur les côtés, se rétrécissent de nouveau vers leur extrémité inférieure, qui s'évase en forme d'entonnoir pour former ce qu'on appelle le pavillon de la trompe. La

longueur des trompes est d'environ sept à huit travers de
doigt, et leur structure est absolument la même que celle
de la matrice.

Les fonctions des trompes de Fallope sont analogues à
celles que remplit chez l'homme le conduit déférent : ces
organes servent de canal de transmission, d'une part, à
la liqueur fécondante du mâle; d'autre part, au produit
fécondé qui, de l'ovaire, doit être porté dans la matrice.

Les vices de conformation et les maladies des trompes
sont peu connus, et il est très-difficile sinon impossible de
les reconnaître sur une personne vivante. L'oblitération
naturelle et accidentelle de ces conduits a été constatée
sur le cadavre. On comprend que c'est là une cause absolue de stérilité. De plus, le pavillon de la trompe ayant
pour usage d'embrasser l'ovaire et de s'appliquer sur le
point d'où se détache le germe, il s'ensuit que toute
adhérence de l'ovaire ou de la trompe qui s'oppose à ce
jeu des organes est encore une cause de stérilité. Mais,
nous le répétons, les trompes sont trop profondément
situées dans le ventre de la femme et n'y ont pas assez
de fixité, pour qu'il soit possible de s'assurer de leur état
maladif.

Cependant, pressées par une tumeur développée dans
le bassin, elles peuvent être empêchées de remplir leurs
fonctions. Ici la cause de la stérilité peut être non-seulement reconnue, mais encore guérissable; dans les circonstances au contraire dont nous avons parlé tout à l'heure,
la médecine est impuissante et complétement désarmée.

5° et 6° VICES DE CONFORMATION ET MALADIES DES OVAIRES.

Nous répétons à l'occasion des ovaires ce que nous
venons de dire pour les trompes de Fallope : on connaît
peu leurs vices de conformation et leurs maladies.

Les vices de conformation consistent surtout dans la

position anormale de ces organes, position qui les met hors de la portée des trompes. Il est impossible de constater sur le vivant cet état, qui, lorsqu'il affecte les deux ovaires à la fois, est une cause absolue de stérilité.

Des déplacements de l'ovaire peuvent avoir lieu accidentellement. Une fois nous avons rencontré un de ces organes dans une hernie inguinale; ces cas ne sont pas très-rares, et on en trouve quelques exemples dans la science.

Il arrive aussi quelquefois que les ovaires contractent des adhérences qui les retiennent d'une manière permanente dans une position vicieuse.

Ces états divers se dérobent en même temps au regard du médecin et à l'action de moyens curatifs.

Cependant, quand ce sont les ovules eux-mêmes qui sont atteints, quand ils manquent naturellement ou qu'ils s'atrophient, il est un signe à peu près certain qui dénote ces états divers, c'est l'absence des règles. Il existe entre l'écoulement menstruel et la disposition normale des ovules des rapports tellement intimes que la non-apparition des menstrues, ne pouvant être rattachée à une des causes que nous allons signaler dans le paragraphe suivant, dénote à coup sûr un dérangement dans les ovules. Cela est si vrai que la femme non réglée est stérile, parce que la fécondation ne peut avoir lieu sans l'intégrité de l'ovule, seule partie fécondable.

Il est encore des maladies des ovaires qui sont accessibles à notre investigation et à nos modes de traitement. Sans parler de l'inflammation de ces organes, qui se lie presque toujours à la métrite et qui exige la même médication, nous signalerons les tumeurs diverses qui se développent dans leur intérieur. Ces tumeurs sont presque toujours une cause de stérilité. Leur histoire rentre trop exclusivement dans le domaine de la chirurgie, et leur guérison exige trop impérieusement l'intervention d'un homme de l'art, pour que nous croyions utile de nous arrêter davantage à ces sortes de maladies.

7° TROUBLES DES FONCTIONS GÉNÉRATRICES.

Toutes les causes de stérilité chez la femme, que nous avons déjà examinées dans ce chapitre, siégent sur les organes génitaux d'une manière appréciable soit pendant la vie, soit après la mort. Celles qu'il nous reste à exposer ne laissent sur les organes aucune trace matérielle, mais troublent plus ou moins profondément les fonctions génératrices; tandis que les premières sont matérielles et organiques, les autres sont vitales ou nerveuses.

Cependant quelques-unes des affections que nous allons passer en revue, tiennent dans quelques circonstances à des lésions organiques, comme par exemple les troubles de la menstruation, les pertes blanches, etc.; et si nous avons réservé leur histoire pour ce paragraphe, c'est que nous n'avons pas voulu la scinder, afin qu'on embrassât dans un seul coup d'œil le cadre entier des maladies qui non-seulement frappent les femmes de stérilité, mais encore qui empoisonnent toute leur existence.

Dans cette catégorie viennent se ranger les troubles de la menstruation, les pertes blanches, les maladies nerveuses de l'utérus.

A. — MENSTRUATION.

L'aptitude à la fécondation est marquée chez la femme par un écoulement sanguin qui se fait aux organes génitaux régulièrement tous les mois, et que pour ces motifs on appelle *règles* ou *menstrues*. L'étude de la menstruation est très-importante au point de vue qui nous occupe, car l'absence des règles, si elle n'est pas une cause de stérilité, en est du moins un des signes les plus certains.

La première apparition des règles varie suivant plusieurs circonstances : les climats paraissent avoir une influence marquée sur cette fonction, et tout le monde sait que dans les pays chauds les jeunes filles sont bien plus tôt pubères que dans les pays froids. Si nous considérons seulement les diverses températures de l'Europe, nous trouvons, d'après des statistiques dressées dans différentes villes, les résultats suivants : à Paris, les premières menstruations ont lieu en moyenne de quatorze à quinze ans, à Marseille, à Manchester, à Gœttingue, en Norvége, elles paraissent à quinze ans, et à Lyon et à Varsovie, à seize ans. En Laponie, selon M. Wretholm, les femmes ne seraient réglées qu'à dix-huit ans lorsqu'elles restent dans les montagnes ; elles le seraient deux ou trois ans plus tôt, quand elles se fixent à proximité des côtes ou en Suède.

La moyenne que nous venons d'établir souffre des exceptions, tant sous le rapport des menstruations tardives que sous celui des menstruations précoces. La science renferme à ce sujet des faits bien extraordinaires. Pecklin cite l'observation d'une femme mariée, fort bien portante, âgée de quarante ans, qui n'avait jamais été réglée. Dès les premières nuits d'un second mariage les règles apparurent et continuèrent régulièrement pendant deux ans, au bout desquels elle devint enceinte. Des cas de menstruation précoce sont aussi singuliers que celui que nous venons de rapporter. M. Susevind a vu une fille de dix-sept mois qui était réglée depuis l'âge d'un an ; D'Outrepont cite une fille qui, à l'âge de deux semaines, avait quatre dents, et fut régulièrement menstruée dès neuf mois ; Carus a observé une femme qui fut réglée à deux ans, devint enceinte à huit, et mourut dans un âge avancé. Dans tous ces cas les autres signes de la puberté existaient, c'est-à-dire que les seins étaient très-développés ainsi que le mont de Vénus.

Après l'influence des climats sur la première apparition des règles, on a observé que cette fonction s'établit un peu plus tôt dans les villes, à Paris surtout, que dans les campagnes; dans les classes riches que chez les pauvres. Le tempérament joue également ici un rôle important, et l'on peut dire d'une manière générale que les femmes sanguines sont les premières réglées, puis les lymphatico-sanguines, les lymphatico-nerveuses, et en dernier lieu les lymphatiques. L'état de santé ou de maladie n'est pas aussi sans influence sur les menstrues, ainsi que les flueurs blanches, qui en retardent l'apparition.

La cessation définitive des règles n'est pas soumise à des lois plus exactes que leur première manifestation; cependant on peut dire qu'elle arrive ordinairement de la quarantième à la cinquantième année, plus tôt ou plus tard, selon que la première apparition a été précoce ou tardive. Désormeaux cite une femme qui cessa de voir à vingt-trois ans, et nous connaissons nous-même une femme de soixante-cinq ans qui est encore parfaitement réglée.

L'écoulement menstruel n'a pas un type de périodicité toujours égal. Suivant quelques observateurs, la période serait en moyenne de vingt-huit jours; selon d'autres elle serait de trente jours. Quoi qu'il en soit, il n'y a aucune liaison entre l'apparition des règles et le cours de la lune, car rien n'autorise à dire que les femmes sont réglées à peu près à la même époque.

La durée de l'écoulement n'offre pas plus de régularité que les diverses circonstances que nous venons d'énumérer; d'après les statistiques, elle serait, dans l'ordre de fréquence, huit, trois, quatre, deux, cinq, six, dix, sept jours. On peut dire d'une manière générale que l'écoulement menstruel se prolonge plus longtemps chez les femmes des villes que chez les femmes de la campagne;

chez les femmes petites, délicates, nerveuses, que chez celles qui sont grandes, fortes, sanguines; chez les personnes qui mènent une vie sédentaire, molle, voluptueuse, que chez celles qui se livrent à des occupations actives, et dont les habitudes et les mœurs sont régulières.

Telles sont les considérations préliminaires qu'il nous a paru utile de faire connaître, avant de rechercher les causes des troubles qui surviennent dans la menstruation.

Ces troubles sont de plusieurs sortes; cependant on peut les ramener sous deux chefs principaux et n'en établir que deux classes : 1° troubles agissant sur la quantité et la qualité du sang menstruel, 2° troubles portant leur action sur le type de périodicité et sur la durée de l'écoulement.

Sous le premier chef se rangeront :

1° Absence et suppression de l'écoulement;

2° Augmentation de l'écoulement, ou hémorrhagie menstruelle;

3° Altération du liquide de l'écoulement.

Sous le second chef viendront se placer :

4° Menstruation déréglée;

5° Menstruation sans période.

C'est dans cet ordre que nous allons successivement examiner les troubles du flux menstruel capables d'entraîner la stérilité.

1° *Absence et suppression des menstrues.*

Absence des menstrues. — On peut dire d'une manière générale que les femmes non réglées sont infécondes. Cependant des exceptions se rencontrent quelquefois; mais, dans ces cas rares, la femme éprouve tous les phénomènes qui accompagnent d'ordinaire l'écoulement menstruel, tels que douleurs dans les reins, pesanteur au bas-ventre, etc., etc. Mais, nous le répétons, toute femme qui n'éprouvera aucun symptôme menstruel sera stérile, tant que la fonction dont nous parlons ne sera pas établie.

L'absence des règles ne paraît pas avoir une influence bien marquée sur le plaisir. Nous avons connu des femmes qui n'avaient jamais rien vu, qui n'éprouvaient aucun trouble qui pût faire soupçonner que les règles étaient latentes, pour ainsi dire, et qui avaient pour les voluptés amoureuses une ardeur peu commune : preuve bien manifeste que la stérilité et la frigidité sont deux phénomènes parfaitement distincts.

L'absence des règles peut tenir à plusieurs causes : à un vice de conformation de la matrice, à la constitution, au tempérament de la femme, à certaines maladies générales, ou à un état particulier de l'utérus et des ovaires.

Le seul vice de conformation de la matrice qui s'oppose à l'écoulement menstruel est l'imperforation inférieure de cet organe. Nous ne parlons pas de l'imperforation du vagin, qui nous a occupé dans l'article relatif à l'impuissance de la femme. L'imperforation de la matrice elle-même a été traitée dans un paragraphe précédent, et nous ne nous y arrêtons ici que pour parler d'une malade que nous soignons au moment où nous écrivons ces lignes. C'est une jeune femme de vingt ans, qui n'a jamais vu le sang menstruel, mais qui, tous les mois, éprouve dans le flanc gauche des douleurs intolérables qui se prolongent pendant plusieurs jours; en même temps le ventre se ballonne et l'on sent parfaitement bien une tumeur formée par l'utérus dilaté. Cette jeune femme, cuisinière de son état, nous consulta, il y a à peu près trois mois. Ayant refusé de se laisser visiter, nous ordonnâmes une application de sangsues aux grandes lèvres, qui devait se renouveler tous les mois, vingt-quatre heures avant l'apparition des douleurs. Pendant deux mois la malade n'éprouva pas ses douleurs, mais les règles ne parurent pas. Pensant que le traitement que j'avais ordonné était insuffisant et ne pouvait produire qu'un effet palliatif, elle entra à l'Hôtel-Dieu de Paris, où on lui appliqua vésicatoire sur vésicatoire au point doulou- reux. Cette médication n'eut aucun résultat, c'est-à-dire que les douleurs, calmées par les sangsues, reparurent, et que les règles ne s'établirent pas. Désespérée d'une posi- tion qui lui interdisait son état, elle revint nous voir et consentit enfin à se laisser visiter. Nous constatâmes une imperforation de l'utérus, ou, pour mieux dire, une sin- gulière occlusion de l'ouverture vaginale de la matrice. La femme étant debout, et, promenant notre doigt sur le mu- seau de tanche, nous sentîmes distinctement les deux lèvres de l'ouverture, mais au travers d'une légère mem- brane. En poursuivant notre examen, nous acquîmes la certitude que la membrane muqueuse qui tapisse l'inté- rieur du vagin, au lieu de s'arrêter au col de la matrice pour former le cul-de-sac que l'on connaît, se prolongeait sans interruption sur le museau de tanche. Ce vice de con- formation était étrange, et nous n'en connaissions point d'analogue dans la science. Nous le fîmes constater par quelques-uns de nos confrères, spécialement voués aux études anatomiques ou chirurgicales, et il fut convenu, d'accord avec la malade, qu'ils assisteraient à la petite opération que nous proposions de faire. Elle consistait à fendre la membrane obturatrice et à l'empêcher de se re- coller pendant la cicatrisation. L'opération a été pratiquée il y a cinq jours; une assez grande quantité de sang s'est écoulée par l'ouverture, et tout fait présager une réussite complète.

Nous avons rapporté cette observation en entier, comme complétant ce que nous avons dit plus haut touchant l'imperforation de la matrice. L'absence des règles due à cette cause, qui est un signe du travail menstruel de l'uté- rus, détermine toujours plus ou moins de douleur; par conséquent, lorsque ces douleurs existeront, il faudra toujours se mettre en garde contre un vice de conformation.

Une constitution mauvaise, délicate, cacochyme a été notée par les statisticiens comme une cause de retard de l'établissement des règles; dans quelques cas, elle peut même s'opposer à leur apparition, si elle n'est pas modifiée par les moyens que nous avons indiqués pages 58 et suivantes.

Il en est de même du tempérament : le lymphatique prédispose à l'absence des règles ; pour les établir, il suffit de modifier la cause qui les retient. On trouvera page 64 les moyens propres à amener cette modification.

Comme conséquences ordinaires d'une constitution faible et d'un tempérament lymphatique, ou lymphatico-nerveux, nous devons signaler certaines maladies qui ne sont pas sans portée sur l'écoulement menstruel; parmi elles, nous citerons en première ligne l'anémie et la chlorose ou pâles couleurs, pour l'examen desquelles nous renvoyons le lecteur aux pages 153 et suivantes.

Enfin, il est des états divers de la matrice elle-même qui peuvent s'opposer à l'établissement des menstrues; ces états sont caractérisés par la prédominance exclusive d'un système. Ainsi, la prédominance du système nerveux, celle du système sanguin, celle du système lymphatique, etc., arrivent au même résultat, la rétention des règles, par des procédés complétement différents. Les moyens propres à combattre ces divers états varient avec la cause qui leur donne naissance, et il suffit, on le comprend, de connaître la nature de cette cause pour savoir quelle devra être la médication à mettre en pratique.

Quant à la non-apparition des règles reconnaissant pour cause un vice de conformation ou une maladie des ovules, nous renvoyons le lecteur à ce que nous avons dit à ce sujet dans le paragraphe précédent, consacré aux affections des ovaires.

Suppression des menstrues. — Lorsque les règles sont établies, elles peuvent éprouver pendant le cours de leur durée des modifications diverses, dont une seule doit nous occuper ici : leur suspension ou leur suppression définitive.

La suspension des règles a lieu naturellement dans deux circonstances : pendant la grossesse et pendant l'allaitement. Des exceptions assez nombreuses contredisent cependant cette règle générale et expliquent la grossesse de certaines nourrices.

En dehors de ces deux conditions physiologiques, la suspension des règles ne se produit qu'à la suite d'un état maladif, soit général, soit spécial à la matrice, et n'a sur la fécondation qu'une influence passagère, à moins que cette suspension ne devienne une suppression définitive.

Celle-ci a des causes quelquefois très-différentes : tantôt elle est sous l'empire d'une maladie générale, comme l'anémie, la chlorose, la phthisie, etc. ; tantôt elle dépend de certains états de la matrice, comme un état nerveux dans l'hystérie, un état sanguin dans la métrite, etc. ; tantôt enfin elle est produite par une violente émotion morale, comme la frayeur, l'annonce subite d'un grand bonheur ou d'un grand malheur, etc., etc.

Nous avons longuement examiné ailleurs [1] ce qui avait rapport aux affections des deux premières catégories; quant aux effets que produisent les émotions morales, ils sont de deux sortes : tantôt ils jettent l'utérus dans un état nerveux analogue à celui qu'il présente dans l'hystérie ; tantôt ils déterminent dans cet organe une métrite chronique pendant laquelle les règles sont remplacées par d'abondantes pertes blanches.

Nous avons étudié plus haut la métrite chronique; nous

[1] Voir les pages 309 et suivantes, 331 et suivantes.

dirons tout à l'heure ce qu'il convient de faire dans l'état nerveux de la matrice. Néanmoins, nous ajouterons en terminant que l'arrêt subit des menstrues, alors qu'il se produit à la suite de vives émotions morales, jette l'organisme tout entier dans des troubles sans nombre auxquels met seul un terme le rétablissement des règles. Ce sera donc vers l'utérus que seront dirigés tous les soins et toute la médication.

2° *Hémorrhagies menstruelles.*

Nous signalons cet accident pour ne laisser dans l'ombre aucun point de l'histoire de la menstruation; mais, comme il n'exerce aucune influence sur la fécondation, nous laisserons son examen aux ouvrages de chirurgie.

3° *Altération du liquide menstruel.*

De deux chose l'une : ou l'altération du liquide menstruel est complète, ou elle est incomplète. Dans le premier cas, nous renvoyons à ce que nous venons de dire à l'occasion de la transformation du sang menstruel en pertes blanches par suite d'émotions morales ; et, dans le second cas, nous ferons observer que l'altération partielle du liquide des règles, n'ayant aucune influence sur la fécondation, ne peut trouver place dans cet ouvrage, exclusivement consacré à l'étude de la stérilité.

4° *Menstruation déréglée.*

A moins que la menstruation ne subisse des suspensions d'une durée telle qu'on la puisse considérer comme supprimée, la faculté fécondante chez la femme n'est pas abolie. Nous avons connu une femme qui n'était réglée que tous les trois mois, et qui cependant était féconde, non pendant l'écoulement menstruel, mais dans l'intervalle d'un écoulement à un autre ; d'ailleurs sa santé n'en était

nullement altérée, et sa constitution était habituée à des
pertes si rares. Dans ce cas, il faut se garder de rien tenter
contre cet état de choses ; on détruirait la santé de la
femme au lieu de la consolider.

5° Menstruation sans période.

Ce genre de menstruation est encore sans influence sur
la fécondation. La seule considération qu'il nous soit permis de présenter, c'est qu'il faut ne pas confondre avec
une hémorrhagie maladive un écoulement menstruel appa-
raissant chaque mois après des intervalles indéterminés ;
l'hémorrhagie maladive réclame les secours de la médecine, tandis que l'écoulement menstruel demande à être
abandonné à lui-même. Dans tous les cas, la faculté fécondante ne saurait être atteinte, à moins que les pertes
ne jettent l'organisme dans le marasme et l'anémie, auxquels cas il faudrait se rapporter à ce que nous avons dit
de ces deux affections.

B. — ÉTAT NERVEUX DES ORGANES GÉNÉRATEURS.

Un état nerveux, à physionomie différente, peut atteindre un ou plusieurs des organes de la femme servant à la
fécondation, et les frapper de stérilité ; nous disons un état
nerveux, à physionomie différente, parce que l'hystérie,
par exemple, affection spasmodique de la matrice, ne ressemble guère à la paralysie du même organe, bien que
tous deux puissent amener le même résultat, la stérilité.

Trois organes principaux, avons-nous dit ailleurs, concourent à la fécondation chez la femme : ce sont :

1° La matrice ;

2° Les trompes de Fallope ;

3° Enfin, les ovaires.

Nous allons donc étudier, sur chacun de ces organes séparément, les affections nerveuses qui les peuvent atteindre.

1° *État nerveux de la matrice.*

Les fonctions nerveuses de l'utérus ont, comme celles de tous les autres organes, un type normal, en harmonie avec l'état de santé, en deçà et au delà duquel commence la maladie. On comprend que le caractère de ce dernier état sera différent selon que l'action nerveuse sera augmentée ou diminuée : dans le premier cas, on aura cette variété d'affections connues sous le nom de *spasmodiques;* le second cas, au contraire, sera marqué par l'affaiblissement de la fonction nerveuse de la matrice, pouvant aller jusqu'à la paralysie.

C'est en nous basant sur cette division que nous allons étudier les maladies nerveuses de l'utérus.

a. — *Surexcitation nerveuse de la matrice.*

Les maladies spasmodiques de la matrice peuvent être bornées à cet organe, se développer et s'éteindre en lui, sans que les parties environnantes en soient le moins du monde affectées; on dit alors qu'il y a névralgie de la matrice ou *hystéralgie.* D'autres fois, au contraire, l'utérus est le point de départ et le siége de la maladie, mais les spasmes s'irradient aux organes voisins, en troublent les fonctions, et peuvent même atteindre l'organisme tout entier : c'est l'*hystérie.*

Hystéralgie. — L'hystéralgie est ordinairement passagère, et n'altère pas d'une manière bien sensible les fonctions génitales de l'utérus. Cependant, il est essentiel de la combattre; car, par les douleurs qu'elle occasionne, elle éloigne la femme des rapprochements sexuels.

Les causes qui produisent l'hystéralgie sont toutes celles que reconnaissent les névralgies en général, telles que les coups, les piqûres, le refroidissement, les changements brusques de température, etc., etc. Nous l'avons vue survenir une fois à la suite d'un premier coït chez une femme de quarante ans.

Le symptôme principal, et l'on pourrait même dire unique, est la douleur ; cette douleur est quelquefois si violente que les malades se roulent à terre et poussent des cris aigus.

Les bains de siége chauds prolongés pendant une heure sont d'excellents moyens qu'il faut toujours mettre en usage ; souvent leur action n'est que palliative et calmante, comme l'opium pris à l'intérieur. Pour ce qui nous concerne, nous avons rarement recours à ce dernier médicament ; nous ne l'employons qu'à la dernière extrémité, c'est-à-dire quand il faut à tout prix calmer les souffrances de la femme. Nous lui préférons de beaucoup les agents dits antispasmodiques, et parmi eux l'assa fœtida et la valériane, qui semblent avoir une action toute spéciale sur la matrice. Nous donnons, suivant la commodité des malades, les pilules ou la potion suivante :

Assa fœtida. . . . . } 2 gr. de chaque.
Castoréum.. . . . . }
Extrait de valériane. . . . . quantité suffisante.

On fait 30 pilules et on en prend 4 par jour, soit pendant les repas, soit le matin en se levant ou le soir en se couchant.

Teinture d'assa fœtida.. . . . . . . }
Teinture de castoréum. . . . . } 2 gr. de chaque.
Teinture de valériane. . . . . }
Sirop d'écorce d'orange. . . . . quantité suffisante.
Eau de tilleul. . . . . 90 grammes.

On prend cette potion par cuillerée à bouche toutes les heures.

Ces préparations nous ont toujours réussi, à moins que l'hystéralgie ne fût liée à une névralgie des nerfs lombaires, auquel cas nous appliquons avec succès un vésicatoire volant sur cette région, c'est-à-dire au bas des reins.

Hystérie. — L'hystérie offre des difficultés bien plus grandes à vaincre ; quelquefois elle résiste à toute espèce de traitement, ainsi que nous le dirons tout à l'heure, et disparaît souvent sans cause apparente.

C'est une des plus étranges maladies que l'on connaisse; elle naît sous l'influence des circonstances les plus opposées, présente les symptômes les plus bizarres et les plus irréguliers, se prolonge quelquefois malgré les traitements les plus énergiques, et se termine parfois brusquement, alors que toute espérance de guérison était perdue.

Étudiée depuis la plus haute antiquité, elle a paru être sous l'empire de certaines prédispositions que nous allons rapidement faire connaître.

La puberté et la période de la vie de la femme pendant laquelle se montre la menstruation ont été notées comme des causes prédisposantes. L'hystérie est excessivement rare durant l'enfance et la vieillesse.

Parmi les circonstances qui favorisent le plus l'invasion de cette maladie, l'éducation, le genre de vie, les affections morales et l'état des fonctions génitales doivent être mis en première ligne : l'éducation, quand elle est trop délicate, qu'elle exige des études forcées et prématurées et de grands efforts d'intelligence; le genre de vie, par l'oisiveté et les nuits passées sans sommeil; les affections morales, par les passions tristes et les désirs comprimés; enfin l'état des fonctions génitales, par l'abus des plaisirs vénériens, la masturbation, ou la continence.

Les causes qui déterminent la maladie ne sont pas moins nombreuses; nous ne citerons que les troubles de la menstruation et les émotions morales de toute espèce, lorsqu'elles ont un certain degré de vivacité, telles que les excès de colère, les transports de joie, l'émotion qu'on éprouve en apprenant une nouvelle imprévue, etc., etc.

Il est presque impossible de donner un aperçu exact des symptômes que présente l'hystérie, car ces symptômes comprennent depuis les plus petits accidents nerveux :

agacements, bâillements, irrésolutions, maux de tête, jusqu'à l'agitation et aux convulsions qui s'accompagnent ou non de cris et de perte de connaissance.

Cependant il est un fait à peu près constant, c'est la marche par accès de la maladie. Le début de l'accès est quelquefois précédé d'un plus ou moins grand nombre de phénomènes nerveux, parmi lesquels le plus remarquable, celui qui caractérise l'affection, consiste en une sensation de boule qui paraît monter de la matrice à la gorge. Selon l'énergie de l'accès, cette sensation de boule devient insupportable, et les malades redoutent le moment où elle arrive à la gorge, car il leur semble qu'elles vont étouffer. De là des cris, des convulsions et une sorte d'oppression. Souvent une douleur plus ou moins vive se fait sentir en un point du corps, et cette douleur ressemble à celle que produirait l'introduction d'un clou dans les chairs, d'où lui est venu le nom de *clou hystérique*.

Les accès durent plus ou moins longtemps; ils peuvent se prolonger depuis quelques heures jusqu'à plusieurs jours, et leur cessation s'annonce d'ordinaire par l'émission d'une urine claire et limpide.

L'hystérie n'est pas une affection grave sous le rapport de la durée de la vie de la femme; mais si on la considère au point de vue des fonctions génératrices, elle peut présenter une certaine gravité, car nous l'avons vue, par la persistance de ses accès, déterminer une espèce d'atonie de la matrice et par suite la stérilité.

Il importe donc de la combattre et de l'empêcher de produire des ravages sur l'utérus.

Le traitement présente deux indications distinctes : 1° faire cesser les accès, c'est-à-dire en abréger la durée; 2° en prévenir le retour, c'est-à-dire guérir la maladie.

Pour obéir à la première indication, la médecine possède peu de ressources; si l'accès est violent, il faut se con-

tenter de desserrer la femme et l'empêcher de se heurter
contre quelque corps dur. Il serait doublement dangereux
de lui donner à boire quelque chose : le vase contenant le
liquide peut être brisé pendant une convulsion, et les éclats
occasionner des blessures s'ils sont de verre ou le brisement des dents s'ils sont de métal. D'ailleurs la liqueur
ingérée déterminerait à coup sûr des vomissements dont
les effets ne feraient qu'augmenter les spasmes du système
nerveux. Si l'accès, au contraire, n'offre pas une trop
grande énergie, s'il ne s'accompagne pas de convulsions
trop violentes, on pourra donner à la malade soit un morceau de sucre, sur lequel on versera une ou deux gouttes
d'éther sulfurique, soit un demi-verre d'eau sucrée aromatisée avec une cuillerée d'eau de fleurs d'oranger. A
tous ces moyens, quand la malade peut vaincre la répugnance que lui inspire le médicament, nous préférons de
beaucoup la poudre de valériane, que nous donnons à la
dose de 5 grammes dans un demi-verre d'eau. Cette simple
médication nous a réussi dans maintes circonstances d'une
manière merveilleuse. On parvient aussi à couper l'accès,
pour nous servir d'une expression consacrée, en sollicitant
vivement l'attention de la malade. Nous ferons observer
qu'il ne faut pas trop compter sur ce moyen, car les douleurs qu'éprouve la femme l'empêchent souvent de s'intéresser aux récits qu'on lui fait ou aux objets qu'on lui montre.

La médication curative, c'est-à-dire celle qui se propose
de prévenir les attaques, se règle évidemment sur les
causes qui ont amené la maladie. Ainsi, l'hystérie se rattachant à une constitution lymphatique, à la masturbation,
aux troubles de la menstruation, etc., etc., exigera d'a-
bord et avant toute chose un traitement approprié à ces
circonstances; on pensera ensuite à l'état nerveux, qui,
dans beaucoup de cas, constitue toute la maladie. L'hygiène jouera nécessairement un rôle considérable; l'ali-

mentation sera bonne et succulente, les travaux modérés, les distractions fréquentes, etc., etc.; comme remèdes, on aura principalement recours à la valériane, à l'assa fœtida, au musc, au castoréum, au camphre, quelquefois à l'opium, à l'aconit, la jusquiame, etc., etc. Voici les formules que, concurremment avec celles que nous avons données pour l'hystéralgie, nous employons avec le plus de succès contre l'hystérie :

Pilules.

Galbanum. . . . . ⎫
Sagapenum. . . . . ⎬ 8 gr. de chaque.
Assa fœtida. . . . . ⎭
Valériane en poudre. . . . . 16 grammes.

On fait des pilules de 2 décigrammes et on en prend deux par jour.

Autre.

Poudre de castoréum. . . . . ⎫
Poudre de succin. . . . . ⎬
Poudre d'assa fœtida. . . . . ⎬ 8 gr. de chaque.
Poudre de valériane. . . . . ⎭
Camphre. . . . . 6 décigrammes.
Sirop de karabé. . . . . quantité suffisante.

On fait des pilules de 3 décigrammes et on en prend de 6 à 8 par jour.

Mixture.

Assa fœtida. . . . . 4 grammes.
Eau de menthe pure. . . . . 45 grammes.
Teinture de valériane. . . . . 8 grammes.
Teinture de castoréum. . . . . . . 12 grammes.
Ether sulfurique. . . . . 4 grammes.

On prend cette mixture par cuillerée toutes les heures tous les deux jours.

Autre.

Teinture d'assa fœtida. . . . . . . 16 grammes.
Teinture de castoréum. . . . . . . 12 grammes.
Teinture d'opium. . . . . 4 grammes.

On met de 10 à 20 gouttes de cette potion dans un quart de verre d'eau, que l'on prend toutes les heures, un jour, non l'autre.

Quand l'hystérie a produit une action débilitante sur la matrice, il faut s'adresser directement à ce dernier organe, afin de lui rendre sa vitalité normale. Les moyens capables de réveiller cette vitalité seront exposés dans le paragraphe suivant, consacré aux maladies de l'utérus, caractérisées par l'inertie nerveuse.

Frénésie amoureuse. — Nous ne pouvons fermer le cadre des spasmes de la matrice capables d'entraîner la stérilité, sans parler d'un état particulier de cet organe, qui, tout en n'offrant aucun caractère de maladie, n'en empêche pas moins la fécondation de la femme ; nous voulons parler de cette excitation convulsive qui accompagne les passions trop ardentes et les amours trop violents. Sous l'influence de ces excitants énergiques la matrice se contracte violemment, remonte dans le ventre, et resserre tellement l'ouverture du museau de tanche que le sperme ne peut plus pénétrer dans l'intérieur de l'utérus. Les résultats négatifs qu'entraînent des jouissances sexuelles exagérées sont connues de tout le monde ; c'est quelquefois à cette cause qu'il faut faire remonter certains faits bizarres et qui semblent inexplicables. Ainsi, par exemple, combien ne rencontre-t-on pas de ménages dont les premières années sont stériles, et qui, après un laps de temps plus ou moins long, deviennent d'une fertilité remarquable ? N'est-on pas en droit d'admettre dans un certain nombre de cas que l'amour, très-violent au début, s'est émoussé par l'habitude des plaisirs, et a été ramené à cette excitation douce et à cette volupté calme qui seules font le bonheur et la fécondité des mariages ? Quelquefois le fait est plus étrange encore, comme le suivant, pour lequel nous fûmes consulté il y a quelques mois à peine.

La femme qui recourait à nos conseils s'était mariée à l'âge de seize ans avec un homme qu'elle n'avait eu ni le temps ni l'occasion d'aimer ; elle épousa son mari avec une indifférence complète de sentiments, et pendant plusieurs mois, nous écrivait-elle, les caresses conjugales n'éveillaient en elle ni répulsion, ni plaisirs ; elle était pour ainsi dire passive pendant l'acte de la copulation. Dans cet état elle devint enceinte, et accoucha fort heureusement d'une fille. Mais pendant sa grossesse un changement radical s'était opéré dans tout son être : l'amour le plus exalté avait remplacé dans son cœur l'indifférence dont elle avait payé les premiers embrassements de son époux, et l'âge ainsi que l'exercice de la fonction génitale avaient tiré ses organes générateurs du sommeil léthargique où les avait tenus jusqu'alors une puberté retardée. Dès ce moment les rapprochements sexuels furent frappés de stérilité, et la jeune femme en fut d'autant plus affligée que, pour contenter les désirs de son époux, elle eût voulu mettre au monde un garçon : « Je ne comprends rien à mon état, nous écrivait-elle, car j'aime mon mari de toutes les forces de mon âme, et chacun de ses baisers me jette dans une sorte de délire et de frénésie dont les anges au ciel peuvent seuls se faire une idée. » Évidemment la cause de cette stérilité était précisément dans ce délire et cette frénésie.

La conduite à tenir en pareille circonstance varie selon le caractère que présente l'exaltation amoureuse. Si cette exaltation a sa source dans l'imagination et dans le cœur, si elle est toute de sentiment, on devra recourir aux moyens exclusivement moraux, tels que raisonnements, distractions, voyages, etc., etc.; si la surexcitation, au contraire, est le résultat de certaines conditions organiques, en d'autres termes, si elle est essentiellement du domaine de la nature physique, et si elle est produite, par exemple, par le tempérament, le genre de vie, la longueur du clitoris, etc., etc., les moyens pour la combattre se puiseront de préférence dans ceux que la médecine fournit et que nous avons longuement indiqués page ailleurs.

Dans ce dernier cadre, c'est-à-dire dans celui de la passion amoureuse purement physique, viennent se placer de véritables maladies, telles la *nymphomanie*, les *fureurs utérines,* etc., qui sont presque constamment des causes de stérilité. Leur histoire ainsi que leur traitement sont implicitement contenus dans le paragraphe consacré aux excès vénériens. Nous y renvoyons le lecteur.

b. — Inertie nerveuse de la matrice.

Nous avons dit ailleurs que la fécondation n'était possible qu'à la condition d'un certain degré de vitalité de la matrice, laquelle, au moment du coït et surtout de l'éjaculation du sperme, imprimait à l'organe des mouvements de contraction, au moyen desquels la liqueur séminale était non-seulement pompée par l'utérus, mais encore transportée dans les trompes de Fallope. On comprend que, si la matrice perd cette vitalité et avec elle la puissance de se contracter, la fécondation n'ait pas lieu, et que le sperme s'écoule tout entier dans le vagin et frappe inutilement le museau de tanche.

Les cas de cette nature sont moins rares qu'on ne pense; ils ne manquent pas d'une certaine analogie avec l'impuissance de l'homme, caractérisée par l'affaiblissement et la paralysie des organes génitaux.

L'espèce de stérilité que nous examinons ici n'offre pas toujours la même gravité : depuis la simple atonie nerveuse jusqu'à la paralysie complète, il y a des degrés infinis, des nuances nombreuses qu'il n'est pas toujours possible de distinguer. D'ailleurs la plus ou moins grande intensité de l'affaiblissement utérin n'a de la gravité qu'au point de vue de la durée du traitement; car cette infirmité, parfaitement compatible avec l'état de santé, entraîne toujours la stérilité du moment que la matrice n'a plus assez de force pour pomper et retenir le sperme.

Cette faiblesse ou cette paralysie [1] de l'utérus peut être

---

[1] Pour simplifier et abréger le langage, nous ne nous servirons désormais que du mot paralysie, comme exprimant mieux l'ensemble des phénomènes que nous décrivons.

sous la dépendance d'une affection du système nerveux et surtout de la moelle épinière. Dans ce cas il arrive presque toujours que la paralysie s'étend à d'autres organes, comme la vessie, l'intestin, les membres inférieurs, etc. ; alors il faut recourir, pour combattre la stérilité, aux moyens que la médecine possède contre ces sortes d'affections, et qui ne sauraient trouver place dans le cadre que nous nous sommes tracé.

Il ne peut être ici question que de la paralysie propre à l'utérus, de cette paralysie compatible avec la santé générale de la femme, et n'amenant d'autres troubles que ceux de la fonction génératrice.

Cet état est quelquefois un fait naturel, mais alors il coïncide presque toujours avec une mauvaise constitution ou le tempérament lymphatique. Les moyens à employer dans ce cas sont ceux que nous avons indiqués à l'occasion de ces deux causes de faiblesse génitale (pages 58 et suivantes). Cependant, si l'état de l'estomac le permet, c'est-à-dire si les voies digestives ne sont pas atteintes d'inflammation, nous avons l'habitude de seconder le régime et l'hygiène recommandés, par quelques gouttes et des frictions sur le bas-ventre de la préparation suivante :

Huile volatile de lavande	⎫
— marjolaine.	⎪
— girofle.	⎬ 12 décigr. de chaque.
— macis.	⎪
— cannelle.	⎭
— rhue.	⎫ 6 décigr. de chaque.
— succin.	⎭
— citron.	12 décigrammes.
Ambre gris.	6 décigrammes.
Baume du Pérou.	12 décigrammes.
Alcool à 37°.	286 grammes.

On fait d'abord dissoudre toutes les substances dans l'alcool et l'on filtre après Nous administrons cet élixir à la dose de 10 à 20 gouttes dans un quart de verre d'eau, et nous en faisons frictionner le bas-ventre deux fois par jour.

La masturbation et les excès vénériens sont des causes puissantes de la paralysie de la matrice. En Chine, où le vice de l'onanisme est poussé à l'extrême, la stérilité de cette nature y est fort commune. On sait en effet que dans ce pays les femmes se servent de boules métalliques à parois excessivement minces, remplies aux trois quarts de mercure, qu'elles placent à l'entrée du vagin, entre les grandes et les petites lèvres. Grâce à ce moyen, elles peuvent se masturber en tous lieux et dans toutes les positions; le mouvement le plus léger, la simple contraction des muscles du périnée, impriment une impulsion de va-et-vient au mercure contenu dans la boule, et cette agitation du mercure se communique au clitoris au travers des parois flexibles du récipient métallique. Si l'on songe que les femmes de la Chine mènent une vie en quelque sorte passive, que toute activité leur est interdite non-seulement par leurs mœurs, mais encore par la difformité dont on frappe leurs pieds, on comprendra sans peine qu'elles doivent passer des journées entières à user et à abuser de leurs boules à masturbation. Aussi, nous le répétons, la stérilité est fort commune en Chine; mais comme une espèce de déshonneur atteint les époux sans enfants, la médecine dans ces pays s'est vivement préoccupée des ressources les plus propres à combattre la paralysie de la matrice. Sans doute, tous les moyens qu'elle emploie ne sont pas sans reproche, et il en est plus d'un dont l'insuffisance est parfaitement démontrée.

Cependant il est quelques substances dont l'efficacité a été constatée, et qui nous ont assez souvent réussi dans les cas qui nous occupent. Parmi elles se trouvent en première ligne l'ammi, qui croît dans nos contrées, surtout dans le midi de la France et dans le Levant. Les Chinois font, avec les graines de cette plante, des gelées et des conserves. Nous remplaçons ces préparations chinoises par le médicament en nature qui en fait la base, et nous donnons

l'ammi soit en poudre à la dose de 1 à 4 grammes, soit en
infusion à la dose de 4 à 8 grammes pour 500 grammes
d'eau.

Quand la paralysie de la matrice a acquis un certain
degré d'intensité, nous nous trouvons bien d'associer à
l'ammi quelques excitants, et nous prescrivons la poudre
suivante :

Cannelle de Ceylan.	16 grammes.
Girofle. . . . . ⎫	
Macis. . . . . ⎪	
Muscade. . . . . ⎬	12 gr. de chaque.
Racine de galanga. . . . . ⎪	
— zédoaire. . . . . ⎪	
— sassafras. , ... ⎭	
Ammi.	4 grammes.
Semences de cardamome.	8 grammes.

On pulvérise toutes ces substances, que l'on mêle très-intimement et
que l'on passe ensuite au tamis. On partage le tout en 50 paquets,
qui contiennent chacun 10 grammes du mélange, et l'on en prend
un à son repas du matin et du soir.

Il est encore une foule d'autres substances préconisées
contre la stérilité de la femme; mais leur importance est
trop secondaire pour qu'elles puissent trouver place ici.

Cependant il est un moyen qui nous a réussi dans deux
circonstances où il nous a été permis de l'appliquer ; nous
voulons parler de l'électricité. On met un pôle de la pile
en communication directe avec la matrice, c'est-à-dire
qu'on introduit par le vagin un fil recouvert d'une couche
de résine, avec lequel il va toucher le museau de tanche,
ou le col même de l'utérus, dans le cul-de-sac formé par
la muqueuse vaginale, et l'on place l'autre pôle de la pile
sur le bas-ventre, à la partie correspondant à la face antérieure de l'utérus. L'emploi de ce moyen exige de très-
grands ménagements; il faut que les secousses soient
d'abord très-légères, et on ne les doit augmenter que progressivement et en s'assurant à chaque fois si un peu d'inflammation ne s'est pas déclarée.

Tels sont les moyens que nous mettons ordinairement
en usage contre l'inertie et la paralysie de la matrice; mais
ces moyens, on le comprend, subissent des modifications
diverses, selon l'état de l'utérus. Nous ne pouvons ici passer en revue toutes les complications qui peuvent accompagner la paralysie utérine : c'est au médecin à les
constater et à y conformer ses prescriptions et sa conduite.

2° *Etat nerveux des trompes de Fallope.*

Ainsi que nous l'avons fait remarquer en parlant de
leurs vices de conformation et de leurs maladies, les trompes de Fallope sont des organes trop profondément situés
dans le ventre de la femme, et surtout ils n'y ont pas assez
de fixité, pour que leur altération ait pu être étudiée d'une
manière convenable. On ne sait rien, ou à peu près rien,
sur leur état spasmodique et sur leur paralysie. Il est
probable que leur alliance avec la matrice leur fait partager, dans beaucoup de cas, les affections dont celle-ci est
atteinte, et, réciproquement, les trompes ne peuvent être
malades sans que l'utérus ne participe de son côté à leur
souffrance ; de telle sorte que ce que nous avons dit de
l'état nerveux de la matrice doit s'appliquer à l'état nerveux des trompes, et que les moyens qui auront la puissance de ramener la première à ses fonctions normales,
rétabliront également l'exercice régulier des trompes.

3° *Etat nerveux des ovaires.*

Nous pouvons répéter pour les ovaires ce que nous venons de dire pour les trompes de Fallope. Aucun auteur
ne fait mention des maladies nerveuses de ces organes, et
les quelques renseignements que nous possédons sur leurs
affections se rapportent, ainsi que nous l'avons dit ailleurs, à leur inflammation et à certaines tumeurs qui se
développent chez eux. Une seule fois nous avons observé

une névralgie des ovaires; mais nous sommes convaincu que cette maladie, essentiellement passagère, n'aurait en aucune façon empêché la fécondation de la femme. La personne qui était atteinte de cette névralgie était une demoiselle de dix-neuf ans, et nous l'avons débarrassée de ses souffrances au moyen d'un vésicatoire saupoudré deux fois avec 5 centigrammes d'acétate de morphine, et appliqué sur la partie correspondant à la douleur.

Telles sont les causes de la stérilité chez la femme. Comme on l'a vu, elles sont nombreuses et quelquefois au-dessus des ressources de la médecine. Quand on les rapproche des causes de la stérilité chez l'homme, on reste confondu devant l'immensité des maux qui peuvent atteindre notre frêle machine, et l'on s'étonne malgré soi de n'être pas frappé de quelque infirmité. Mais ce n'est pas tout, car il nous reste à examiner une étrange espèce de stérilité, que nous appelons stérilité relative.

CHAPITRE DOUZIÈME.

STÉRILITÉ RELATIVE.

Lorsque deux époux sont aptes à procréer leurs semblables, chacun de son côté, et que cependant ils ne peuvent féconder la couche conjugale, nous appelons la stérilité qui en résulte une stérilité relative. Sans chercher des exemples en dehors de la morale et des lois établies par la société, ne voyons-nous pas tous les jours deux personnes de sexe différent, veuves chacune séparément, s'unir, être infécondes, après avoir eu toutes les deux des enfants pendant leur premier mariage? De même les exemples d'Abraham et de Sara, de Jacob et de Rachel ne se renouvellent-ils pas à chaque instant, et ne voit-on pas journellement des unions stériles devenir fécondes après un temps plus ou moins long?

Évidemment certains rapports doivent exister entre les époux, une certaine harmonie les doit rapprocher; mais quelle est la nature de ces rapports? quelle est l'essence de cette harmonie?

Ce problème ardu est d'autant plus difficile à résoudre qu'il a peu, jusqu'ici, attiré l'attention des savants, et qu'il s'est presque toujours soustrait aux investigations du philosophe et du médecin. Nous avons essayé de suppléer à cette lacune et nous consignons ici le résultat de nos observations et le fruit de nos expériences.

Les rapports qui doivent unir les époux sont de deux sortes : moraux et physiques, et l'harmonie qui en résulte repose sur des lois analogues dans l'un et l'autre cas.

Les lois qui établissent ces rapports et qui constituent cette harmonie sont des lois d'attraction, basées, non sur la similitude morale et physique des époux, mais bien plutôt sur la divergence de leurs facultés respectives.

Cependant cette divergence a des bornes et ne doit point être poussée, au moral, jusqu'à l'antipathie, et, au physique, jusqu'à une disproportion impossible des organes. Les limites qui la doivent contenir ne peuvent se tracer d'une manière absolue; ses conditions sont subordonnées aux qualités respectives des deux époux, car cette diversité a essentiellement pour but de les compléter l'un par l'autre, et d'en faire un tout harmonique dans l'intérêt de l'œuvre commune.

Après ces rapports naturels, qui comprennent non-seulement les tendances morales, telles que le caractère, les
passions, etc., mais encore certaines conditions organiques,
telles que l'âge, le tempérament, etc., dont l'absence peut
entraîner la stérilité relative, celle-ci reconnaît plusieurs
autres causes, parmi lesquelles nous ne citerons ici que la
disproportion relative des organes génitaux, certaines professions, certaines habitudes, etc., etc. Nous allons rapidement passer toutes ces causes en revue.

1° ABSENCE DE RAPPORTS HARMONIQUES NATURELS.

Nous avons dit plus haut que l'harmonie d'amour consistait moins en des rapports de similitude qu'en des rapports de diversité; mais que cependant ces derniers rapports avaient besoin d'être contenus dans de certaines
limites, afin que la diversité ne fût pas de l'opposition.

En conséquence, l'harmonie d'amour peut être brisée de
deux manières :

1° Si elle s'appuie sur des rapports de similitude;

2° Si les rapports de diversité sortent des bornes qui
leur sont prescrites.

Cette dernière circonstance ne nous occupera pas ici. En
rapportant, d'après Rondelet, l'exemple de cette femme
qui tombait en catalepsie toutes les fois qu'elle voyait son
mari, qu'elle n'aimait pas, nous nous sommes assez étendu
sur l'influence des passions répulsives; nous sommes également revenu sur ce sujet une seconde fois dans le courant de cet ouvrage : nous ne pouvons donc que renvoyer
le lecteur à ces deux paragraphes [1].

Quant aux rapports de similitude, ils détruisent si complétement l'harmonie d'amour que, pour s'en convaincre,
il suffit de voir quelle répulsion les hommes éprouvent pour
les femmes masculines, et quel mépris les femmes professent

[1] Voir les pages 85 et 266.

pour les hommes efféminés. « Comment donc, s'écrie Virey, comment donc s'établit l'amour le plus pénétrant, le plus parfait entre les sexes ? C'est lorsque la femme est le plus femelle, et que l'homme est le plus viril ; c'est quand un mâle brun, velu, sec, chaud et impétueux, trouve l'autre sexe délicat, humide, lisse et blanc, timide et pudique. L'un doit donner, et l'autre est constituée pour recevoir : le premier, par cette raison, doit avoir un principe de sur-abondance de force, de générosité, de libéralité, qui aspire à s'épancher ; la seconde, au contraire, étant constituée *en moins*, doit, par sa timidité, tendre à recueillir, à ab-sorber, avec une sorte de besoin et d'économie, le *trop* de l'autre, pour établir l'égalité, le niveau complet. Ainsi le résultat de l'union conjugale, ou le but de la procréa-tion d'un nouvel être ne peut être rempli que par cette unité physique et morale dont parlent Pythagore et Platon, au moyen de laquelle les deux sexes s'égalent, se saturent pour ainsi dire réciproquement. »

Les conditions de l'harmonie d'amour, basées sur les rapports de diversité, s'obtiennent généralement mieux avant le mariage qu'après l'union maritale accomplie. Les époux ne sauraient donc apporter trop de soins à s'étudier et à se connaître avant de s'unir.

Cependant quelques-unes de ces conditions se modifient au milieu des circonstances nouvelles où les époux se trouvent placés : le caractère, la manière de voir et de sentir, le tempérament, etc., etc., s'altèrent, changent quelquefois du tout au tout. Ce sont précisément ces alté-rations et ces changements qui expliquent dans quelques cas les fécondations tardives.

La médecine a rarement besoin d'intervenir : à l'ex-ception de quelques circonstances, dans celle par exemple où le tempérament doit être modifié, elle cède la place à l'amitié et souvent à l'amour lui-même. Cependant nous avons dû indiquer cette cause de stérilité, parce que sa guérison est tout entière entre les mains des époux.

2° ABSENCE DE RAPPORTS HARMONIQUES SOCIAUX.

La diversité entre les époux ne doit pas seulement porter sur l'âge, le tempérament, le caractère, les passions, etc., mais doit encore s'étendre à toutes les circonstances de la vie. Souvent les habitudes et les mœurs ne sont que des corollaires des conditions précédentes, et viennent en quelque sorte confirmer la règle que nous avons établie : ainsi la femme tribade a ordinairement des qualités masculines dans sa constitution et son caractère ; le pédéraste, au contraire, a quelque chose de la mollesse et du caractère craintif de la femme ; et, comme si la nature avait voulu compléter ces tableaux, la femme masculine a peu de menstrues, et l'homme efféminé a peu de sperme.

La similitude de profession paraît avoir une influence non moins marquée sur la fécondité du mariage. Cette cause de stérilité relative, quelque bizarre qu'elle paraisse, est incontestable pour nous. Parmi plusieurs exemples que nous en pourrions citer, nous n'en rapporterons qu'un, parce que nous l'avons connu dans ses moindres détails, et que nous avons nous-même reçu les confidences des deux époux.

Ceux-ci exerçaient un commerce de détail qui les retenait assis à un comptoir depuis sept heures du matin jusqu'à minuit, sans en excepter les dimanches et les jours de fête. Cette circonstance d'un repos absolu dans la position assise a pour résultat immédiat, ainsi que nous l'avons dit ailleurs, de déterminer dans les organes du bas-ventre une turgescence et une inflammation chronique, qui, par elles-mêmes, sont assez souvent une cause de stérilité, tant chez l'homme que chez la femme.

Les deux époux, qui n'avaient embrassé leur commerce

que deux ans après leur mariage, avaient eu un enfant qui était mort à l'époque de la dentition, et il leur fut impossible de le remplacer, à partir de l'époque de leur établissement commercial.

Les choses restèrent dans cet état à peu près pendant dix ans. Au bout de ce temps, la femme redevint enceinte, et comme nous en faisions compliment au mari, que nous connaissions assez intimement, il nous fit la confidence suivante : Ma femme n'est pas la seule à avoir éprouvé le retour de ma fécondité; une maîtresse (ce qui n'est pas le plus beau de mon histoire) que j'ai depuis quelque temps est également grosse. — Y a-t-il longtemps que vous avez cette maîtresse? lui demandâmes-nous voulant nous rendre compte de tous les faits. — Depuis trois mois à peine, et elle est enceinte de deux mois. — Avant cette maîtresse, n'en aviez-vous pas eu d'autres depuis votre mariage? — Non, pendant près de douze ans j'ai été fidèle à ma femme.

Malgré notre répugnance à admettre les fécondités tardives sans changements appréciables dans les conditions vitales des époux, nous étions forcé de classer ce fait parmi ceux qui échappent à nos moyens d'investigation, quand une circonstance imprévue nous mit sur les traces de la vérité.

Les époux dont nous parlons avaient depuis longtemps une bonne qui possédait toute leur confiance, et qui était par cela même très au courant non-seulement de leurs affaires de commerce, mais encore de celles de leur ménage. Un jour, la femme du négociant renvoya sa bonne, qui vint nous faire ses doléances, en notre qualité de médecin et d'ami de la maison : Me renvoyer ainsi, nous dit-elle au milieu de ses plaintes, moi qui d'un mot pourrais la perdre..... — Comment? lui demandâmes-nous frappé de ces paroles, qui furent pour nous un trait de lumière. — Oui, madame a un amant que je connais fort bien et qu'elle voit tous les deux jours. — Et la bonne nous initia à tous les secrets de cet amour illégitime, et nous donna les moyens de constater la vérité.

Toutes les assertions de la domestique étaient exactes.

Comme ami de la maison, bien plus que comme médecin voulant éclaircir un doute de pratique, nous crûmes devoir intervenir auprès de la femme, pour lui montrer le danger auquel elle s'exposait en congédiant sa bonne.

La négation de la faute n'était pas possible en présence des preuves dont nous étions muni. Les aveux les plus complets nous furent faits, et la femme nous assura n'être devenue enceinte qu'à la suite de ses relations illégitimes.

Grâce à nos conseils et à nos sollicitations, nous parvînmes à lui faire rompre des nœuds que réprouvaient la morale, la religion et la société; mais rendue aux caresses de son mari, elle est retombée dans son état habituel de stérilité.

Cette observation est des plus remarquables, car elle ne laisse subsister aucun doute sur l'influence de la similitude de profession; avant leur établissement, alors que leurs occupations étaient toutes différentes, les époux X... fécondent la couche maritale; après leur établissement, lorsque leurs travaux sont parfaitement identiques, le lit conjugal devient stérile, mais les époux, chacun de son côté, conservent et prouvent leur faculté fécondante.

La similitude de profession amènerait-elle entre les deux époux une similitude de tempérament, de caractère, etc., et ne serait-elle alors qu'une conséquence de la loi que nous avons précédemment établie? Nous ne savons; mais, en dehors de toute explication plausible, le fait n'en est pas moins constant pour nous, et nous restons convaincu que dans quelques circonstances la similitude d'occupations peut produire la stérilité relative.

30

En annonçant la cause de cette espèce de stérilité, nous faisons en même temps connaître les moyens d'y remédier : il faut, comme précédemment, rétablir l'harmonie sur la diversité des rapports ; en d'autres termes, il faut donner à chacun des époux une occupation différente.

3° DISPROPORTION RELATIVE DES ORGANES GÉNITAUX.

En parlant des vices de conformation de l'homme et de la femme, au commencement de ce volume, nous avons épuisé tout ce qui concerne cette cause de stérilité relative. Nous y renvoyons le lecteur [1].

4° DISPROPORTION RELATIVE DE L'INFLUX NERVEUX.

Cette cause de stérilité relative est souvent difficile à constater ; c'est par elle que s'expliquent les fécondations tardives comme celles d'Abraham et de Sara, de Rachel et de Jacob, dont parle la Bible.

Quelquefois cette disproportion de l'influx nerveux se manifeste pendant l'acte du coït, comme dans le cas, par exemple, où la femme est trop lente et l'homme trop vif ; dans ces circonstances, l'âge ou l'habitude peuvent rétablir l'harmonie entre les deux sexes, et rendre ainsi féconde la couche conjugale. Il en est de même dans le cas où l'un des époux ressent la passion amoureuse dans des proportions désordonnées et tombe en quelque sorte dans de véritables attaques d'épilepsie ou d'hystérie.

Mais le plus souvent rien ne dénote cette différence dans les quantités relatives de l'influx nerveux, et l'on est alors réduit, pour constater son existence, à recourir à la méthode d'élimination.

Cette méthode, appliquée au sujet qui nous occupe, consiste à passer en revue toutes les causes de stérilité que nous avons reconnues tant chez l'homme que chez la

[1] Voir les pages 37 et suivantes.

femme et que chez les époux réunis, et d'arriver ainsi à la disproportion de l'influx nerveux par l'impossibilité de rattacher l'infécondité à une cause connue.

Cette manière de procéder est quelquefois assez longue et exige l'examen le plus minutieux et le plus détaillé ; elle n'est pas dépourvue de certitude, et chaque jour nous employons cette méthode dans les choses de la vie.

Ce n'est pas tout.

Quand on s'est assuré que la stérilité des époux tient à une disproportion de l'influx nerveux, il faut décider dans quels rapports se trouve cette disproportion ; en d'autres termes, il faut établir chez lequel des deux époux l'influx nerveux est en *plus* ou en *moins*.

Pour arriver à cette connaissance, le tempérament et la constitution seront les meilleurs guides. Citons-en un exemple bien frappant : on sait que les femmes très-grasses sont froides, peu amoureuses et quelquefois même stériles ; on sait aussi que les eunuques et les castrats sont chargés d'embonpoint et de tissu graisseux ; par conséquent, ces caractères serviront à dénoter une diminution dans l'influx nerveux ; cela est si vrai que, lorsque les femmes fécondes atteignent l'âge critique, cet âge où la fécondité cesse, l'abondante réplétion du tissu graisseux sous-cutané efface les rides qui déjà sillonnaient la peau, arrondit de nouveau les contours et rend à la femme un air de jeunesse et de fraîcheur qui a valu à cette époque le nom d'*âge de retour*. Par une coïncidence logique, le tempérament lymphatique, celui où l'influx nerveux est le moins abondant, est caractérisé par la prédominance du tissu graisseux, par la flaccidité et la pâleur des chairs, par l'inertie des fonctions et la lenteur des mouvements.

Les individus, au contraire, qui posséderont une exubérance d'influx nerveux présenteront des caractères tout opposés à ceux que nous venons de décrire, auront une constitution sèche, des contours anguleux, une irritabilité excessive, de l'impétuosité dans les passions et une véritable attaque de nerfs pendant l'acte du coït.

Cette disposition n'est pas plus favorable à la fécondité que le manque d'influx nerveux ; il faut que celui-ci soit contenu dans de justes limites, et qu'il ne dépasse ni en plus ni en moins certaines proportions qui seules rendent possible l'harmonie entre les époux.

Nous avons dit que l'âge et l'habitude calmaient quelquefois cette surabondance nerveuse, et que, dans quelques cas, le lit conjugal devenait fécond par ce seul fait. Dans d'autres circonstances, au contraire, la médecine est obligée d'intervenir, et alors, avant toute chose, nous restreignons autant que possible l'exercice du coït. La médication la plus salutaire est presque tout entière dans le régime. Si le malade a une vie désœuvrée, nous lui ordonnons de se créer une occupation qui l'attache sans le fatiguer ; s'il est adonné à des travaux qui le forcent au repos et à la méditation, nous lui conseillons le séjour à la campagne, l'abandon des œuvres de l'esprit, les promenades, les distractions, etc. L'alimentation sera simple, frugale, mais nourrissante ; des bains généraux d'eau chaude seront pris tous les deux jours, et nous ajoutons quelquefois tous les matins à jeun une cuillerée à bouche d'eau de fleurs d'oranger.

Si, sous l'influence de ce régime, le système nerveux ne rentre pas dans le calme, nous faisons prendre, un jour, non l'autre, la potion suivante dans les vingt-quatre heures.

Teinture d'assa fœtida.	2 grammes.
Éther sulfurique.	10 centigrammes.
Sirop d'opium.	15 grammes.
Eau de tilleul.	250 grammes.

Il est excessivement rare qu'au bout d'un ou deux mois

de ce régime, l'influx nerveux ne rentre pas dans des limites normales, capable de s'harmoniser avec l'influx nerveux de l'autre époux.

Si au contraire l'influx nerveux se trouve en moins au lieu d'être en plus, nous soumettons le malade au traitement que nous avons indiqué aux pages 64 et 65 de ce volume, et nous lui ordonnons de plus, comme ayant une action marquée dans le cas qui nous occupe, l'extrait de viande que nous faisons préparer de la manière suivante : on prend de la viande fraîche de bœuf, débarrassée autant que possible de sa graisse ; on la hache très-menu, on la pile dans un mortier de pierre avec de l'eau froide ou tiède, et on l'exprime à l'aide d'une presse. Le suc ainsi obtenu est chauffé à 70 degrés, ou presque à l'ébullition, afin de coaguler l'albumine. Le suc, privé de l'albumine et écumé, est évaporé au bain-marie, en remuant sans cesse jusqu'à consistance d'extrait, et conservé à la manière des extraits des plantes. Nous le donnons deux fois par jour à la dose de 30 à 50 grammes, dissous dans un bol de bouillon.

Quand l'anémie complique l'état nerveux que nous examinons, nous nous louons, sans abandonner les préparations ferrugineuses, ainsi que nous l'avons indiqué ailleurs [1], de mêler au potage du sang desséché, que nous faisons ainsi préparer :

Sang de bœuf desséché et pulvérisé. 10 grammes.
Gomme arabique. . . . . 5 grammes.

On mêle et on partage le tout en 10 prises, et on en prend 2 à 4 par jour.

Nous ne pouvons terminer le chapitre consacré à la stérilité relative sans admettre qu'en dehors des causes que nous avons reconnues à cet état bizarre, il en est d'autres encore inexpliquées, et qui, probablement, ne se-

[1] Voir les pages 153 et suivantes.

30.

ront jamais accessibles à nos moyens d'investigation, tant elles se trouvent liées et confondues dans les secrets de la vie.

Sans doute, pour le médecin attentif et soucieux de ses malades, la stérilité du lit conjugal pourra, dans l'immense majorité des cas, être rapportée à une cause appréciable et être atteinte par des moyens curatifs; on n'a qu'à se rappeler les nombreuses circonstances, tant chez l'homme que chez la femme, au milieu desquelles la stérilité se produit, et l'on sera convaincu de la facilité avec laquelle un observateur superficiel peut attribuer à la stérilité relative ce qui appartient en propre à l'un des deux époux.

Cependant, il faut le reconnaître, parce que l'observation la plus minutieuse ne nous a laissé aucun doute à cet égard, il est des cas, rares il est vrai, mais enfin il est des cas où la stérilité de la couche conjugale ne peut être rapportée à une cause connue. Ce sont ces circonstances, le désespoir de la médecine comme celui des époux, que des charlatans éhontés exploitent de toutes les manières. O vous qui êtes soucieux de votre santé et de votre avenir, fuyez des conseils perfides et trompeurs! Souvenez-vous que, dans l'administration des médicaments, il ne faut rien faire à l'aveugle; la médecine n'est pas une science de hasard, elle repose sur l'expérience et l'observation d'une longue suite de siècles. Malheur à celui qui pratique cet art sans s'être rendu un compte suffisant, non-seulement du siége et de la nature du mal, mais encore de toutes les circonstances, si minimes qu'elles soient, qui peuvent modifier ses prescriptions! Agir sans but, se confier au hasard est, en médecine, l'œuvre d'un insensé. En toutes choses, la sagesse la plus vulgaire ordonne de s'abstenir dans le doute. Le progrès et la science consistent essentiellement à resserrer de plus en plus le domaine du doute, et cet ouvrage nous a été surtout inspiré par la pensée de fixer les irrésolutions des gens du monde, sur deux infirmités qui les intéressent plus particulièrement, puisqu'elles attaquent les bases de leur bonheur, de la société et de la civilisation.

LIVRE TROISIÈME.

HISTOIRE

DES MÉDICAMENTS APHRODISIAQUES.

Malgré les moyens médicamentaux que nous avons exposés à mesure que s'en présentaient les indications, nous croyons utile de consacrer un chapitre à quelques considérations générales, relatives aux médicaments aphrodisiaques.

Quelques auteurs, en petit nombre il est vrai, ont soutenu qu'aucun agent ne jouissait de la propriété de réveiller les appétits vénériens; mais les hommes qui ont fait une étude toute spéciale des propriétés médicales des corps, ne peuvent refuser à quelques-uns d'entre eux le pouvoir de surexciter les organes de la génération. MM. Mérat et Delens, qui ont élevé à la matière médicale le plus magnifique monument, s'expriment ainsi à l'article *Aphrodisiaque :* « Dans les constitutions froides, molles, les tempéraments lymphatiques, chez les sujets faibles, ces appétits (*vénériens*) sont peu marqués et peuvent avoir besoin d'être excités; chez les individus débilités par de longues maladies, affaiblis par des hémorrhagies ou tout autre flux , ou bien encore par suite d'affections qui impriment une sorte de paralysie aux organes génitaux, tels que les chutes graves sur la colonne épinière, etc., il y a nécessité de rappeler les appétits vénériens. » Et ces auteurs énumèrent quelques-unes de ces substances. De son côté Virey, dont la vie entière fut consacrée à l'étude de la nature, dit, en parlant des remèdes aphrodisiaques :« Il est évident, par l'exemple même des animaux chez lesquels on ne peut pas supposer, comme dans l'homme, l'influence de l'imagination, que cette action a lieu par certaines substances. Ainsi les chats sont spécialement excités par le *marum*, la cataire, les racines de valériane, de serpentaire de Virginie; on sait que les oiseaux auxquels on donne du chènevis, du blé sarrasin, du fenugrec, entrent en chaleur; et que l'anus des carpes, frotté de musc ou de civette, les fait bientôt frayer. On ne niera point l'action très-énergique de plusieurs odeurs animales sur le système utérin de la plupart des femmes, etc. »

Il est donc incontestable que certaines substances jouissent du privilége de surexciter les organes génitaux, car les faits viennent tous les jours confirmer cette manière de voir.

Nous allons donc examiner d'une manière générale et rapide ce que l'on sait touchant ces substances, en indiquant subsidiairement et à mesure que l'occasion s'en présentera les agents qui ont une propriété contraire, et que l'on a quelquefois confondus avec les aphrodisiaques.

CHAPITRE TREIZIÈME.

MATIÈRE MÉDICALE.

1° APHRODISIAQUES DU RÈGNE MINÉRAL.

Le règne inorganique est de tous le plus pauvre en remèdes aphrodisiaques : on n'y compte guère, ayant joui de quelque réputation, que le *borax*, le *sel marin*, le *phosphore* et l'or.

Le BORAX, nommé aujourd'hui par la chimie *sous-borate de soude*, *borate sur-saturé de soude*, rend de très-grands services dans les arts et l'industrie, mais n'est pas, contre l'impuissance, à la hauteur de la réputation que lui avait faite Venette : « Il a tant de vertu, dit cet auteur, que, si l'on en donne à une femme qui ne peut accoucher un ou deux scrupules dans quelque liqueur convenable, l'on en verra bientôt les effets surprenants. » Cette propriété de hâter l'accouchement de la femme, comme le ferait l'ergot de seigle, a été reconnue par les médecins modernes; mais cette action est loin d'être aphrodisiaque; elle pourrait tout au plus dans certains cas remédier à la stérilité de la femme.

LE SEL MARIN a une action incontestable sur les organes génitaux. Sans prendre des exemples chez les animaux, on sait que les peuples qui se nourrissent de salaisons, comme poissons et viandes salés, sont remarquables par leur

fécondité et leurs appétits vénériens, d'où le mot *salaces*
pour désigner les individus avides de lubricité.

Le PHOSPHORE, depuis les expériences d'A. Leroy, a
complétement acquis droit de cité dans la liste des aphrodisiaques; on peut même dire que c'est un des agents les
plus actifs de cette classe; mais les dangers de son administration ne doivent le faire employer qu'avec la plus
grande réserve, et exigent des mains habiles pour le manier. Les gens du monde ne devront jamais y recourir
sans avoir fait doser le médicament par un médecin. On
peut voir dans nos diverses formules la prudence qui nous
dirige toujours dans l'usage de cet agent.

L'OR est aujourd'hui déchu du rang où les alchimistes
l'avaient placé. A l'époque de la recherche de la pierre
philosophale, c'est-à-dire du procédé au moyen duquel on
pouvait parvenir à transformer les métaux bruts en métaux précieux, l'or, qui était le métal par excellence,
devait être doté de toutes les vertus, et celle d'exciter à
l'amour ne fut pas une des dernières que lui reconnurent
les alchimistes. On avait fait avec ce métal une liqueur
qu'on appelait *or potable de mademoiselle Grimaldi*, fort à
la mode pendant quelques années, et dont la composition,
connue aujourd'hui, se réduisait à un peu d'huile essentielle de romarin, à une faible quantité d'eau régale, le
tout mélangé avec de l'esprit-de-vin.

Nous ne citerons que pour mémoire et comme ayant
des vertus fabuleuses l'*étite* ou *pierre d'aigle*, vantée par
Albert-le-Grand, et qui n'est que du fer carbonaté, et
l'*astroïte*, recommandée, dit-on, par Zoroastre, et qui n'est
qu'un carbonate calcaire.

2° APHRODISIAQUES DU RÈGNE VÉGÉTAL.

C'est dans ce règne que se trouve le plus grand nombre
d'aphrodisiaques. Pour mettre quelque ordre dans leur

énumération et rapprocher les espèces qui ont des caractères identiques, nous les examinerons d'après la classification qu'ont établie les naturalistes, en indiquant la famille à laquelle ces médicaments appartiennent.

FAMILLE DES CHAMPIGNONS. — Cette famille ne contient que trois espèces dont les propriétés aphrodisiaques soient bien constatées ; ce sont : 1° la *fausse oronge*, 2° la *truffe*, 3° les *morilles*.

La *fausse oronge*, que l'on appelle encore l'*agaric mouche*, l'*agaric moucheté*, le *mucho-more*, parce qu'il tue les mouches qui en mangent, habite nos bois et passe pour très-vénéneuse ; cependant Bulliard prétend en avoir mangé plus de 60 grammes sans accidents. Les peuples du Nord, les Kamtschadales, les Ostiaks, etc., s'en servent pour se procurer une douce ivresse, et « ce qu'il y a de remarquable, disent MM. Mérat et Delens, c'est que l'urine de ceux qui ont usé de ce champignon devient elle-même enivrante, et que ces peuples la boivent pour s'enivrer, propriété qui se transmet, dit-on, jusqu'à la quatrième ou cinquième personne. » Cette action de la fausse oronge sur les organes génito-urinaires peut être mise à profit pour exciter à l'amour, ainsi que nous l'apprend Kracheninnikow, professeur de l'Académie des sciences de Saint-Pétesbourg, dans son *Histoire du Kamtschatka*. On fait avec la fausse oronge une teinture que l'on donne à l'intérieur à la dose de trente à quarante gouttes, quatre fois par jour, dans une tisane appropriée.

La *truffe*. Nous avons mis cette plante dans la famille des champignons, bien qu'elle ne lui appartienne pas, parce que le carbonate d'ammoniaque qu'elle renferme en abondance la rapproche beaucoup de cette famille par ses propriétés chimiques. Tout le monde connaît les vertus excitantes de la truffe ; nous n'y insisterons pas, mais nous ferons observer qu'on en doit manger en assez grande quantité pour qu'elle agisse sur les organes de la génération.

Les *morilles* sont dans le même cas que les truffes; elles ne produisent de l'effet que prises en abondance et en y ajoutant des aromates.

FAMILLE DES AROÏDÉES. — Cette famille nous présente plusieurs espèces, dont les unes servent de nourriture et dont les autres ne doivent être employées qu'avec les plus grandes précautions.

La *colocasie*, dont les racines forment une fécule que les Égyptiens connaissent et mangent de toute antiquité, croît dans le midi de l'Europe, et possède, au dire des Égyptiens, des vertus miraculeuses pour exciter à l'amour.

Le *dracontium polyphyllum* produirait des accidents graves du côté du tube digestif, s'il n'était employé avec ménagement. On donne la poudre de sa racine à la dose de 5 à 10 centigrammes dans un demi-verre d'eau ou dans une potion. Thunberg, dans son voyage au Japon, rapporte que les peuples de ce pays l'ont en très-grande estime.

Le *pothos cannæformis* ou *odorata*, qu'il ne faut pas confondre avec les autres espèces de pothos, assez généralement vénéneuses, a une odeur qui rappelle celle de la vanille, propriété qui fait mêler ses fleurs au tabac par les Malais, qui les fument pour s'exciter au plaisir. Labillardière, dans ses *Voyages à la recherche de la Pérouse*, nous a laissé le tableau des délices que procurent les fleurs du pothos odorata.

Le *roseau aromatique* n'est pas moins estimé que les autres plantes de la même famille; la racine est seule usitée. A Constantinople on fait confire cette racine fraîche, dont on fait un grand usage dans les harems. On peut également prendre la poudre de cette racine, mais il faut se rappeler qu'elle est sujette à être piquée des vers, et que par conséquent on doit préférer la racine fraîche.

FAMILLE DES ALLIACÉES. — Les bulbes de quelques-unes des espèces de cette famille, comme l'ail, l'oignon et ses congénères, jouissent d'une propriété aphrodisiaque que les anciens connaissaient, comme Martial le témoigne :

Qui præstare virum cypriæ certamine nescit,
Manducet bulbos, et benè fortis erit.

Le porreau entre autres a été recommandé par l'école de Salerne, dont le cinquante et unième aphorisme commence ainsi :

Porrum fæcundas reddit persæpe puellas.

FAMILLE DES DRIMYRRHIZÉES. — Une des familles les plus importantes au point de vue de l'aphrodisie et une des moins étudiées en histoire naturelle. Nous allons pourtant essayer de nous reconnaître au milieu de la confusion qui règne parmi les espèces qui la composent.

Le *galanga* nous paraît être la fameuse *herbe de Théophraste*, dont la réputation, comme aphrodisiaque, était anciennement connue du monde entier. Théophraste, qui a beaucoup écrit sur elle, dit que cette plante a une *grandissime vertu d'échauffer à paillardise ;* car non-seulement, poursuit cet auteur, si on en mangeait, mais si l'on en faisait une application aux parties génitales, *on accomplissait l'acte vénérien douze fois..., autant de fois que l'on voulait,* etc. ; quant aux femmes, si elles en mangeaient, *encore plus chaudes devenaient que les hommes,* etc. Un Indien, porteur de cette plante que le roi Androphile envoyait à Antiochus, avoua qu'en ayant mangé il fournit à soixante et dix embrassements.

Cette plante vient de l'Inde ; sa racine seule est usitée. Par suite de la difficulté de se la procurer et de sa ressemblance extérieure avec celle du roseau aromatique dont nous avons parlé plus haut, il est arrivé que des droguistes ont vendu l'une pour l'autre, ce qui est fâcheux, car la racine de galanga possède une action bien plus énergique que celle du roseau aromatique. La dose est de 3 à 6 grammes en substance, et du double en infusion.

Sans nous arrêter spécialement à toutes les espèces de cette famille, nous allons les énumérer et les classer d'après les parties qui sont usitées :

Pour les fleurs : le *cachibou ;*

Pour les fruits : les *cardamomes ;*

Pour les semences : la *maniguette* ou *malaguette ;*

Pour les racines : les *curcumas,* l'*arow-root,* le *zérumbet,* le *cassumunar,* les *zédoaires,* les *galangas,* le *costus* et les *gingembres.*

Nous ferons remarquer, comme observation générale, que l'action aphrodisiaque la plus marquée réside toujours dans la racine des plantes.

FAMILLE DE LAURINÉES. — Cette famille est entièrement composée de plantes aromatiques dont les écorces sont singulièrement excitantes ; le fruit de l'avocatier seul, au dire de Scaliger, possède à un haut degré la vertu aphrodisiaque ; on retire de quelques-uns de ces végétaux des sucs qui ont la même propriété ; il faut cependant en excepter le camphre, qui possède une vertu contraire : *Camphora per nares castrat odore mares.*

Nous allons rapidement examiner quelques-unes des espèces de cette famille.

Le *cassia,* que l'on a confondu avec la cannelle, et dont l'écorce a les mêmes propriétés que cette dernière, mais à un moindre degré.

La *cannelle,* dont l'écorce seule est excitante, est trop connue pour que nous nous y arrêtions plus longtemps. Seulement, nous ferons remarquer que l'on ne doit point se servir des racines, qui contiennent une assez grande quantité de camphre.

Le *culilawan,* fort estimé à Amboine. Les habitants de

ce pays en retirent une huile volatile qu'ils emploient en frictions sur les organes génitaux, et avec laquelle ils composent un onguent fort recherché pour les plaisirs de l'amour, et qu'ils nomment *bobori.*

Le *massoi,* dont la réputation aphrodisiaque est grande en Chine, où l'on fait avec l'écorce une liqueur très-excitante.

Le *laurier,* celui qui est naturalisé dans nos contrées, est également aphrodisiaque ; on ne se sert que de ses feuilles et de ses fruits. On donne la poudre de ses feuilles à la dose de 2 à 4 grammes ; en infusion, cette dose est double. On en extrait, par la distillation, une huile volatile que l'on administre depuis une jusqu'à cinq gouttes dans une potion. Les fruits ont une action moins marquée que les feuilles.

L'*avocatier* fournit un fruit dont nous avons parlé plus haut ; il est gros comme une poire de Saint-Germain, et, comme il est d'une consistance fondante et aqueuse, on en fait une gelée que l'on mange à la cuiller.

Le *sassafras,* dont l'écorce seule est employée, jouit dans les pays où il croît d'une grande réputation comme aphrodisiaque. L'eau lui enlève en partie ses propriétés, et l'alcool les lui enlève complétement. La dose du sassafras est de 4 grammes en poudre, en pilules ou en électuaire ; mais on le donne ordinairement sous forme de décoction ou d'infusion.

Le *muscadier* fournit deux excitants très-énergiques : 1° le *macis,* qui est une sorte de cupule entourant complétement l'amande à la base ; 2° la semence appelée *noix muscade* ou tout simplement *muscade.* La muscade n'est guère employée chez nous que comme condiment, mais dans l'Inde elle entre dans une foule de préparations destinées à réveiller les désirs vénériens.

FAMILLE DES LABIÉES. — Quoique fort aromatiques, la

plupart des plantes de cette famille ne jouissent pas de propriétés excitantes ; quelques-unes même, comme la menthe et les autres espèces qui contiennent du camphre, sont réputées pour avoir des vertus contraires. Cependant, nous citerons le *spic* ou *lavande mâle*, dont l'huile essentielle produit de bons effets en frictions sur les organes génitaux ; nous citerons aussi, d'après quelques auteurs, la *sauge* et la *marjolaine*, des fleurs de laquelle les Juifs, au dire de Nicétas, jonchaient la couche des nouveaux époux.

FAMILLE DES SOLANÉES. — Bien que les plantes de cette famille, comme la *mandragore*, le *capsicum*, les *datura*, l'*alkekenge*, aient été jadis employées pour la composition des philtres, il est à peu près certain qu'elles n'exitent pas à l'amour, car ce fut sous leur influence que Caligula et le poëte Lucrèce perdirent la raison sans trouver le plaisir, ainsi que nous l'apprend Juvénal dans sa VIᵉ satire :

> *Hic Thessala vendit*
> *Philtra quibus valeant mentem vexare mariti*
> *Et soleâ pulsare nates.*

FAMILLE DES CHICORACÉES. — Quelques espèces de cette famille, comme la *laitue*, par exemple, sont contraires aux facultés prolifiques ; mais il n'en est pas de même pour quelques autres composés, comme l'*artichaut* et les *héliantus*, surtout l'espèce *topinambour*, dont les préparations culinaires un peu aromatisées sont assez excitantes.

FAMILLE DES OMBELLIFÈRES. — En tête de cette famille, nous trouvons une espèce que tous les botanistes n'y laissent pas, mais que nous y conservons parce qu'elle a quelques caractères des ombellifères, et qu'on l'a souvent confondue avec une espèce appartenant parfaitement bien à cette famille. C'est le fameux *geng-seng* des Chinois, que l'empereur Kien-Long regardait comme pouvant rendre immortel, « si quelque chose pouvait avoir cette propriété. »

31.

Aussi l'appelait-on *esprit de la terre, recette d'immortalité.* Cette plante merveilleuse, qu'il est assez difficile de se procurer (du moins la véritable, celle dont se servent les Chinois), a souvent été confondue avec le *sium ninsi,* ou tout simplement *ninsi* des Japonais, qui jouit d'ailleurs des mêmes propriétés aphrodisiaques que le geng-seng. On se sert des feuilles de ces végétaux que l'on prend en infusion.

Le *chervi* jouit également d'une grande réputation : les historiens assurent que Tibère, ce sanguinaire débauché, en exigeait des Allemands une certaine quantité en forme de tribut, et Venette rapporte, d'après le récit que lui en ont fait des voyageurs, qu'en Suède les femmes de son temps en faisaient prendre à leurs maris pour les exciter à l'amour. On se sert de sa racine.

Le *panicaut.* La racine de cette plante, que l'on confit avec du sucre et du miel, est des plus aphrodisiaques, au dire de Tournefort, et on la mange comme l'*angélique,* qui appartient à la même famille et qui jouit des mêmes propriétés, mais à un moindre degré.

Nous citerons encore comme aliments excitants tirés des ombellifères le *panais,* la *carotte,* le *fenouil,* etc., qui possèdent tous plus ou moins des vertus aphrodisiaques.

Les gommes-résines fétides de cette famille servent aussi en pessaires pour cet effet, et parmi elles nous citerons entre autres l'*assa fœtida,* le *galbanum,* le *sagapenum,* etc.

FAMILLE DES PAPAVÉRACEES. — L'*opium,* qui occupe une si large place dans l'histoire médicamenteuse de cette famille, jouit dans l'Inde d'une immense réputation d'aphrodisiaque. Les Chinois et une grande partie des Orientaux en font une consommation énorme ; les premiers préparent avec lui une espèce d'électuaire qu'on nomme *affion,* et qu'ils prennent aussi en liqueur sous le nom de *maslach;* cette composition est tellement énergique

que les femmes, au dire de Reineggius, craignent et fuient les approches des hommes qui en ont bu. Nous ferons remarquer que l'opium n'excite à l'amour et ne relève le tempérament que lorsqu'il est mêlé à des aromates ou à l'ambre gris. Il faut le donner en petite quantité et pendant un temps assez limité; prolongé trop longtemps, l'usage de l'opium énerve le corps et partant les parties génitales; il en est de même quand il est appliqué localement sur les organes.

FAMILLE DES CRUCIFÈRES. — Presque toutes les plantes crucifères sont excitantes, surtout la *roquette* (*brassica eruca*), dont Columelle a dit :

Excitat ad venerem tardos eruca maritos.

Les *raves*, les *navets*, la *moutarde*, les *antiscorbutiques* de cette famille produisent des effets analogues à ceux de la roquette, mais beaucoup plus faibles.

FAMILLE DES CAPRIERS. — Nous ne connaissons guère dans cette famille que le *Durion* (*durio zibethinus*) dont les fruits sont recommandés dans l'Inde pour leur vertu aphrodisiaque.

FAMILLE DES MYRTICÉES. — Cette famille, dont l'espèce principale et qui lui a valu son nom, le *myrthe*, était consacrée à Vénus, à cause de ses propriétés, renferme encore d'autres plantes bien connues, comme le *girofle*, le *piment*, etc., sur lesquelles il est inutile d'insister davantage.

FAMILLE DES LÉGUMINEUSES. — Les propriétés excitantes de quelques plantes de cette famille ne sont pas douteuses; Pythagore, dont la doctrine philosophique était loin de ressembler à celle d'Épicure, défendait à ses disciples de manger des *fèves*. Le feuillage de plusieurs légumineuses augmente chez les bestiaux la sécrétion du lait, et il est incontestable que l'*arachide* et la *caroube* excitent les désirs vénériens.

FAMILLE DES ORCHIDÉES. — Cette famille doit son nom au genre orchis, dont les tubercules, qui ont la forme des testicules humains, ont de tout temps joui d'une grande célébrité comme aphrodisiaques ; l'espèce que Dioscoride appelle *satyrion* a surtout été signalée entre toutes. On fabrique, en Perse, avec ses racines un électuaire nommé *satyrio*, capable, au dire des historiens, de faire faire des prodiges en amour. On prépare encore avec les tubercules des orchies une espèce de fécule appelée *salep, salop* ou *salap*, qui est très-restaurante, et qui, mêlée avec des aromates, peut exciter les appétits vénériens. — Nous ne quitterons pas la famille des orchidées sans signaler encore la *vanille*, dont les vertus échauffantes sont connues de tout le monde, ainsi que les diverses espèces de *poivre*, le *bétel*, le *pinang*, qui, mâchés par les Asiatiques, soutiennent et éveillent chez eux l'appétit vénérien.

FAMILLE DES CONIFÈRES. — La famille des conifères renferme de grands arbres, produisant des résines et des huiles volatiles stimulantes dont l'usage interne détermine une action très-vive sur les organes génito-urinaires ; nous citerons parmi elles les essences de *térébenthine*, de *genièvre*, de *sabine*, etc., qu'il faut employer avec les plus grandes précautions et la plus grande réserve.

Enfin et pour en finir, nous mentionnerons rapidement :
LA FAMILLE DES MÉLIACÉES, contenant la *cannelle blanche ;*
LA FAMILLE DES MALVACÉES, le *cacao ;*
LA FAMILLE DES MAGNOLIERS, la *badiane ;*
LA FAMILLE DES ANONES, le *canang ;*
Et enfin l'ORDRE DES TÉRÉBENTHACÉES, l'*anacarde.*

Tels sont les nombreux aphrodisiaques qui ont été reconnus dans le règne végétal. Nous avons à peu près indiqué ceux qui ont joui de quelque réputation ; mais nous devons ajouter qu'en règle générale, tous ces agents ne produisent des effets marqués que lorsque leur action est secondée par un régime approprié, et chez quelques personnes par l'addition soit d'aromates, soit de condiments. On a pu voir dans le courant de cet ouvrage combien nous sommes pénétré de cette vérité, et quelle importance nous avons donnée à la partie hygiénique qui contient le régime.

3° APHRODISIAQUES DU RÈGNE ANIMAL.

Avant de parler des animaux eux-mêmes, nous signalerons tout d'abord, pour ne pas embarrasser notre marche, certaines productions animales et certains bézoards qui ont toujours été en grand honneur chez les peuples de l'Orient et chez les individus lascifs.

Sans nous arrêter au fameux *hippomane*, qui n'était autre chose que le mucus de la vulve de la cavale, et qui est aujourd'hui tombé dans un complet et juste oubli, nous noterons, comme portant au coït, le *musc*, la *civette*, le *castoréum* et toutes les humeurs odorantes, sécrétées par les follicules inguinaux voisins des organes sexuels; au nombre des bézoards nous placerons en première ligne l'*ambre gris*, que les femmes du Midi emploient avec profusion dans leur toilette la plus secrète, afin d'augmenter leurs plaisirs, et contre l'usage duquel Sénèque, saint Jérôme et d'autres moralistes s'élevèrent avec vigueur, tant au nom de la morale que dans l'intérêt des enfants que trop de jouissance chez les parents, disaient-ils, rendaient sans forces et sans énergie.

Toutes ces substances se donnent en potions ou en nature sous forme de pilules. Nous avons fait connnaître, dans le courant de cet ouvrage, les cas où ces préparations nous ont le mieux réussi et les doses auxquelles nous les administrons. Nous renvoyons donc aux articles où il en est fait mention.

QUADRUPÈDES. — Nous ne nous arrêterons pas longtemps à cette classe d'animaux, parce que tout ce que l'on a écrit sur eux est purement imaginaire et tient du merveilleux : ainsi quelques auteurs ayant fortement recommandé la chair du lion, Venette repousse cet aliment, parce que, dit il, un médecin en ayant donné douze grammes au calife Vaticus, pour l'exciter à l'amour, le tua au lieu de le guérir. Double erreur qu'il est aujourd'hui fastidieux de combattre. — Peu de quadrupèdes ont joui d'une réputation comparable à celle du cerf ; Pline lui reconnaît le pouvoir de prévenir toutes les maladies ; Xénophon nous assure « que si l'on oint les testicules et les parties naturelles de l'homme avec de la poudre de queue de cerf, calcinée et broyée avec du vin, l'on excite en lui des désirs amoureux que l'on peut calmer, s'ils sont excessifs, en oignant ces mêmes parties avec de l'huile ; » d'autres auteurs ont attribué cette vertu, non à la queue, mais à la verge du cerf, et Etmuller prétend que, pour que cette vertu soit plus énergique, il faut que l'animal ait été tué pendant le coït.

Nous n'insisterons pas davantage sur toutes ces fables et nous passerons aux réalités.

OISEAUX. — Cette classe d'animaux fournit peu et même pas du tout d'aphrodisiaques proprement dits ; cependant les œufs, en général et particulièrement ceux de poule, constituent une alimentation fortifiante, ainsi que la chair de quelques espèces, et dont on peut tirer un bon usage pour la nourriture des impuissants, surtout si on la prépare avec des aromates.

INSECTES. — Cette classe d'animaux renferme deux espèces bien importantes au point de vue où nous les examinons ; ce sont : 1° les *cantharides,* 2° le *carabe doré* (bupreste des anciens).

Tout le monde connaît l'action des cantharides sur les organes génitaux ; cette action est souvent invoquée par la débauche qui ignore tous les dangers que peut entraîner l'administration irréfléchie de ces insectes. L'homme prudent ne les devra employer que sur l'ordonnance d'un médecin, qui, en connaissant toute l'énergie, formulera les doses et le mode d'application selon le tempérament, l'âge, etc., etc., des malades.

Le carabe doré passe pour pouvoir remplacer les cantharides, et en Égypte on fait avec lui une préparation fort renommée que l'on appelle *bupreste sacré*. L'administration de ce dernier insecte n'est pas moins dangereuse, en des mains inhabiles, que celle des cantharides.

REPTILES. — Dans cette classe d'animaux, dans le genre des reptiles sauriens et dans la famille des lacertiens, toute une variété, celle des lézards, renfermant un assez grand nombre d'espèces, jouit depuis l'antiquité d'une grande renommée aphrodisiaque. Parmi ces variétés, le *scinc* surtout a été mis sous ce rapport en première ligne. Venette ne tarit pas sur ses vertus : il dit que la poudre de sa chair autour des reins, bue dans du vin doux, *du poids d'un écu d'or*, fait des merveilles pour exciter un homme à l'amour. Les Arabes et les Égyptiens mettent à profit les propriétés du scinc, mais les auteurs ne sont pas d'accord sur les parties dont il faut faire usage : Venette a copié Dioscoride quand il recommande la chair qui entoure les reins; Galien, au contraire, prétend que ce sont les reins eux-mêmes qu'il faut employer ; Pline veut qu'on se serve de la dépouille et des pattes; pour notre compte, nous partageons l'opinion de Lémeri, qui assure qu'on peut indistinctement faire usage de toutes les parties et qu'elles sont toutes également bonnes.

Nous ne quitterons pas les reptiles sans parler de la tortue, dont le pénis desséché jouit dans les pays chauds d'une certaine réputation aphrodisiaque. On choisit pour cet usage la tortue de mer, que l'on extrait de sa carapace et que l'on fait ensuite sécher au soleil. Quand la dessiccation est complète, on sépare les organes génitaux et surtout la verge des autres parties, on réduit les premiers en poudre que l'on donne à la dose de 50 centigrammes à un gramme.

Poissons. — Toute cette classe d'animaux est tellement aphrodisiaque que non-seulement les anciens Romains en faisaient la nourriture des voluptueux, mais encore Montesquieu, Paw et beaucoup d'auteurs célèbres ont remarqué, comme nous l'avons déjà dit plus haut, que les nations ichthyophages étaient très-prolifiques. On rapporte que le sultan Saladin ayant fait nourrir deux derwiches d'abord de chair et d'eau et ensuite de poisson et de vin, ils résistèrent moins à l'amour dans la seconde épreuve que pendant la première.

Cependant on a remarqué que certains poissons étaient plus aphrodisiaques les uns que les autres : parmi ceux dont l'action excitante se fait le plus sentir, il faut placer les espèces cartilagineuses telles que les raies et les squales; dans quelques contrées de l'Orient, on vante beaucoup les ailerons de requin.

Si c'était ici le lieu, nous dirions que les propriétés excitantes des poissons sont tout à fait indépendantes des salaisons et des assaisonnements qu'on leur fait subir; elles tiennent essentiellement au phosphore que les chimistes, Fourcroy et Vauquelin entre autres, ont trouvé combiné dans la laite de ces animaux. Mais peu importe ici de savoir à quelle cause il faut attribuer la vertu aphrodisiaque des poissons ; il nous suffit de la connaître et de l'avoir constatée.

Mollusques. — Les mollusques nus et les testacés ont toujours passé pour un aliment aphrodisiaque. On vantait anciennement le *poulpe* et surtout la *sèche*, dont les becs se trouvent dans l'ambre gris. Juvénal nous apprend que les *huîtres* ne sont pas moins excitantes :

Grandia quæ modiis jam noctibus ostrea mordet.

C'est par suite de cette réputation que les Vénitiens prirent l'usage de manger des huîtres à leur souper, et que les peuples modernes les ont imités sous ce rapport.

Crustacés. — La renommée aphrodisiaque des *homards*, des *écrevisses* et des *langoustes* est faite depuis longtemps, et repose sur l'expérience la moins contestable.

Zoophytes. — Le célèbre Péron et l'amiral d'Urville nous ont laissé, dans les relations de leurs voyages, de curieux détails sur les *holoturies* et sur le prix inestimable qu'y attachent les Chinois sous le nom de *tripan* ou *tripang*. Ces zoophytes sont recueillis par les Malais sur les côtes de la Nouvelle-Hollande, séchés au soleil sur des nattes et portés en Chine. Là, on les fait bouillir et on mange la gelée mucilagineuse qui en résulte. Il n'est pas impossible de s'en procurer en Europe, car on vend le tripan sur tous les marchés de la Chine.

4° BOISSONS EXCITANTES.

Les boissons excitantes, c'est-à-dire les boissons qui, directement ou indirectement, peuvent augmenter l'énergie des organes générateurs, se doivent classer sous trois dénominations différentes; savoir : 1° les *boissons fermentées simples*, le vin, le cidre, le poiré, la bière; 2° les *boissons fermentées et distillées* ou *boissons alcooliques*, l'eau-de-vie de vin, de cidre, le rhum, le kirsch-wasser et les liqueurs de table; 3° enfin, les *boissons stimulantes non fermentées*, le café et le thé.

Nous allons séparément examiner chacune de ces trois classes de boissons.

a. — *Boissons fermentées simples.*

Vin. — Les plus grandes différences existent non-seulement dans la composition chimique des vins, mais encore sous le rapport de leurs propriétés excitantes. Tout le monde connaît les distinctions que l'on a faites entre les vins secs, les vins doux, les vins muscats, les vins cuits, etc., etc. Ces distinctions, justifiées par l'expérience, reposent, en thèse générale, sur les proportions d'alcool que contient chaque espèce de vin, et l'on peut dire qu'un vin sera d'autant plus excitant qu'il offrira une plus grande quantité d'alcool. Bien que les analyses chimiques ne soient pas toutes parfaitement d'accord, il est vrai d'admettre que les vins du Midi sont de tous les plus riches en alcool, et tout le monde sait combien sont capiteux ceux du Languedoc, de la Provence et du Roussillon.

Cependant le vin de Bordeaux fait exception à cette règle, ce qui tient probablement au tannin qui s'y trouve en assez grande quantité, et qui affaiblit peut-être chez lui les effets de l'alcool.

Mais les uns et les autres conviennent peu dans le sujet qui nous occupe : les vins du Midi, par leur excès d'excitabilité, exercent une action trop forte vers le cerveau, qui s'approprie alors, pour ainsi dire, la vitalité des autres organes; car pendant que les facultés intellectuelles se troublent sous cette influence, les autres fonctions s'affaiblissent et perdent de leur énergie. On connaît les phénomènes de l'ivresse et l'impuissance qui en est la suite. — Le vin de Bordeaux de son côté est plus tonique qu'excitant, et cette tonicité se fait surtout sentir à l'estomac et aux voies digestives.

Il faut donc choisir les vins tenant le milieu, pour les qualités excitantes, entre ceux du Midi et ceux de Bordeaux. Ceux que nous conseillons d'ordinaire, parce que leur saveur et leur bouquet ne souffrent de comparaison avec aucun autre, sont les suivants : les mercurey, les santenay, les chassagne (parmi lesquels se trouvent les mont-rachet); les meursault, les volney, les pomard, les aloxe (parmi lesquels se trouve le corton) ; les nuits (parmi lesquels se trouvent ceux de la Romanée); les vosne (parmi lesquels se trouve celui de la Tache); le clos de Vougeot; les gevrey (qui renferment le chambertin). A ces vins, que l'on récolte entre Châlons et Dijon, nous placerons encore les mâconnais, tels que le moulin-à-vent, le thorin, le fleuri, le chenas, le juillennas, le brouilli, le saint-léger, etc., etc.

Les vins blancs, mousseux ou non, peuvent être souvent utiles, mais à la condition de ne pas trop en prolonger l'usage.

Les vins doux trouvent aussi quelquefois un heureux emploi, surtout chez les personnes à constitution délicate, et à l'estomac desquelles il faut constamment des substances nutritives.

Parmi les vins étrangers, le madère est le seul que nous prescrivons assez souvent : les uns, comme ceux du Rhin et de l'Allemagne, sont trop faibles; les autres, comme ceux de Grèce, d'Espagne et d'Italie, sont des vins doux qui *empâtent* (c'est l'expression vulgaire), et ne surexcitent que médiocrement l'énergie de l'estomac et secondairement celle des organes génitaux.

Cidre. Ce produit de la fermentation du jus de pommes ne peut être utilement employé que lorsqu'il est *paré*, c'est-à-dire que lorsque tout le sucre qu'il contenait se trouve converti en alcool.

Poiré. Le poiré est dans le même cas que le cidre.

Bière. La bière n'est véritablement tonique que lorsqu'elle est bien brassée, c'est-à-dire que lorsqu'elle ne tient plus de la levûre en suspension.

Cependant, ces trois dernières boissons devront être prises modérément; on n'en fera pas un usage habituel, et, quand on le pourra, on les remplacera par le vin dont les propriétés sont plus franchement excitantes.

b. — *Boissons alcooliques.*

Les boissons alcooliques ont des effets plus prononcés que les boissons qui n'ont subi que la fermentation. Dans ces dernières, l'alcool est toujours noyé dans une assez grande quantité d'eau et allié à des corps qui en neutralisent souvent les propriétés excitantes ; dans les premières, au contraire, l'alcool prédomine et n'est uni qu'à une assez faible proportion d'eau.

Toutes les matières sucrées fermentescibles peuvent produire de l'alcool qui, étendu dans une certaine quantité d'eau, prend le nom d'eau-de-vie. On ne fait guère usage comme boisson que de l'eau-de-vie de raisin, de cidre, du rhum (eau-de-vie de canne à sucre), du kirsch (eau-de-vie de merises), etc.

D'après ce que nous avons dit des vins, nous croyons inutile d'insister sur les bons résultats que l'on retire, dans les cas qui nous occupent, de l'emploi sagement ordonné des boissons alcooliques. L'excès et le trop long usage produisent des effets entièrement opposés à ceux que nous cherchons, et jettent l'organisme dans la stupeur et l'insensibilité.

On prépare avec les boissons alcooliques des liqueurs de table, que l'on obtient par la macération ou tout autre procédé dans l'alcool de substances aromatiques. Bien que cette adjonction n'ait pas une très-grande influence sur les propriétés de la boisson, car la liqueur n'est excitante que par la quantité d'alcool qu'elle contient, on préférera cependant les liqueurs dont l'*aromatisation* aura été faite avec les substances que nous avons reconnues aphrodisiaques, telles que la cannelle, la vanille, etc.

c. — *Boissons stimulantes non fermentées.*

Les infusions de café et de thé sont essentiellement deux boissons excitantes, la première beaucoup plus que la dernière. Cependant l'excitation qu'elles produisent se porte surtout vers le cerveau, et ce n'est que secondairement et comme peu à peu qu'elles réagissent sur les organes de la génération.

L'action de ces deux boissons est augmentée par plusieurs circonstances : 1° par la chaleur, 2° par l'addition d'une certaine quantité de sucre; tandis qu'elle est diminuée : 1° par le froid, 2° par l'addition d'une substance calmante, comme le lait, par exemple.

Nous nous servons souvent du café comme véhicule à l'opium, ainsi que le pratiquent les Orientaux, et par ce mélange nous obtenons un effet beaucoup plus marqué que si nous administrions séparément l'une ou l'autre de ces substances. On peut voir dans le courant de cet ouvrage la potion que nous ordonnons assez souvent.

5° MOYENS MÉCANIQUES POUR EXCITER A L'AMOUR.

La nomenclature des aphrodisiaques de toute nature serait évidemment incomplète, si nous ne parlions pas de certaines pratiques destinées en apparence à occasionner plus de douleurs que de voluptés, et dont la puissance excitatrice, cependant, a été tant de fois constatée, qu'il est impossible de la révoquer en doute.

Ces moyens sont : la flagellation, l'urtication et le massage.

Nous allons rapidement dire quelques mots sur chacun d'eux.

a. — *Flagellation.*

L'action aphrodisiaque de la flagellation s'explique par l'irritation et par l'afflux du sang que cette pratique appelle sur la dernière portion de la moelle épinière, qui envoie des filets nerveux aux organes générateurs. Cette action n'est douteuse à aucun âge : dans l'enfance, elle est souvent le point de départ de la masturbation, ainsi que nous l'avons dit, et comme nous en avons cité des exemples dans le chapitre consacré à ce vice; dans la vieillesse, elle est souvent la dernière ressource de certains débauchés usés par l'âge et les excès; l'adulte recourt rarement à ce moyen, parce que si l'impuissance l'atteint, il s'adresse aux autres aphrodisiaques, et qu'il regarde la flagellation comme le suprême espoir de ceux qui n'en ont plus.

La flagellation se pratique avec des lanières en cuir, des cordes nouées, et, pour rappeler un reste d'illusion, avec l'aide d'un sexe différent de celui qui la reçoit.

Si nous ne craignions de faire naître des idées contraires à la chasteté de ce livre, nous décririons une scène étrange dont nous fûmes témoin il y a quelques années; nous dirions comment un vieillard, usé par la débauche, se procurait encore quelques voluptés en se faisant fustiger jusqu'au sang par des femmes qu'il envoyait chercher dans les lupanards; nous dirions qu'effrayé de l'ardeur avec laquelle ces Laïs remplissaient leurs fonctions, et qu'ayant voulu nous interposer entre elles et le patient, celui-ci nous adressa de violents reproches sur notre intervention intempestive, qui suspendait ses voluptés.

Si nous ne craignions également de préconiser une pratique qui doit toujours être étrangère au lit conjugal, et que condamnent la morale et la médecine, nous raconterions l'histoire des flagellants, de cet ordre religieux qui, se recrutant d'hommes et de femmes perdus, fut anathématisé par le pape et le clergé pour leur licence et leurs mœurs désordonnées; nous étalerions aussi les scènes bizarres, étranges et terribles qui se passèrent autour du tombeau du diacre Pâris, et nous rappellerions les extases, les fureurs et les voluptés de ces illuminés des deux sexes, connus dans l'histoire sous le nom de *convulsionnaires de Saint-Médard*.

Nous estimons ces récits plus funestes qu'utiles, et capables seulement de faire naître par leur étrangeté le désir de se procurer des jouissances extatiques et furibondes, ce qui, évidemment, ne rentre pas dans le but de ce livre.

b. — *Urtication.*

L'urtication ne diffère de la flagellation que par l'emploi des orties à la place des lanières de cuir ou des cordes nouées. La petite ortie, l'ortie-grièche, l'ortie *urens* est de toutes les orties celle que l'on préfère, parce qu'elle est pourvue de plus d'aiguillons, et que la liqueur qu'elle verse est plus âcre. Quand l'effet est obtenu, on remédie aux piqûres des aiguillons, en frottant rudement les régions du corps soumises à l'urtication, et en les lavant ensuite avec de l'eau et du sel, de l'eau de savon, ou seulement en les enduisant de salive.

c. — *Massage.*

Le massage est infiniment moins douloureux que la flagellation et l'urtication ; il est également moins générale-ment employé comme moyen aphrodisiaque ; dans l'Orient, cependant, on en fait un grand usage, non-seulement comme ressource hygiénique, mais encore comme excita-tion vénérienne.

Le massage consiste à presser par degrés les parties mus-culaires du corps, et à exercer des tractions sur les arti-culations. Assez souvent on expose d'abord le corps à la vapeur d'eau chaude dans des espèces d'étuves, et ce n'est qu'après cette première préparation que des personnes, ha-bituées à cette manœuvre, opèrent le massage, qui procure, assure-t-on, un bien-être général, délasse de toutes les fatigues, et cause une sorte de volupté.

CHAPITRE QUATORZIÈME.

FORMULAIRE.

BAUMES. — ÉLIXIRS. — TEINTURES.

Baume composé.

Racine de zédoaire.	32 grammes.
— de carline.	
— de roseau aromatique. . .	16 grammes.
— de galanga.	
Fleurs de camomille romaine. .	
Semences d'anis.	
— de carvi.	8 grammes.
Écorce d'orange.	
Girofle.	
Baies de laurier.	6 grammes.
Macis.	4 grammes.
Alcool de citron distillé.	500 grammes.
Acide nitrique.	20 grammes.

Mêlez avec les liqueurs dans un matras toutes les matières concassées, infusez pendant 16 jours, passez et filtrez. — On prend une cuillerée à bouche de ce baume tous les matins.

Teinture aphrodisiaque ou essence royale.

Ambre gris.	2 grammes.
Musc..	1 gramme.
Civette..	5 décigrammes.
Huile de cannelle.	6 gouttes.
— de bois de Rhodes	4 gouttes.
Carbonate de potasse.	2 grammes.
Alcoolat rectifié de roses.	
— de fleurs d'oranger.. . .	48 grammes.

On prend cette teinture à la dose de quelques gouttes sur un morceau de sucre, ou dans du sirop une heure au plus avant le coït.

Baume de vie.

Huile volatile de lavande.	
— de marjolaine.	
— de girofle.	12 décigram. de chaque.
— de macis.	
— de cannelle.	

— de rhue. . . . . }
— de succin. . . . . }   6 décigrammes.

— de citron. . . . .   12 décigrammes.
Ambre gris. . . . .   6 décigrammes.
Baume du Pérou. . . . .   12 décigrammes.
Alcool à 37°. . . . .   286 grammes.

On fait dissoudre toutes les substances dans l'alcool et l'on filtre. — On la prend à la dose de 10 à 20 gouttes sur un morceau de sucre. On s'en sert aussi en frictions.

Elixir de Paracelse.

Teinture de myrrhe. . . . .   125 grammes.
— de safran. . . . . }
— d'aloès. . . . . }   96 grammes.

On le prend à la dose de 6 à 36 gouttes.

Elixir utérin.

Extrait d'armoise. . . . .   32 grammes.
Safran. . . . .   16 grammes.
Castoréum. . . . .   64 grammes.
Carbonate de potasse. . . . .   4 grammes
Huile volatile d'anis. . . . . }
— de cumin. . . . . }   2 grammes.
— d'angélique. . . . . }
Alcool. . . . .   628 grammes.

Avant d'ajouter les essences, on fait macérer les autres ingrédients dans l'alcool pendant huit jours. On le prend à la dose de 2 à 4 grammes par jour.

Elixir de magnanimité.

Fourmis rouges. . . . .   4 kilogr.
Alcool rectifié. . . . .   1500 grammes.
Zédoaire. . . . .   40 grammes.
Cannelle fine. . . . .   32 grammes.
Girofle. . . . . }
Petit cardamome. . . . . }   24 grammes.
Cubèbe. . . . .   16 grammes.

On le prend à la dose de 8 à 48 grammes.

Elixir composé.

Castoréum récent. . . . .   128 grammes.
Fleurs de lavande récente. . . . . .   32 grammes.
Cannelle fine. . . . .   24 grammes.
Feuille de sauge. . . . . }
— de romarin. . . . . }   16 grammes.
Macis. . . . . }
Girofle. . . . . }   8 grammes.
Alcool rectifié. . . . .   2 litres.

On fait macérer pendant deux jours dans un matras fermé ; ensuite on distille au bain-marie presque à siccité, et on le prend à la dose de 2 grammes à 6.

Élixir chinois d'immortalité.

Ecorce de massoi.	30 grammes.
Can~elle de Ceylan.	15 grammes.
Macis.	10 grammes.
Alcool.	1 kilogramme.

On fait macérer pendant huit jours, on passe et on ajoute :

Teinture d'opium.	10 gouttes.

On prend tous les matins une cuillerée à bouche de cet élixir, trois heures au moins avant le repas.

LINIMENTS.

Liniment stimulant anglais.

Savon médicinal.	4 grammes.
Alcoolat de serpolet.	250 grammes.
Essence de térébenthine.	30 grammes.

On fait dissoudre, puis on ajoute :

Ammoniaque liquide.	1 gramme.

On fait deux ou trois frictions par jour au périnée et à la base de la verge, dans les cas d'atonie des organes génitaux.

Liniment stimulant balsamique.

Baume du Pérou noir. . . . . . . }	
Huile de baies de laurier. . . . . }	8 grammes de chaque.
— de muscade.	6 grammes.
Essence de girofle.	130 centigrammes.

On fait de 1 à 4 frictions par jour, comme il a été dit pour le précédent.

Liniment phosphoré.

Phosphore.	30 centigrammes.
Huile animale de Dippel.	12 grammes.

On fait 3 ou 4 frictions par jour, comme ci-dessus.

Liniment cantharidé.

Teinture de noix vomique. . . . }	
— d'arnica ou de mélisse.. }	60 grammes.
— de cantharides.	15 grammes.

On fait deux frictions par jour sur les lombes et sur les cuisses.

Liniment volatil cantharidé.

Teinture de cantharides..	12 grammes.
Camphre.	4 grammes.
Liniment volatil simple.	48 grammes.

On fait deux frictions par jour au périnée et à la base de la verge.

Bobori (*liniment chinois*).

Huile volatile de culilawan. . . . ⎫
Gingembre. . . . . ⎬ 2 grammes de chaque.
Cannelle. . . . . ⎭
Huile aromatique. . . . .   5 grammes.
Graisse préparée. . . . . 90 grammes.

On triture et on mêle très exactement toutes les substances, et on fait avec l'onguent des frictions soir et matin sur les parties génitales.

PILULES, TABLETTES, BOLS.

Pilules de phosphore.

Acide phosphorique solidifié. . . .   4 grammes.
Camphre broyé. . . . . 120 centigrammes.
Poudre d'écorce de quinquina. . .   4 grammes.
Extrait de cascarille. . . . . quantité suffisante

On fait des pilules de 10 centigrammes, qu'on roule dans la poudre de cannelle. On en prend 5 trois fois par jour.

Tablettes de geng-seng.

Sucre en poudre. . . . . 2,500 grammes.
Vanille en poudre. . . . . 156 grammes.
Geng-seng en poudre. . . . . 80 grammes.

Mêlez et ajoutez :

Teinture de cantharides. . . . . . . 10 grammes.
Huile essentielle de cannelle. . . . 25 gouttes.
Teinture d'ambre concentré. . . . . 10 gouttes.

Mêlez de nouveau et mêlez ensuite avec :

Mucilage de gomme adragante. . . quantité suffisante.

On fait des tablettes de 1 gramme et on en prend 5 ou 6 par jour.

Pilules de noix vomique.

Noix vomique. . . . . 17 décigrammes.
Conserve de roses. . . . . quantité suffisante.

On fait 10 pilules et on en prend 2 ou 3 par jour.

Autre.

Extrait alcoolique de noix vomique.   4 grammes.
Poudre de guimauve. . . . . quantité suffisante.

On fait 36 pilules On en prend 1 ou 2 par jour et on élève successivement la dose, jusqu'à ce qu'on arrive à 9 pilules par jour.

Pilules de brucine.

Brucine pure pulvérisée. . . . . . . 65 centigrammes.
Conserve de roses. . . . . 2 grammes.

On fait 24 pilules bien égales et argentées, et on en prend de 2 à 6 par jour et plus progressivement.

Pilules de strychnine.

Strychnine pure.	1 décigramme.
Conserve de roses rouges.	quantité suffisante.

On fait 24 pilules bien égales et argentées et on en prend 1 ou 2 matin et soir.

Bols de cubèbe.

Cubèbe en poudre.	30 grammes.
Sirop de gomme.	quantité suffisante.

On fait 30 petites pilules, que l'on recouvre ensuite avec une solution gélatineuse sucrée formée de :

Gélatine sèche.	1 partie.
Pâte de jujube.	7 parties.
Eau.	quantité suffisante.

On prend de 10 à 12 grammes de ces bols par jour.

POTIONS.

Potion de phosphore.

Ethérolé de phosphore.	6 gouttes.
Teinture de castoréum. . . . . . }	
— de gingembre. . . . . . }	2 grammes.
Sirop d'opium.	15 grammes.
Décoction de canne de Provence. .	300 grammes.

On boit une cuillerée à café de cette potion matin et soir.

Potion phosphorée à l'éther.

Ether phosphoré.	4 grammes.
Eau de menthe. . . . . }	
Sirop de gomme. . . . . }	64 grammes.

On boit une cuillerée à café de cette potion toutes les heures, six heures au moins avant le coït.

Potion phosphorée à l'huile.

Huile phosphorée. . . . . }	
Gomme arabique pulvérisée. . . . }	8 grammes.
Eau de menthe.	96 grammes.
Sirop de sucre.	64 grammes.

Comme la précédente.

Potion de brucine.

Brucine pure.	3 décigrammes.
Eau distillée.	125 grammes.
Sucre blanc.	8 grammes.

On prend une cuillerée de cette potion matin et soir.

Potion de strychnine.

Strychnine pure..............	5 centigrammes.
Sucre blanc.	12 grammes.
Acide acétique.	2 gouttes.
Eau distillée..............	64 grammes.

On prend cette potion par cuillerée à café matin et soir, et l'on augmente la dose jusqu'à 3 ou 4 cuillerées à café dans les 24 heures.

Potion opiacée.

Infusion chaude de café........	90 grammes.
Extrait gommeux d'opium.....	50 centigrammes.
Sucre.	10 grammes.

On fait dissoudre l'opium dans le café, que l'on tient chaud au bain-marie et que l'on prend par cuillerée dans le courant de la journée

Potion composée.

Teinture de fausse orange.......	30 gouttes.
— de musc.	2 grammes.
Sel marin.	5 grammes.
Infusion de marjolaine.	90 grammes.

On prend une cuillerée à bouche de cette potion toutes les heures.

POUDRES.

Poudre composée.

Racine de pyrèthre.........	
— d'hellébore blanc.....	
Feuilles de bétoine.	30 grammes de chaque.
Semence d'anis.	
Fenouil.... , ...	
Fumeterre............	

On fait une poudre moyenne et on ajoute par 30 grammes du mélange:

Ambre gris.	40 centigrammes.

On partage en 30 paquets et on en prend 1 par jour.

Cubèbe.

La poudre de cubèbe se donne à la dose de 2 à 4 grammes deux ou trois fois par jour dans du sirop de miel ou dans un verre d'eau sucrée.

Poudre de tortue.

On prend la poudre de pénis de tortue à la dose de 10 à 12 centigr. dans un demi-verre de vin blanc.

Poudre céleste des Chinois.

Poudre de dracontium polyphyllum.	5 centigrammes.
Poudre de racine de galanga. ...	3 grammes.
Poudre de laurier.	2 grammes.

On mêle parfaitement ces poudres; on enferme le tout dans de la confiture, et on le prend en trois fois dans la journée.

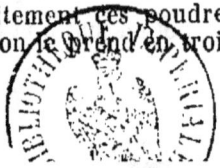

33

TABLE DES MATIÈRES.

LIVRE PREMIER. — *DE L'IMPUISSANCE.*

CHAPITRE PREMIER. — DESCRIPTION ET FONCTIONS DES ORGANES GÉNITAUX DE L'HOMME ET DE LA FEMME.

CHAPITRE II. — VICES DE CONFORMATION.

CHAPITRE III. — CONSTITUTION. — TEMPÉRAMENT.

CHAPITRE IV. — IMAGINATION. — PASSIONS.

CHAPITRE V. — EXCÈS. — ABUS.

CHAPITRE VI. — MALADIES POUVANT PRODUIRE L'IMPUISSANCE.

— 389 —

CHAPITRE XI. — STÉRILITÉ CHEZ LA FEMME.

CHAPITRE XII. — STÉRILITÉ RELATIVE.

LIVRE TROISIÈME.

HISTOIRE DES MÉDICAMENTS APHRODISIAQUES.

CHAPITRE XIV. — **FORMULAIRE**.

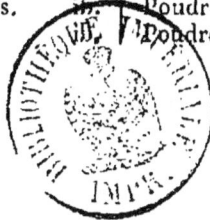

FIN DE LA TABLE DES MATIÈRES.

www.ingramcontent.com/pod-product-compliance
Lightning Source LLC
Chambersburg PA
CBHW061001220326
41599CB00023B/3795